Jenefer Shute
Schwerelos

Serie Piper
Band 1708

Zu diesem Buch

»Wenn ich aufwache, bin ich leer, leicht, mein Kopf ist frei, ich möchte so bleiben, frei und rein, leichtfüßig, unbeschwert reisend. Das einzige, was mich am Essen interessiert, ist die Frage, wie wenig ich brauche, wie stark ich bin, wie gut ich widerstehen kann.«

Josie – vor kurzem noch erfolgreiche BWL-Studentin, jetzt auf 32 Kilo abgemagert – erwacht in einer Klinik, die sie vor dem Verhungern retten soll. Nur zögerlich akzeptiert sie die Therapie, die ihr schrittweise bewußtmacht, wie sehr sie Opfer erbarmungsloser Ideale geworden ist.

»Das Wunderbare an ›Schwerelos‹ ist die übergreifende Bedeutung seines Themas – es ist ein Roman über das menschliche Bedürfnis, eine unkontrollierbare Welt zu kontrollieren, und veranlaßt uns, folgende wichtigen Fragen zu stellen: Was ist das Ich? Und wie können wir es wiedererlangen, wenn wir es verloren haben? Warum und wofür wurde uns Leben geschenkt? Dieses brillante, erschreckende, stilistisch perfekte Buch über eine junge Frau, die körperlich und geistig verhungert, ist in seiner Art eigenartig – anders als alles, was ich bisher gelesen habe.«

Susan Fromberg Schaeffer

Jenefer Shute, geboren 1957 in Südafrika. Lebt in Boston, wo sie Literaturwissenschaft am Emerson College lehrt.

Jenefer Shute

Schwerelos

Roman

Aus dem Englischen von
Hanna van Laak

Piper
München Zürich

SERIE PIPER
FRAUEN

Die Originalausgabe erschien 1992 unter dem Titel
»Life-Size« bei Houghton Mifflin Company in New York.

ISBN 3-492-11708-2
Deutsche Erstausgabe
Februar 1994

Umschlag: Federico Luci,
unter Verwendung einer Fotografie von Tom Smit
Foto Umschlagrückseite: © Jerry Bauer
Gesamtherstellung: Clausen & Bosse, Leck
Printed in Germany

Für
JBF
mit
Dank

Sterne dagegen, deren Masse über dem Chandrasekharschen Grenzwert liegt, stehen vor einem großen Problem, wenn ihnen der Brennstoff ausgegangen ist. In einigen Fällen explodieren sie, oder es gelingt ihnen, genügend Materie loszuwerden, um die Masse unter den Grenzwert zu drücken und einen Gravitationskollaps katstrophalen Ausmaßes zu vermeiden. Aber es ist kaum vorstellbar, daß dies immer geschieht, ganz gleich, wie groß der Stern ist. Woher sollte er wissen, daß er abnehmen muß? Und selbst wenn es jedem Stern gelänge, sich von genügend Masse zu befreien, um den Kollaps zu vermeiden – was würde geschehen, wenn man einem Weißen Zwerg oder einem Neutronenstern so viel Masse hinzufügte, daß der Grenzwert überschritten wäre? Würde er zu unendlicher Dichte zusammenstürzen?*

Stephen Hawking,
Eine kurze Geschichte der Zeit

I

Ich liege hier nur und fülle Raum aus, lasse mich in einen Traum hinein- und hinaustreiben, als ich unten in der Halle ein Klappern und Rumpeln höre. Ich weiß, was es ist; meine Kiefer- und Magenmuskeln verkrampfen sich, sonst aber verharre ich regungslos. Warum sollte ich mich bewegen? Der Essenswagen hält mit einem leisen Klirren von Geschirr; nach einem kurzen Anklopfen (das mir keine Zeit zum Antworten läßt) kommt sie herein, lächelnd und munter, forsch und adrett in weißem Kittel und weißer Hose. (Adrett, aber natürlich bleibt mir ihre Tendenz zu einem Hängehintern, zu schlaffen Oberarmen, nicht verborgen.)

Während sie auf mich zugeht, quietschen ihre klobigen, gepolsterten Schuhe über den Boden, kreischen in meinen Ohren, kratzen an meinem Gehirn.

»Hallo! Noch immer im Bett? Es ist Zeit zum Mittagessen.«

Ich gebe keine Antwort, als sie das Tablett neben mir abstellt und eine Art Deckel von dem Teller hebt, dem ein ekelerregender, mehliger Geruch entströmt.

»Jetzt setzen Sie sich hin und lassen sich Ihr Mittagessen schmecken«, sagt sie heiter und schiebt das Tablett näher ans Bett heran. »Ich bin in einer halben Stunde wieder hier, um nach Ihnen zu sehen.« Ich sage nichts, und sie geht (die Gummisohlen ihrer Schuhe führen ein schrilles Zwiegespräch).

Ich habe nicht die Absicht, auch nur einen Blick auf dieses Tablett zu werfen, doch der Geruch ist so intensiv, daß ich den Kopf drehe, bis ich auf ein braunes, öliges, pickliges Etwas in Augenhöhe stoße (Huhn! Als ob ich das jemals essen würde!), das über einen Berg Kartoffelbrei und einige große, grüne Brokkolistrünke quillt. Vergeblich versuche ich mir vorzustellen, wie es wäre, das zu essen, darauf herumzukauen wie auf einem Baum. Berge türmen sich auf dem überladenen Teller, alles läuft ineinander. Außerdem steht da noch ein Glas Milch, schweißbedeckt; ein aufgequollenes Brötchen plus zwei Portionen Butter; eine Schale mit einem wabbligen, gelben Zeug, auf dem sich eine Haut bildet (Pudding? Soll das ein Witz sein?); ein Apfel; ein kleines Salztütchen, eines mit Pfeffer, eines mit Ketchup. Der Geruch ist so überwältigend, daß mir klar wird: ich muß etwas dagegen unternehmen.

Widerstrebend rolle ich mich auf die Seite und drehe mich so, daß meine Füße über den Bettrand baumeln. Dann, sehr langsam, schiebe ich mich hoch, bis ich sitze, eingeigelt, mit dem Kopf im Schoß. So verharre ich eine Weile, versuche zu atmen, dann spanne ich die Bauchmuskeln an und erhebe mich vorsichtig.

Das beugt einem Ohnmachtsanfall vor.

Ich muß dieses Tablett aus meinen Augen schaffen. Der Geruch dringt wie ein dumpfer Brechreiz in mich ein, und der Anblick von all diesem... Essen läßt einen Kälteschauer über meine Haut laufen. Ich muß dieses Zeug wegschaffen! Ich lasse es auf das andere Bett fallen und will gerade wieder in meines zurückklettern, als ich meine Meinung noch einmal ändere, zurückgehe, ein Stückchen Brot abzweige und in die Schublade meines Nachtkästchens lege: für alle Fälle.

Dann rolle ich mich auf das Bett und warte mit ausgebreiteten Armen, daß alles aufhört, sich zu drehen, ich starre auf die Glühbirne an der Decke und erwidere ihren strengen, milchigen Blick.

Darauf also ist meine Welt zusammengeschrumpft: auf ein Krankenzimmer mit zwei grauen Metallbetten, vergittert an Kopf- und Fußende, mit dünnen Waffelpiquédecken, die vielleicht einmal weiß waren. Die typischen cremefarbenen Krankenhauswände sind verschrammt und fleckig; während ich daliege, zeichne ich in Gedanken wieder und wieder jede Farbblase, jeden Riß, jeden Fleck nach. Der kalte Boden ist in einem Beige und Khakibraun gekachelt, das früher einmal Zitronengelb und Olivgrün oder sogar Vanille und Limone gewesen sein mag. Durch die hohen, verriegelten Fenster – also doch die psychiatrische Abteilung? – und die verbogenen Jalousien dringt ein rußiges Licht. Ein Metallnachtkästchen mit einer quietschenden Schublade, ein Spind, in dem meine Sachen vor mir verschlossen sind, und ein Plastikstuhl – für Besucher, nehme ich an (obwohl ich mir nicht vorstellen kann, wer hierherkommen würde) – vervollständigen das Dekor.

Seit meiner Aufnahme vor zwei Tagen habe ich die meiste Zeit auf dem Bett gelegen, mit ausgebreiteten Armen und abgewinkelten Händen, den Blick auf die blinde Glühbirne über mir gerichtet. Sie wollen, daß ich aufstehe, meinen Morgenmantel anziehe, vielleicht in den Aufenthaltsraum gehe und mich zu den anderen Insassen geselle. Das werde ich natürlich nicht tun. Ich werde einfach hier liegenbleiben, mich treiben lassen, während mich Träume überfluten und sich die Pünktchen auf der Netzhaut pointillistisch zu einer ganz privaten Bilderfolge zusammenfügen.

Plötzlich wird mir bewußt, daß ich die Luft anhalte, daß ich fast ersticke: ein chemischer Geruch in der Luft verschließt mir die Kehle. Zuerst denke ich, das ist ein neues Symptom – ich habe schon Angst vor fließendem Wasser, vor Restaurants, vor dem Ablecken von Briefmarken –, doch dann verstehe ich. Das letzte Mal war ich mit neun in einem Krankenhaus, wegen einer Mandeloperation: In meiner Kehle spüre ich den trockenen, heftigen Schmerz wieder, als ob ich gemahlenes Glas schlucken würde. Dunkles, klumpiges Zeug im Mund, das die Eiscreme salzig machte, der Vanille einen Nebengeschmack von blecherner Erdbeere verlieh.

Vanille und Erdbeere und Sahne. Denk an etwas anderes. Denk an die Mandeln, die wie Knollen herausgeschnitten wurden.

Ein forsches Klopfen, und sofort danach öffnet sich die Tür (warum warten die nie eine Antwort ab?). Herein kommt Quiekie, sie unterbricht meinen Traum – der Chirurg streichelt meine Haare, während die euphorisierende Wirkung der Narkose einsetzt –, aber ich drehe nicht einmal den Kopf zu ihr hin. Aus den Augenwinkeln kann ich sehen, wie sie die Situation abschätzt:

das volle Tablett auf dem anderen Bett, ich flach auf dem Rükken, mit ausgebreiteten Armen und spitz unter dem graugrünen Krankenhauskittel hervortretenden Beckenknochen. Sie schüttelt den Kopf und sagt in einem Tonfall, den sie vermutlich für ruhig und vernünftig hält: »Josie, Sie haben überhaupt nichts gegessen, stimmt's? Sie enttäuschen mich: Sie kennen doch die Regeln. Sie erinnern sich doch, was der Doktor gesagt hat?«

»Ich habe keinen Hunger«, sage ich.

»Es war zuviel«, sage ich.

»Jedenfalls habe ich ein bißchen was gegessen«, sage ich. »Ich habe ein Stück von dieser Semmel gegessen.«

»Josie«, sagt sie, »Sie kennen die Regeln, Sie haben sich selbst damit einverstanden erklärt. Wollen Sie ewig nur hier herumliegen? Wozu soll das gut sein?«

Ihr maßvoller und doch weinerlicher Tonfall dringt an meine Ohren, und ich will nur noch, daß sie geht. Raus! Raus aus meinem Zimmer! Noch immer an die Decke starrend, sage ich: »Ich mag kein Huhn.« Sie sagen, ich sei krank, aber was ist mit ihnen, sie alle, die sich nichts dabei denken, auf einem Kadaver herumzukauen, ihre Zähne in Muskeln und Knorpel und Blut zu versenken. Sie sagen, ich sei krank, aber was ist mit ihnen, die sich an Leichen gütlich tun?

»Nun, Sie wollten die Menükarte nicht ausfüllen, also hat die Diätistin etwas für Sie ausgewählt.«

Ein Leichnam und ein Baum, eine von Kuhzitzen sekretierte Flüssigkeit; Klumpen erstarrten Fetts.

»Wenn Sie die Karte später ausfüllen, können Sie sich etwas aussuchen, was Ihnen schmeckt. Vielleicht einen hübschen Obstsalat, mit Eis? Oder ein Thunfischsandwich, mit einer Banane vielleicht und ein paar Keksen ...?«

Banane und Thunfisch und Eis: Die bloßen Wörter schon machen mich krank, als wären sie ein obszönes Geheimnis, mein Herz beginnt zu hämmern, die gleiche dumpfe Übelkeit bohrt am Grunde meiner Kehle. Damit sie endlich aufhört, sage ich: »Lassen Sie die Karte hier, ich werde darüber nachdenken.«

»Gut. Wir haben übrigens einiges vor mit Ihnen heute nachmittag. Die Endokrinologin wird vorbeisehen und Ihnen einige

Fragen stellen, und dann brauchen wir ein paar Blutproben von Ihnen.«

Schon wieder Blut. Sie sind hinter meinem Blut her.

Wie angekündigt taucht eine muntere, kleine Frau auf (dünn, vogelartig, aber mit dem schlaffen Kehllappen eines Truthahns), bewaffnet mit einem Gummihammer. Sie stellt mir ein paar Fragen über meine Periode; offenbar ist das das einzige, wofür sich die Leute hier interessieren.

»Ich habe es vergessen. Möglicherweise, als ich siebzehn war.«

»Also haben Sie seit acht Jahren keine Periode mehr gehabt?«

»Nein, aber ich habe sie nur unregelmäßig. Manchmal habe ich ein oder zwei Jahre lang keine gehabt, dann hat es wieder angefangen, und dann wieder aufgehört.«

»Und wann hatten Sie Ihre letzte?«

»Das habe ich vergessen. Vielleicht vor einem Jahr oder so.«

Warum nur meinen sie, ich sollte mir etwas daraus machen? Wer bitte, der die Wahl hätte, würde sich für die Menstruation entscheiden, für diesen monatlichen Blutsturz – eine ständige Mahnung, daß der Körper nichts weiter ist als ein Sack voll Blut, das jeden Moment auszulaufen und hervorzuspritzen droht?

Dann entdecke ich, wozu der Gummihammer dient. Sie fordert mich auf, mich auf den Bettrand zu setzen, und fängt an, gegen mein Knie zu klopfen, scharfe, saubere Schläge. Nichts geschieht, also zucke ich ein bißchen mit dem Bein, damit es weitergeht. Dann kitzelt sie mich an den Fußsohlen und sagt, meine Reflexe seien beeinträchtigt, weil die Elektrolyten aus dem Gleichgewicht seien und die Neuronen nicht richtig feuern würden, oder etwas in dieser Art.

Das finde ich gut so. Ich will keine unfreiwilligen Reaktionen; bald schon wird alles in diesem Körper dem Willen unterworfen sein.

So sehe ich sie nur ausdruckslos an und lasse mich aufs Bett zurücksinken, denn all dieses Sitzen und Gehämmere macht mich benommen. Sowie sie das Zimmer verlassen hat, rolle ich mich auf die Seite und fange mit meinen Beinübungen an. Ich hoffe, ich schaffe hundert pro Seite, ohne unterbrochen zu werden.

Ich bin zur Hälfte mit dem zweiten Set fertig, als die Schwester mit einem Rollstuhl zurückkommt und mich auffordert, ich solle hineinsteigen und mich darin zur Blutuntersuchung fahren lassen. (Noch mehr Blut.) Ich sage ihr, daß ich mich nicht in diesen Stuhl setzen werde, daß ich gehen kann, vielen Dank – ich sehne mich verzweifelt nach Bewegung: meine Muskeln werden ganz breiig von all dem Herumliegen. Doch sie besteht darauf – spricht von »Institutsgrundsätzen« –, und als ich über die Kälte klage, wickelt sie mich in eine Decke. So ziehen wir los, und ihre Schuhe quietschen über die Fliesen.

Die Assistentin, die mir Blut abnehmen soll, macht bei meinem Anblick ein bestürztes Gesicht und schüttelt den Kopf über meine Arme – meine weißen, scharf konturierten Arme, blaugeädert und weich behaart (ich hasse diese Haare, diesen Flaum, der überall auf mir wächst, selbst auf meinem Bauch: Ich habe versucht, sie zu bleichen, aber sie wachsen einfach weiter, dunkel wie ein Pelz). Sie nähert sich mir mit einer Nadel, sticht und zuckt vor und zurück; sie probiert es an beiden Armen einige Male und wird dabei immer nervöser. »Ihre Venen verschwinden immer wieder«, sagt sie. »Es tut mir leid, meine Liebe, aber ich muß es weiter versuchen.«

Es tut weh, und obwohl ich nicht hinsehe und mich von diesem Stück Fleisch, in das eingedrungen wird, distanziere, fühle ich langsam Übelkeit in mir aufsteigen, mein Kopf entfernt sich plötzlich von meinen Füßen zurück, die sich ihrerseits von den Knien gelöst haben. Quiekie, aufmerksam wie immer, drückt meinen Kopf sanft auf meinen Schoß hinunter, und nach wenigen Minuten in dieser Haltung fühle ich mich bereit zum Weitermachen.

»Na los, bringen wir es hinter uns«, sage ich.

Noch mehr Stochern, aber schließlich findet sie eine Vene, und während ich meine Aufmerksamkeit auf die gegenüberliegende Wand richte, füllt sie acht Röhrchen mit meinem Blut: um den Kalium-, Kalzium- und Hämoglobinspiegel zu testen. Auch für einen Zuckertest: als ob man in meinem Blut Zucker finden würde. Obwohl ich nicht dabei zusehe, wie das Blut herausgesaugt wird – einmal beging ich den Fehler zu beobachten, wie der dicke, weinrote Saft in das Röhrchen stieg, stand auf und fiel in Ohnmacht –, ist mir noch immer schwindlig, und meine gestreßte Blutsaugerin sorgt dafür, daß ich mich hinlege und etwas Apfelsaft trinke (120 Kalorien, ich nippe nur daran), bevor ich aufstehe.

Meine Wächterin schiebt mich zurück und erklärt in ihrem professionell geduldigen, vernünftigen Tonfall (ich würde gern mal hören, wie sie sich während der Kaffeepause mit den anderen Schwestern das Maul zerreißt), daß »man« beschlossen habe, ich könnte noch nicht mit der Psychotherapie beginnen – obwohl diese Teil des Behandlungskonzepts sei –, weil mein Organismus am Verhungern wäre und mein Gehirn auch und das daher nicht ordentlich funktioniere. Ich sage nichts dazu, aber es fällt mir schwer, nicht höhnisch zu rufen: Mein Gehirn funktioniert nicht ordentlich? Ganz im Gegenteil, noch nie war es so rein, entrümpelt, konzentriert auf das Wesentliche und unabhängig von diesem Körper, der nach Aufmerksamkeit schreit und nach Befriedigung seines unstillbaren Appetits verlangt. Reduziert auf sich selbst, ist das Gehirn näher an der Oberfläche, nimmt Farben, Licht, Klänge mit einer feinen, vibrierenden Intensität auf.

Eines Tages werde ich reines Bewußtsein sein und ohne dämpfende Schutzschicht durch die Welt reisen; eines Tages werde ich mich selbst zum bloßen Leitungsdraht veredelt haben, zum puren, nicht mehr reduzierbaren Stromkreis, der das Bewußtsein am Leben erhält.

Sie erklärt mir auch, wieder in ihrem neutralen, maßvollen Ton, man sei sich sicher, daß ich mich kooperativ zeigen würde, andernfalls aber, als letzten Ausweg, müßten sie Hyperalimentation in Erwägung ziehen. Hyperalimentation: ein interessanter Euphemismus für Zwangsernährung, dafür, daß man einen hilflosen menschlichen Körper an ein Gewirr von Schläuchen hängt und – was?, frage ich mich – in seine widerstrebenden Leitungen pumpt. Hyperalimentation: ist das nicht vielmehr eine treffende Bezeichnung für die Art, wie die meisten Leute sich ernähren?

Ich fühle mich nie hungrig und verachte die, die es tun, deren Leben beherrscht wird von ihrem peristaltischen Pulsschlag. Nie haben sie gelernt, diesen aufgerissenen Schlund zu ignorieren: sein kleinstes Zucken läßt sie zum Futtertrog stürzen. Vom ersten Bissen des Tages bis zum letzten in der Nacht ist ihr Leben nichts als eine einzige, fortwährende Futtersuche. Morgens stopfen sie, über ihre Schreibtische gebeugt, weichen Teig in sich hinein; mittags bilden sie fleischgierige Herden; nachmittags lechzen sie in einem zirkadianen Tief nach Zucker; kaum zu Hause angekommen, wühlen sie im brüllenden Herzen des Kühlschranks und essen im Stehen vor der geöffneten Tür. Und all das, bevor es überhaupt ernstlich ans Essen geht, bevor sie endlos wiederkehrende Stunden auf das Einkaufen und Hacken und Rühren und Garen und Servieren verwenden, einzig um das Resultat in Sekundenschnelle hinunterzuschlingen und am nächsten Morgen, zu Scheiße verwandelt, wieder zu begrüßen.

Aber ich habe mich von diesem Zwang befreit. Wenn ich aufwache, bin ich leer, schwerelos, mein Kopf ist frei; ich möchte so bleiben, frei und rein, leichtfüßig, mit leichtem Gepäck unterwegs. Am Essen interessiert mich nur die Frage, wie wenig ich brauche, wie stark ich bin, wie gut ich widerstehen kann – und wie der Wille dabei jedes Mal einen weiteren kleinen Sieg erringt: eine Karotte statt zwei, ein halber Keks, keine Erbsen mehr. Jeder Sieg macht mich stärker, reiner, mehrt meine Macht, bis ich am Ende überhaupt keine Notwendigkeit mehr sehe zu essen. Wie eine Pflanze, so kann gewiß auch der Körper dazu trainiert werden, sich von nichts zu ernähren, seine Nahrung aus der Luft zu holen.

Fräulein Munter – ich glaube, sie heißt Suzanne – geht schließlich, nicht ohne mich fröhlich zu ermahnen, ich solle die Menükarte für das Abendessen ausfüllen. Sowie sie verschwunden ist, hole ich sie hervor und studiere sie sorgfältig, lese sie immer wieder und koste bei den aufgeführten Gerichten mehr noch als ihre klangvollen Namen das Wissen aus, daß ich sie niemals essen werde.

Manche ekeln mich an, schon die bloßen Wörter erfüllen meinen Mund mit einer klebrigen Übelkeit: Schweinekoteletts, Hamburger, Käseomelett, Muschelsuppe. Bei anderen verweile ich, stelle mir ihre Beschaffenheit und Farbe vor, nähre mich von Bildern in dem sicheren Wissen, daß Bilder allein mich sattmachen können.

Ich bereite mir ein imaginäres Festmahl, etwa vierzig Minuten benötige ich, um das Menü festzulegen – Bananen mit Erdnußbutter, gebratener Reis, Pekannußkuchen – und mir vorzustellen, wie ich es genüßlich mit einem Löffel verzehre. Danach betrachte ich erneut die Menükarte, ich weiß daß Quiekie Munter mir auf die Pelle rücken wird, wenn ich nichts ankreuze. Manche Gerichte flößen mir Angst ein, schon ihr Name genügt, um meinen Puls zu beschleunigen: Spaghetti mit Fleischklößchen! Die Vorstellung, das zu essen, einen ganzen, riesigen Teller davon, alles auf einem Haufen, und überall quillt Öl heraus. Mein Herz rast jetzt, also kreuze ich »gemischten Salat« an und schiebe die Karte von mir weg, auf die entfernte Seite des Nachtkästchens.

Ich lege mich wieder hin und versuche mich zu entspannen, überlege, wie groß der Salat wohl sein mag und ob sie mich dazu bringen wollen, daß ich ihn ganz aufesse. Dann überfällt mich Panik: Abrupt setze ich mich auf, nehme die Menükarte zur Hand und schreibe nachdrücklich in Blockschrift neben mein Kreuz: »KEINE SAUCE!« Ich unterstreiche es dreimal und lege mich dann wieder hin, versuche, mein pochendes Herz zu beruhigen.

Um meine Fassung zurückzugewinnen, fahre ich mit meiner Beingymnastik fort, mache da weiter, wo ich vorher unterbrochen wurde, und beschließe jedem Bein fünfzig Lifts extra zu geben für den Fall, daß die Schwester, meine Kerkermeisterin, mich zwingt, den ganzen Salat zu essen. Das Bett ist eigentlich nicht hart genug für Gymnastik, aber ich habe Angst, mich auf den Boden zu legen, es könnte jemand hereinkommen. Irgendwann werde ich doch hinunter müssen, wegen der Liegestütze: notfalls kann ich behaupten, ich würde etwas auf dem Boden suchen. (Eine Kontaktlinse? Eine Küchenschabe?) Sie glauben, sie könnten mich durch diese ständigen Störungen kleinkriegen – ich soll stündlich kontrolliert werden –, aber ich weiß, daß ich länger durchhalten kann als sie alle.

Irgendwann werde ich mager genug sein. Nur noch Knochen, kein entstellendes Fleisch mehr, nur noch reine, klare Gestalt. Knochen. Das ist doch letztlich, woraus wir bestehen, woraus wir gemacht sind, alles andere sind nichts als Ablagerungen, Ausscheidungen, Müll. Man muß es abstreifen, aufbrauchen; keine Anzahlung, keine Rückgabe.

Jeden Morgen vor dem Aufstehen das gleiche Ritual, die gleiche Bestandsaufnahme, die gleiche Aufzählung der Körperteile: aus Angst vor dem, was über Nacht aus mir geworden sein könnte. Wenn ich so aus dem Schlaf hochschrecke – was war das für ein Traum, diese Stimme, die mir Erdbeeren mit Sahne anbot? –, dann taste ich als erstes nach meinen hervorstechenden, nach innen gewölbten Hüftknochen, zwei nackten knöchernen Bögen über einem leeren Raum. Dann taste ich meine Handgelenke ab, umschließe jedes mit der anderen Hand, überprüfe, ob sie noch immer zerbrechlich und bemitleidenswert aussehen wie die Beinchen eines kleinen Vogels. An der Innenseite eines jeden Gelenks befindet sich eine tiefe Höhlung, an der die zart gefurchten Hände hängen, von Sehnen und Knochen durchzogen. Ich folge dem Knochen an der Außenseite des Handgelenks bis zum Ellbogen hinauf, wo er wie ein Flügel scharf zugespitzt auf einen anderen trifft.

Dann fahre ich zu den Oberschenkeln hinab und taste als erstes nach der Kniebeuge, um mich zu vergewissern, daß die Sehne noch immer sauber und gespannt ist, eine nackte Schnur. Ich lasse meine Hand an der Außenseite jedes Oberschenkels zu den Hüften hochwandern: keine Andeutung einer Erhebung, nichts Weiches irgendwo. Als nächstes packe ich die Innenseite des Oberschenkels und zwicke fest zu, taste den Muskel beinahe rundum ab; schließlich drehe ich mich erst auf die eine, dann auf die andere Seite, presse meine Gesäßbacken zusammen und vergewissere mich, daß die Knochen noch immer hervorstechen.

Dann setzte ich mich im Bett auf und greife, ein wenig besorgter nun, nach dem Schlüsselbein, das so hervorsteht, daß es noch über den Rand der Schultern vorragt wie ein Kleiderbügel aus Draht, an dem dieser Körper, dieses Knochengerüst, aufgehängt ist. Darunter die tief gewellte Reihe der Rippen (und die Brüste, die ich nicht inspiziere). Ich drücke gegen meinen Nacken und die Wirbelsäule, soweit ich hinunterreichen kann, um sicherzugehen, daß die Wirbel, eine Reihe vollkommener kleiner Knöpfe, noch alle da sind: als ob sie diesen Körper zusammenhielten, als ob ich ihn aufknöpfen und wann immer ich wollte aus ihm hinaustreten könnte.

Das Abendessen verläuft so schrecklich, wie ich befürchtet hatte. Schlag sechs Uhr kommt Quiekie auf quietschenden Sohlen mit einem großen Tablett herein, das sie neben dem Bett abstellt, wo ich auf dem Rücken liegend wieder dahintreibe, mir vorstelle, ich wäre jetzt woanders, kühl und vollkommen hart in einem seidengefütterten Morgenmantel. Nachdrücklich sagt sie: »Josie, ich hoffe, Sie werden Ihren Salat heute abend essen, andernfalls wird das Behandlungsteam morgen über eine eventuelle Hyperalimentation entscheiden müssen.«

Voll Grausen blicke ich auf die riesige Schüssel mit Salat auf dem Tablett. *Es kann sein, daß Ihr Stoffwechsel sich verlangsamt, wenn Sie zuviel Salat essen.* »Das *ist* Hyperalimentation«, sage ich: ein Berg Kopfsalat mit blassen Tomatenbrocken, Streifen grüner Paprika, lilafarbenen, rohen Zwiebelstücken und – sie müssen den Verstand verloren haben, wenn sie glauben, daß ich auch nur einen Bissen davon esse – Klumpen aus Käse und harten Eiern, durchzogen von einer bläulichen Linie, die das Eiweiß vom Dotter scheidet. Obwohl ich gar nicht darum gebeten hatte, gibt es noch ein großes, altbackenes Brötchen und Butter, einen Apfel, eine Schale mit Vanilleeis und eine Plastikpackung mit urinfarbenem Öl und der Aufschrift »Italienisch«.

»Ich kann nicht essen, wenn Sie mich dabei beobachten«, sage ich, was der Wahrheit entspricht.

»Okay«, sagt sie, »ich komme in einer halben Stunde zurück und sehe nach Ihnen.«

Sobald sie gegangen ist, ziehe ich die Vorhänge um mein Bett zu: Niemand darf mich je beim Essen sehen, mich auf frischer Tat ertappen – besonders jetzt nicht, wo meine Erscheinung soviel Aufmerksamkeit auf sich zieht, wo die Leute mich anstarren und darauf warten, daß ich schwach werde. *Die Trobriander es-*

sen alleine, ziehen sich mit ihrer Portion an den eigenen Herd zurück, wenden sich gegenseitig den Rücken zu und essen schnell aus Angst, sie könnten dabei beobachtet werden. Als ich die Vorhänge zugezogen habe, schlägt mein Herz etwas langsamer, und ich konzentriere mich ganz darauf, die Kontrolle über das Essen zu gewinnen: Wenn ich mich nicht bald darum kümmere, wird es eine magnetische Anziehungskraft auf mich ausüben und mir befehlen, es zu essen, es wird mein Bewußtsein so sehr besetzen, daß mir als einziger Ausweg nur noch bleibt, schreiend auf die Straße zu laufen.

Auf dem Tablett liegt eine große Papierserviette, also kratze ich genau die Hälfte des Salats aus der Schüssel in die Serviette, zusammen mit der halben Semmel. Ich packe diesen Matsch zu einem Bündel und sehe mich nach einem Versteck um: nicht einfach in dieser Zelle. Mein Kleiderschrank ist abgesperrt, und ich habe keinen Schlüssel dafür – natürlich nicht: das wird eine meiner kleinen »Belohnungen« werden. (Sogar meine Schuhe, meine Strümpfe sind weggesperrt worden.) Unter dem Kopfkissen wäre zu riskant, denn die Serviette könnte undicht werden oder zerreißen und eine große Salatschweinerei hinterlassen, die nur schwer zu erklären wäre. Der einzige Platz, der mir schließlich einfällt, ist die Schublade des Nachttischchens vom Nebenbett, das unbelegt ist, so flach und leer, wie ich meines wünschte.

Als das kleine Bündel aus dem Weg ist, kann ich mich ein wenig entspannen und mit der Bearbeitung dessen beginnen, was noch übrig ist. Ich sortiere den Nahrungsberg in Häufchen: Kopfsalat auf eine Seite, Tomaten auf die andere, Paprikastreifen säuberlich aufgestapelt und von den stinkenden, saftigen Zwiebeln getrennt. Ei und Käse picke ich heraus und verbanne sie auf den Brotteller: böse. *Käse ist das am schwersten verdauliche Nahrungsmittel, und es verunreinigt alles, was man dazu ißt.* Dann schneide ich den Salat, die Tomaten und die Paprikastreifen in winzige Stückchen und beschließe, daß ich nicht einmal pro forma von der Zwiebel essen werde, weil viele Leute keine rohen Zwiebeln mögen: das ist also legitim, das ist »normal«. Ich schneide das halbe Brötchen in vier Teile und beschließe, einen davon zu essen. Vom Eis werde ich genau zwei Löffelvoll essen, und den Apfel werde ich mir für später aufheben. Also lege ich ihn in meine Nachttischschublade zu dem Brötchenstück, das ich beim Mittagessen aussortiert hatte: für alle Fälle.

Nun, nachdem diese Entscheidungen gefällt sind, nachdem das böse Zeug entfernt ist, nachdem das Essen aufgeteilt ist und auf dem Teller weiße Zwischenräume sichtbar sind, nun kann ich zu essen beginnen: immer nur ein Stück auf einmal und mindestens drei Minuten (nach dem Sekundenzeiger) zwischen den Bissen, während denen die Gabel exakt in der Tellermitte ruht.

Natürlich kommt die Schwester zurück, bevor ich fertig bin, und zieht, ohne mich auch nur zu fragen, die Bettvorhänge zurück, offenbart mich in meiner Schande, wie ich über das Tablett gebeugt kaue. Ich erstarre, kann ihr nicht in die Augen sehen. Sanft sagt sie: »Es ist wirklich nicht nötig, daß Sie die Vorhänge schließen, meine Liebe, wenn Sie alleine sind.«

Mißmutig schiebe ich das Tablett weg und lasse mich auf das Kissen zurücksinken, starre zu der schäbigen Dämmplatte hoch.

»Machen Sie weiter«, sagt sie. »Ich komme in einer Viertelstunde oder so zurück.« Sie verläßt den Raum, aber es hilft nichts: Ich kann nicht mehr weiteressen; ich fühle mich elend und aufgebracht, der unverdaute Salat liegt mir als unförmiges Durcheinander im Magen. Mein Bauch beginnt anzuschwellen. Ich spüre es voll Angst, mit der Handfläche taste ich die Vertiefung zwischen meinen Hüftknochen ab, fühle eine neue Wölbung, eine neue Gespanntheit dort. In einem Anfall von Panik habe ich, bevor ich recht weiß, was ich tue, drei Löffelvoll der inzwischen fast gänzlich geschmolzenen Eiscreme hinuntergeschlugen.

Ich stelle das Tablett auf das andere Bett und ziehe die Vorhänge drumherum zu, so daß ich nicht an meine Völlerei erinnert werde; ich klettere in mein Bett zurück und ziehe auch da die Vorhänge zu, ich will allein sein, mich verstecken, so daß niemand mich finden, mich in Versuchung führen, meinen Willen quälen kann. Ich möchte mich vergraben, in einer Höhle, an irgendeinem Ort, wo die Vorstellung von Essen zu einer Abstraktion wird und wo dieser Körper, immer klarer und reiner, sich schließlich im Dunkeln auflöst und nur Bewußtsein zurückläßt.

Als die Schwester zurückkommt, bitte ich sie, mich auf die

Toilette zu führen (wieder eine dieser Vorschriften, die jetzt über mein Leben bestimmen: Ich kann die Station nicht ohne Aufsicht verlassen). Das ist einesteils ein Ablenkungsmanöver, andernteils aber habe ich das verzweifelte Bedürfnis, mir die Hände und das Gesicht zu waschen: Meine Haut fühlt sich ölig und schleimig an, als ob das Fett im Essen nun aus meinen Poren herausquellen würde. Sie hilft mir in den Krankenhausbademantel, dessen verblichenes blaues Muster meine Haut noch zyanotischer aussehen läßt, als sie ohnehin schon ist. Mir ist kalt, aber sie läßt mich nichts darüberziehen. So gehen wir langsam zur Toilette, und sie bleibt neben dem Eingang stehen, während ich in eine Einzeltoilette gehe, deren Tür ich nicht schließen darf, denn ich könnte mich selbst zum Erbrechen bringen (was mir nie gelungen ist – nicht daß ich es nicht versucht hätte). Unter diesen Bedingungen kann ich nicht pinkeln, so gebe ich auf und kämme mir statt dessen die Haare (sie gehen noch immer aus, in trockenen Büscheln), binde sie mit einem Gummiband streng nach hinten. Dann schrubbe ich mir Gesicht und Hände, einmal, noch einmal, immer wieder, bis die Schwester scharf ruft: »Das genügt jetzt«, und wir in die Zelle zurücktrotten.

Sie rennt geschäftig hin und her, macht einen Akt daraus, die Vorhänge an beiden Betten zurückzuziehen, schüttelt Kissen auf, streicht die unordentlichen Bettdecken glatt. Dann betrachtet sie mit geneigtem Kopf das Tablett und sagt: »Nun, Josie, das haben Sie brav gemacht mit dem Abendessen.«

Erleichtert steige ich wieder in mein Bett und nehme eine herumliegende *Vogue* zur Hand – ich bin damit durchgekommen! wieder einmal –, als sie hinzufügt: »Ich werde mich ein wenig umsehen, wenn es Sie nicht stört. Das gehört zu den Vorschriften.«

Wenn es mich nicht stört! Was bleibt mir für eine Wahl, wo ich machtlos bin wie ein Kind, zu Lügen und Ränkespielen gezwungen, nur um das elementare – alimentäre – Recht geltend zu machen, selbst über das, was in meinen Körper hineinkommt und was nicht, zu bestimmen?

Schnell sieht sie unter den Betten nach und hinter den Vorhängen, überprüft das Schloß am Spind, fährt bei beiden Betten mit der Hand zwischen Matratzenende und Metallgitter, und dann öffnet sie, natürlich, die Nachttischschublade des anderen Bettes.

»Was ist das?« fragt sie, obwohl sie die Antwort bereits kennt.

»Ich habe es für später aufgehoben«, sage ich. »Ich konnte nicht alles auf einmal essen, deswegen wollte ich später noch etwas essen, vor dem Schlafengehen.«

Sie sagt nichts, steht nur da, schüttelt den Kopf, hält das halboffene, stellenweise schon durchgeweichte Bündel aus Salat und Brot in der Hand. Dann wirft sie es auf das Tablett und sagt: »Wenn Sie etwas nicht wollen, lassen Sie es einfach auf dem Tablett liegen.« Sie macht Anstalten, das Tablett zu nehmen und zu gehen, aber ihr fällt noch etwas ein und sie kommt auf meine Bettseite herüber, öffnet die quietschende Nachttischschublade – habe ich denn überhaupt keinen Ort für mich? – und findet den Apfel und das Semmelstück, das ich vom Mittagessen abgezweigt habe. »Das nennt man Horten«, sagt sie. »Sie können jederzeit alles zu essen bekommen, was Sie wollen – Sie brauchen nur zu fragen –, aber hören Sie auf mit dem Horten.«

Zornig, gedemütigt und aller Vorräte beraubt, gebe ich keine Antwort. Ich lege die *Vogue* über mein Gesicht, damit ich die Schwester nicht mehr sehe, und überlege, wie ich wohl wirken mag in meinem verblichenen Bademantel, mit meinen zerbrechlichen Gliedmaßen, die hervorstechen wie die eines Heuhüpfers, mit meiner ausgedörrten, gräulich-weißen Haut, die ein Netz von Venen durchzieht, meinen blaubeerfarbenen Fingerspitzen und Nägeln, mit Armbeugen, die ein purpurfarbenes Gewirr von blutigen Nadelstichen sind – und als Krönung das strahlende Covergirl von *Vogue* über meinem Gesicht, an dem jede Wimper Aufmerksamkeit signalisiert, jeder Zahn ein blendendes, kompaktes Kaugummirechteck ist, die Haut eine versiegelte, porenlos rosige Fläche und die reifen, schimmernden Lippen sich zu einem strahlenden Lächeln wölben.

2

Es ist fünf Uhr morgens, und ich sollte Dehnungsübungen für mein morgendliches Jogging machen, aber wie kann ich hier joggen, wenn ich nicht einmal weiter als bis zur Toilette darf? Ich könnte fünfzig Minuten lang auf der Stelle laufen, so lange brauche ich gewöhnlich für sieben Kilometer, aber würden dabei ebenso viele Kalorien verbrannt werden? Vielleicht sollte ich ein wenig länger auf der Stelle laufen, sicherheitshalber. Meiner Berechnung nach bleiben mir eineinhalb Stunden, bevor Schwesterchen hereinplatzt: gestern kam sie erst um halb sieben.

Und natürlich, um halb sieben klopft es an der Tür, die unmittelbar darauf geöffnet wird, so daß ich gerade noch Zeit habe, aufs Bett zurückzuspringen. Ich versuche mir den Anschein zu geben, als ob ich nur daliegen und an die Decke starren würde, aber ich fühle mich erhitzt und ein wenig außer Atem vom Laufen. Wenigstens passiert es mir nie mehr, daß ich schwitze.

»Guten Morgen«, zwitschert sie und beäugt mich argwöhnisch. »Wie haben Sie geschlafen?«

»Gut«, lüge ich.

»Sind Sie schon lange wach?« fragt sie. »Wenn Sie früh wach werden oder nicht schlafen können, können Sie jederzeit nach der Nachtschwester klingeln. Sie kann Ihnen eine Tasse Tee oder sonst etwas bringen oder auf ein Pläuschchen vorbeikommen.«

»Nein, danke, ich brauche nichts.«

»Na schön, hier ist Ihr Frühstück«, sagt sie, als hätte ich mir nicht längst schon gedacht, was auf dem riesigen Tablett steht. »Wir werden Sie danach wiegen und entscheiden, was geschehen soll, also sehen Sie zu, wieviel Sie essen können, ja?«

Was geschehen soll? Sie alle sollen mich einfach in Ruhe lassen, mich meine eigene Nahrung auf meine eigene Art und Weise essen lassen.

Obwohl ich ihnen genau erklärt habe, was ich zum Frühstück

haben muß – zwei Tassen Tee, keine Milch, keinen Zucker, genau zwanzig Gramm Kellogs Special-K-Flocken mit einem halben Teelöffel Zuckeraustauschstoffe und verdünnter Magermilch –, weigern sie sich, mir das zu bringen. Special K hat keine Nährwerte, und Zuckeraustauschstoffe sind schlecht für Sie, und Sie müssen lernen, »normale« Nahrung zu essen, bla, bla, bla.

»Was ist ›normal‹?« frage ich den Arzt. »Sollen wir alle versuchen, einen IQ von genau einhundert zu erreichen?« Natürlich wußte er darauf keine Antwort. (Wie sollte er auch, der fette Frosch mit einsetzender Glatze?)

Jede Mahlzeit wird ein Kampf werden, das ist mir nach einem Blick auf das gigantische Tablett klar.

Aber je mehr sie mir vorsetzen, um so weniger werde ich essen.

Da sitze ich nun, vor mir ein riesiger Berg Trockenflocken – ob Getreide oder Pappkarton, wer könnte das sagen? –, der sich noch über den Schüsselrand hinaus auftürmt; außerdem ein Krug mit einer Flüssigkeit, die verdächtig nach Vollmilch aussieht; eine halbe Honigmelone (Honigmelone: vierzig Kalorien pro Viertel), immerhin, wie ich mit Freuden feststelle, trocken nach dem Theater, das ich gestern veranstaltet habe, allerdings liegen vier Portionsstückchen Butter (hundertzehn Kalorien) dabei, für den Fall, daß ich meine Meinung ändere; ein Gefäß mit einem klebrigen, roten Zeug; ein riesiges Glas Orangensaft (hundert Kalorien), eine Kanne Tee und ein gekochtes Ei (neunundsiebzig Kalorien)! Wie oft muß ich ihnen das noch sagen! Der bloße Anblick, wie es frech und gesprenkelt in dem weißen Porzellanbecher sitzt, erweckt in mir den Wunsch, einen Löffel zu nehmen und auf die Schale einzudreschen und immer wieder einzudreschen, zuzusehen, wie sie zerbirst, und dann mit der Löffelspitze darauf einzustechen, bis die Haut, die es zusammenhält, ein für allemal zerreißt. Nur daß ich Angst habe vor dem schrecklichen Geruch, der dabei freigesetzt würde, dem metallischen Gestank, dem zähflüssigen gelben Blut.

Ich hebe das Ei hoch, mitsamt seinem Becher, und trage es zum Fensterbrett, wo es dasitzt wie Humpty Dumpty vor dem

Sturz. Dann gehe ich ins Bett zurück und ziehe die Vorhänge um mich zu. Ich beschließe, daß ich zwei Tassen Tee trinken und die halbe Melone und eine Scheibe Toast essen werde. *Essen Sie den puren, knusprigen Toast in kleinen Bissen und genießen Sie das zarte Nußaroma.* Das müßte sie bei Laune halten. Einen Augenblick spiele ich mit dem Gedanken, die Getreideflocken wegzuschütten, es so aussehen zu lassen, als hätte ich auch sie gegessen, aber nach dem Salatfiasko fällt mir kein geeignetes Versteck mehr ein.

Langsam, vorsichtig, präzise schneide ich die Toastscheibe in Hälften, dann in Viertel, Achtel, Sechzehntel und befördere anschließend jedes Stückchen graziös zum Mund, wobei ich drei Minuten zwischen jedem Biß vergehen lasse. Auf dieselbe Art esse ich anschließend exakt die Hälfte der Melonenscheibe, und einen Augenblick lang überkommt mich Panik: Wie kann etwas so herzzerreißend Süßes und Saftiges, etwas so intensiv Oranges und Lebendiges nur so wenige Kalorien haben? Was, wenn sie Zucker darüber gestreut haben, so, daß ich ihn nicht mehr sehen kann? Was, wenn das eine spezielle, hoch kalorienhaltige Melone ist, die extra für Krankenhäuser angebaut wird? Irgend etwas stimmt mit Sicherheit nicht, denn diese auffällige Süße kitzelt meine Geschmacksknospen, verlockt mich, nachzugeben und noch mehr zu essen.

Aber das tue ich nicht. Als ich die Melone aufgegessen habe, habe ich Herzklopfen: Ich stelle das Tablett auf das andere Bett, so weit weg von mir wie nur möglich, und trinke langsam den dünnen, bitteren Tee. Das Tablett sieht noch immer überladen aus, trotz allem, was ich gegessen habe. Ich verstecke die andere Scheibe Toast unter der Serviette; wenn ich eine Bettpfanne hätte, könnte ich ein wenig Orangensaft hineinschütten. Das würde dem Labor Stoff zum Nachdenken geben.

Ich frage mich, ob sie mich auf irgendwelche Medikamente gesetzt haben, weil ich auf einmal so viel Zeit mit bloßem Herumliegen zubringen kann, in einem Schwebezustand, in dem die Zeit zunehmend irreal wird – zu einer Frage von Tages- oder Nachtschwester, von unterschiedlichen Farbtönen hinter einer vergitterten Glasscheibe. Gewöhnlich kann ich nicht stillsitzen: Es tut meinen Knochen weh, und aus meinen Eingeweiden steigt eine unbezähmbare Furcht auf, die mich aus dem Haus treibt, zur Gymnastik, zum Joggingpfad, zu endlosen Spaziergängen im Park, zu einem acht Kilometer entfernten Geschäft, nur um ein Päckchen Kaugummi zu kaufen.

Zwar gehe ich, eine Gefangene, hier auf und ab, aber ich lege mich auch hin und lasse mich treiben, und über mich bricht eine solche Bilderflut herein, daß mir angst wird, mir, die ich mich doch schon so lange in der Kunst der Leere übe. Ich dachte, ich hätte die Vergangenheit verloren, weggehungert, bis nur noch ein verschwommener, von Phantomen bevölkerter Traum davon übrigblieb: ein Leben aus Wörtern, die durch eine dicke Mattigkeit zu mir dringen. Aus anderen Menschen, die ich nie real wahrnahm, sondern immer nur in Hinblick darauf, wie sie mich wohl wahrgenommen hatten. (Übellaunig, plump, gebeugt unter der Last meiner Häßlichkeit? Klein, zart, verlassen, vollkommen? Ein Monster aus Gefräßigkeit und Trägheit, ein Körper, der durch seine eigene Gier geschwängert war?) Tage, Wochen, Monate der vollkommenen Verlorenheit, in denen ich auf dem Bett liege, zu schwach und benommen, um ein Aufstehen in Erwägung zu ziehen, die Stunden zählend (achtzehn, immer exakt), bis zur nächsten und einzigen Mahlzeit: fünfzig Gramm Hüttenkäse.

Zeit für das große Wiegen, und ich habe Angst: Angst, ich könnte bei dieser Zwangsfütterung zugenommen haben; Angst, ich hätte nicht zugenommen und müßte für immer hierbleiben, um mir riesige Tabletts voller Essen vorsetzen, vielleicht sogar Schläuche hineinrammen zu lassen. Die Schwester plappert dummes Zeug, während sie mich in den Untersuchungsraum schiebt: Es ist schön draußen heute, sagt sie, zu dumm, daß ich noch nicht in »Stufe drei« sei, dann könnte ich rausgehen. Daß ich später einen Termin bei Dr. Frosch habe, sagt sie; wie wäre es mit einem schönen, heißen Bad nach dem Wiegen; ziehen Sie Ihre Sandalen aus – nein, ziehen Sie sie *aus* –, und steigen Sie hinauf.

Der Balken bewegt sich erst nicht, dann schiebt sie das Gewicht an der Skala entlang, und er steigt mit sanftem Zittern hoch. Schockiert und erschrocken sehe ich, daß der Metallzahn kurz neben neunundsechzig eingerastet ist. Einunddreißigeinhalb Kilo! Ich habe in drei Tagen knapp ein Kilo zugenommen (wenn man die fünf Gläser Wasser abzieht, die ich getrunken habe, bevor man mich hierher geschoben hat: vielleicht nur ein Pfund?). Mein Bauch fühlt sich an, als würde er gleich platzen, und plötzlich sieht er obszön rund aus; reflexartig presse ich meine Handfläche darauf und beschließe, heute nichts mehr zu essen.

Beim Wiegen habe ich eine Regel: wenn ich zugenommen habe, hungere ich den Rest des Tages. Aber wenn ich abgenommen habe, hungere ich auch.

Als Panik in mir aufsteigt, versuche ich mir vor Augen zu halten, warum ich hier bin. Ich bin hier, um wieder »gesund« zu werden. (Aber ich bin gesund: eine perfekt funktionierende, leistungsfähige Maschine, die durch bloßen Willen angetrieben wird). Letzten Endes bin ich hier, weil meine Mitbewohnerin es nicht mehr aushielt und die Bullen holte: Kommen Sie und holen Sie Ihre Tochter ab, ich komme nicht mehr klar mit ihr, ich habe Angst, daß sie sterben wird. Nichts ist zu gut für die Tochter, keine Kosten werden gescheut (jetzt), laßt sie in der Anstalt und macht euch aus dem Staub, so schnell ihr könnt.

Krankenhaus, Universität, Gefängnis: es wird immer schwieriger, den Unterschied zu erkennen. Und hier ist wenigstens die Miete bezahlt.

Ich bin hier, aber – ha! – ich bin noch meilenweit von den vierunddreißig Kilo entfernt, die sie als Minimum festgelegt haben, bevor ich mit dem Rest des »Behandlungsplans« beginnen kann. Intensive stationäre Betreuung zwecks »Ernährungsrehabilitation«. Ambulante Langzeitpsychotherapie und »stützende Maßnahmen«. Verhungernder Organismus, bla, bla. Neurologische Schwächen, bla, bla, bla.

Hyperalimentation.

»Das ist nichts, was wir gerne machen, Josie, und erst recht nichts, womit wir gerne drohen. Aber manchmal ist es das einzige Mittel, mit dem wir Menschen außer Gefahr bringen oder einen bestimmten Grad kognitiver Funktionsfähigkeit wiederherstellen können.«

Von weither – meine Eltern sitzen in einem Flugzeug, verstummt und niedergebeugt, unfähig, einander in die Augen zu sehen; mein Vater hält einen großen Schlüssel (prunkvoll, theatralisch, einer von der Art, wie eine Schloßherrin ihn am Gürtel tragen würde), stößt das Bullauge des Flugzeugs auf, zögert einen Augenblick und läßt ihn dann los, läßt ihn in einer traumartig langsamen Spirale nach unten fallen – kehre ich zurück, spüre das kalte Metall der Waage unter meinen Füßen, blicke auf meine purpurfarbenen Zehennägel hinab, als die Stimme der Schwester zu mir durchdringt. Warum spricht sie nie wie ein normaler Mensch? Warum sagt sie nicht einfach: »Iß, du kleines Miststück, oder ich schiebe dir einen Schlauch in jede Körperöffnung und blase dich auf wie ein Luftschiff!«? Dann könnte ich sagen: »Leck mich, ich werde nie essen, und du wirst dabei zusehen müssen, wie ich mich auflöse.«

»Ich strenge mich an«, sage ich. »Wirklich.«

Noch immer stehe ich da, starre auf die Ziffern der Waage, als ob die Anzeige sich ändern könnte, wenn ich nur meinen ganzen Willen aufbieten würde. Mir ist schrecklich kalt in dem dünnen Mantel, aber mir fällt nichts anderes ein, was ich tun könnte. Es gibt keinen Ort, an den ich gehen, nichts, was ich tun könnte; die Zeit tut sich schwindelerregend unter meinen Füßen auf.

Normalerweise würde ich um diese Uhrzeit aus meiner Makrobiotikvorlesung kommen und auf dem Fahrrad nach Hause fahren, um meine erste Mahlzeit zuzubereiten: verdünnte Magermilch, Nescafé, Süßstoff und Eiswürfel, neunzig Sekunden im Mixer aufgeschlagen. Würde es mit einem Strohhalm aus einem speziellen hohen Glas trinken, in der Sonne am Küchentisch, während ich meine Notizen durchlese – mindestens eine halbe Stunde, Schlürfen verboten. Und dann wäre es Zeit zum Umziehen für das Mittagsaerobic. Aber hier?

Ich zittere, und sie schlägt eine Dusche vor. Aber ich will mich nicht ausziehen, will diesen aufgedunsenen, fleckigen Körper nicht sehen, das heiße Wasser nicht auf meinen Knochen spüren. Ich will in mein Zimmer zurück, die Türe schließen, mich hinlegen, durch die dichte Weite der Zeit treiben.

Ich esse zermahlenes Glas von einem Silberlöffel: Es schmeckt so köstlich wie Zuckerwatte oder geschabtes Eis. Als ich schlucke, setzt die ekstatische Reibung ein, Wärme steigt in meiner Kehle auf und kündigt es an, würzig auf der Zunge. Ein kleines Lächeln: Meine Lippen werden von innen heraus leuchtendrot, meine Haut kreideweiß (mit meinen dunklen Haaren bin ich Schneewittchen, bin ein Bild, das langsam aus einem präraffaelitischen See aufsteigt). Mein Lächeln wird breiter und gibt einen Schwall heißen Blutes frei.

»Wie schön sie ist, Doktor.«

»Ja. Und sie wird nie wieder essen.«

Dr. Frosch ist nicht glücklich. Er möchte deutlich mehr »Fleisch auf meinen Knochen« sehen, und zwar bald. (Fleisch. Soll ich aussehen wie ein Schweinekotelett? Eine Lammkeule? Ein blutiges, tropfendes Hacksteak?)

»Wir werden vorläufig noch auf die Zwangsernährung verzichten«, erklärt er, vorgebeugt in seinem Stuhl, während seine kleinen, pummeligen Hände fortwährend in Bewegung sind, »weil wir wirklich höchst ungern darauf zurückgreifen – es ist ein letztes Mittel. Aber wenn wir nicht bald eine deutliche Verbesserung des Ernährungszustands feststellen können – und eine Gewichtszunahme von mindestens zwei Kilo –, dann werden wir etwas unternehmen müssen. Sie haben die Wahl, Josie.«

Ich sage nichts, konzentriere mich auf seine schlaffen, schweren Augenlider, das leichte Quaken in seiner Stimme.

»Erzählen Sie mir etwas über sich, Josephine«, bittet er mich in vertraulichem Ton, lehnt sich in vorgetäuschter Leutseligkeit noch weiter vor. »Wie ging es bei den Mahlzeiten bei Ihnen zu Hause zu, als sie noch jünger waren?«

Mahlzeiten. Vollkommen normal, Herr Doktor.

Ich kam immer ein wenig zu spät, ein paar Minuten nach dem Läuten der Tischglocke. Meine Mutter, mein Vater und mein Bruder saßen bereits bei Tisch, falteten ihre Servietten auseinander, füllten die Wassergläser, das Mädchen trug diskret die letzten Gerichte auf. Während die anderen sich bedienten, nahm ich Platz, füllte mein Glas exakt zu zwei Dritteln und trank mit kleinen, zierlichen Schlucken, während sie ihre Teller beluden. Ich sah sie nicht an; und sie vermieden entschlossen jeden Blickkontakt mit mir. Wenn die Deckel von den Schüsseln gehoben wurden, entwich ein ekelerregender Dampf, die unterschiedlichen Gerüche der Ingredienzen stiegen auf: mehlig (gebackene Kartoffeln), grasig (grüne Erbsen, eine Ansammlung plumper Außerirdischer), blutige Brocken aus verstümmelten Muskeln und Fett, die in ihrer wäßrigen Brühe vor sich hintrockneten.

Bei jeder der mir angebotenen Schüsseln schüttelte ich steif den Kopf und nippte beständig an meinem Glas, bis meine Mutter – immer sie – die Beherrschung verlor. »Josie!« explodierte sie dann. »Willst du denn überhaupt nichts essen?«

Ich, kalt, triumphierend: »Nein, danke, ich habe keinen Hunger.«

»Aber du *mußt* etwas essen«, fuhr sie fort, während zwei tiefe, senkrechte Linien ihre öligen Brauen durchschnitten, als hätten wir diese Unterhaltung nicht schon tausendmal geführt. »Ich habe dieses ganze Gemüse doch speziell für dich gekocht.«

»Aber ich habe keinen Hunger.« Ein weiteres, gezieltes Schlückchen.

Es folgte ein tiefer Seufzer, dann begann sie, Essen in ihren Mund zu schaufeln, stopfte die nächste Ladung hinein, noch bevor der vorhergehende Bissen ordentlich gekaut war. Mein Vater vermied ihren Blick und konzentrierte sich auf seinen Teller, seine langen, feingliedrigen Hände schnitten das Lamm in Scheiben. Mein Bruder, der abwesend mit seiner Gabel Linien durch das Essen zog, sein Brot so dick mit Butter bestrich, daß jeder Biß einen Zahnabdruck hinterließ, war immer woanders, seine graugrünen Augen leer und verträumt.

Wenn ich spürte, daß ihre Aufmerksamkeit ein wenig nachließ – mein Vater fragte beispielsweise Anthony nach seinem

Fußballtraining oder der Schule –, ging ich in die Küche und holte mir eine Tomate, kehrte zurück und legte sie genau in die Mitte des blauweißen Tellers. Die Spannung stieg dann wieder, wenn auch niemand direkt zu mir hinsah. Nachdem ich als erstes den verholzten Nabel herausoperiert hatte, schnitt ich die Tomate in vier gleich große Teile und reihte sie nebeneinander auf dem Teller auf. Dann nahm ich genau einen halben Teelöffel Mayonnaise aus der silbernen Schale; Messer und Gabel wie ein Chirurg benutzend, schnitt ich einen winzigen Bissen Tomate ab – sie mußte blaß sein und unreif, so daß sie keinen Saft ließ –, tauchte ihn leicht in die Mayonnaise und führte ihn zum Mund. Wenn die anderen bereits ihre zweite Portion hinuntergeschlungen hatten, war ich noch immer mit meiner Tomate beschäftigt. Nach dem letzten Bissen legte ich Messer und Gabel nebeneinander ab, so daß sie den Teller in zwei gleiche Hälften teilten. Dann und erst dann klingelte meine Mutter nach dem Mädchen; während sie die Teller abräumte, bat ich, aufstehen zu dürfen.

»Willst du nicht wenigstens ein wenig Obst, Jo? Ich habe ein paar schöne reife Pfirsiche gekauft.«

»Nein danke, ich habe keinen Hunger.«

Sobald ich meine Serviette zusammengefaltet und in den gravierten, silbernen Serviettenring geschoben hatte, machte ich mich auf in die Küche, unfähig, irgend jemand anders mit der Mischung des korrekten Verhältnisses von Kaffeepulver und Süßstoff zu betrauen. Manchmal ertappte ich in dem hellen, aufeinandergestapelten Durcheinander das Mädchen, wie es die Schüsseln auskratzte und die knusprigen Reste in den Mund stopfte. Manchmal ertappte ich mich selbst bei dem Wunsch, das gleiche zu tun.

»Ganz normal?« fragte er. »Keine Probleme, keine Spannungen?«

»Nein, keine Spannungen«, antwortete ich. »Wir saßen einfach zusammen, Sie wissen schon, sprachen über alltägliche Ereignisse, was in der Welt vor sich geht, Familienwitze, solche Sachen.«

»Keine Auseinandersetzungen?«

»Nein, eigentlich nicht.«

»Nicht einmal, wenn Sie nicht essen wollten?«

»Na ja, gut, sie machten sich Sorgen, das schon, aber sie konnten nicht viel ausrichten. Also akzeptierten sie es irgendwie, wissen Sie.«

Er sagt nichts, aber er wirkt skeptisch (interessanter Effekt bei einem Frosch).

Sie schleift mich an den Haaren, meine Haare gehen büschelweise aus, der Teppich verbrennt mir die Haut an den Ellbogen, sie versucht, mir mit der anderen Hand die Augen auszustechen, mit Zähnen und Fingernägeln schnappe ich nach ihren Knöcheln, verfehle sie und schreie, schreie und schreie, das Feuerwehrauto steht vor der Tür, falscher Alarm, ja, aber was *ist* das für ein Geruch? *Von sechzig repräsentativ ausgewählten kannibalistischen Gesellschaften brieten etwa fünfunddreißig Prozent das Fleisch, egal, ob es von Verwandten oder von Fremden stammte.* Das ist der Braten, Herr Wachtmeister (meine Tochter, enthäutet und brennend), tut mir leid, daß ich Ihnen Unannehmlichkeiten bereitet habe. *Unter sechsundzwanzig kannibalistischen Gesellschaften, die ausschließlich ihre Angehörigen verzehrten, waren nur zwei, die sie kochten. Die Kannibalen brieten oder kochten aber nicht nur Verwandte wie Fremde gleichermaßen unberechenbar; sie buken sie auch, räucherten sie oder verzehrten sie roh.* Das nächste Mal stopfen Sie ihr vorher den Mund. Das werde ich tun, Herr Wachtmeister, das werde ich tun.

Als man mich vom Arzt zurückrollt – Quiekie plappert etwas vor sich hin; hat sie wirklich »Beschäftigungstherapie« gesagt? –, wird mir klar, daß ich eine Entscheidung treffen muß. Sie scheinen es ernst zu meinen mit der Zwangsernährung – können sie das machen, gegen meinen Willen? Vielleicht könnte ich sie verklagen, sie durch die Gerichtsinstanzen hetzen, Zeit herausschinden. Sie sagen, ich werde sterben, aber ich weiß, daß ich nie lebendiger war (wie beispielsweise in eben diesem Moment dieses honigsüße Sonnenrechteck auf einer olivgrünen Fliese meine Netzhaut durchbohrt, den Rand meiner Zunge pelzig werden läßt!).

Und doch bin ich hier, »freiwillig«. Ich habe eingewilligt, hierherzukommen: das heißt, ich habe keinen aktiven Widerstand geleistet, als man mich in den Wagen schob. Erholungsurlaub. Beurlaubung? Du kannst im Krankenhaus – nein, im Erholungsheim – sogar studieren und zu den Prüfungen zurückkommen.

Ein verführerisches Bild: ich liege, bleich und matt, um die Augen aparte blaue Schatten, in einem schmalen Metallbett, niedergedrückt unter der Last gewichtiger Bücher, lebe von Tassen mit Bouillon, die lautlose, sanfte Schwestern herbeibringen.

Statt dessen diese forsche, sommersprossige Frau, dieser Dr. Frosch, diese riesigen Teller mit Essen. Diese Drohung mit Zwangsernährung. Ich habe keine Ahnung, wie das funktioniert, aber meine Phantasie führt mir unweigerlich zwei dicke Schläuche vor Augen, von denen einer durch meinen Mund gestoßen wird und einen pampigen Brei in mich hineinstopft, während der andere in meine trockene Möse gerammt wird, einen noch dickeren Brei in meinen Bauch hineinzwingt, welcher schwillt und schwillt und doch immer noch mehr aufnimmt, ohne zu platzen. Die Arme sind in meiner Vision mit Handschellen am Bettgitter befestigt (winzigen Handschellen, Krankenhausversion, für Handgelenke vom Umfang von Vogelbeinen), in jeder blauen Armbeuge steckt eine Nadel und ein dünnerer Schlauch, durch den eine dicke rote Flüssigkeit tropft: Fleisch. Diese Knochen müssen Fleisch ansetzen.

An diesem Punkt – flacher Atem; ich spüre schon den Druck im Mund, im Bauch, in den Adern – treffe ich eine Entscheidung: Ich werde es zulassen, daß ich diese zweieinhalb Kilo zunehme (zweieinhalb Kilo!). Ich werde sie so schnell wie möglich zulegen – eine Woche lang wird dieser Körper jemand anderem gehören, ich werde ihn nicht ansehen, ihn nicht berühren –, mich aus dem Krankenhaus verabschieden und nichts essen, bis ich wieder auf dreißig Kilo bin. Vielleicht auch achtundzwanzig dann, zur Sicherheit.

Ich halte das Herumliegen nicht länger aus, so gehe ich einige Male in der Zelle auf und ab, zähle die Fliesen, jede zweite (die milchkaffeefarbenen), versuche, die Summe in Primzahlen zu zerlegen, aber ich kann mich nicht konzentrieren, also halte ich nach einem Spiegel Ausschau, um herauszufinden, wie ich aussehe, wenn ich so aufgewühlt bin. Aber wie zu erwarten gibt es hier keinen Spiegel – warum nicht? Haben sie Angst, ich könnte mir mit den Scherben die Adern aufschneiden? –, und so lege ich mich auf den kalten Boden neben dem Bett und beginne mit meinen Bauchmuskelübungen.

Als sie geschäftig mit dem Mittagessen hereinkommt, habe ich nicht mehr genug Zeit zum Aufstehen, also bleibe ich einfach, wo ich bin, flach und schlaff auf dem Boden. Sie sieht mich zuerst nicht und schaut alarmiert um sich, erblickt mich dann am Boden, zieht scharf den Atem ein, stellt das Tablett ab, kommt zu mir herüber und stellt fest, daß mir nichts fehlt. Das Blut schießt abrupt in ihre Wangen zurück, aber, ganz die Professionelle, versucht sie, den Ärger in ihrer Stimme zu unterdrücken.

»Josie, was machen Sie denn auf dem Boden? Sie haben mir einen schönen Schrecken eingejagt.«

»Nichts. Ich liege nur so da. Szenenwechsel.«

»Ist Ihnen nicht kalt? Ziehen Sie wenigstens Ihren Bademantel an, meine Liebe.«

Ich habe keine Lust aufzustehen, solange sie hier ist, so bleibe ich, wo ich bin, starre zur Decke, die gesprenkelt ist wie eine Eierschale und an anderen Stellen, entlang der Wasserleitungen vermutlich, verkrustet wie ein Camembert. Meine Wirbelsäule und die beiden spitzen Knochen an ihrer Basis fühlen sich an, als wären sie durch den Bodenkontakt zermalmt, aber ich rühre mich nicht von der Stelle. Sie steht da und blickt mit in die Hüften gestemmten Händen auf mich herab; wenn sie ein Kleid anhätte, könnte ich geradewegs an ihr hochsehen. Statt dessen springen mich aus diesem Winkel ihre gewaltigen, drohend über mir hervorragenden Brüste und die fleischige Falte unter ihrem Kinn an.

»Josephine, bitte stehen Sie jetzt auf.«

»Ich kann liegen, wo es mir paßt.«

»Sie sind körperlich nicht in der Verfassung, daß Sie auf einem kalten Boden liegen könnten.«

Ich habe soeben zweihundert Sit-ups gemacht, und sie will

mir erzählen, ich sei in schlechter Verfassung! Jetzt jedenfalls werde ich mich ganz bestimmt nicht mehr von der Stelle rühren. Sie sieht mich an; ich sehe zur Decke; sie gibt nach.

»Na gut, ich habe keine Zeit, um hier herumzustehen und mich mit Ihnen zu streiten. Sie sind nicht die einzige Patientin auf diesem Stockwerk, wissen Sie.« In momentaner Verwirrung blicke ich um mich, erwarte halb, eine bis dahin unbemerkte Leidensgenossin zu sehen, die wie ich flach auf dem Rücken liegt. »Ich komme in fünfundvierzig Minuten zurück und sehe nach, wie weit Sie mit dem Mittagessen sind.«

Mittagessen. Soll ich das wirklich alles essen, so wie ich es mir vorgenommen habe? Ich muß diese Pfunde zulegen, sie sind mein Ausreisevisum. Vielleicht nehme ich sie auf einen Schlag zu, wenn ich alles aufesse, was auf dem Tablett steht. Na ja, nicht alles: falls es ein Dessert gibt, werde ich das ganz entschieden nicht essen. Nein, alles: ich muß alles essen (allerdings keine Butter: die habe ich nie hinuntergebracht), andernfalls heißt es Schläuche, Pampe, Fleisch. Ich muß alles essen und aus diesem Gefängnis watscheln, um mich wieder zu regenerieren, meine wahre, kleine Gestalt wiederzugewinnen.

Trotz meines Entschlusses und obwohl Miss Spritzig schon lange weg ist, bringe ich es nicht über mich aufzustehen. Eine schwere, traumartige Mattigkeit hat von mir Besitz ergriffen – obwohl meine Haut vor Kälte gerunzelt und blau ist, obwohl meine Knochen schmerzen. Die Vorstellung, wirklich aufzustehen, mich wieder in die Senkrechte zu begeben, scheint mir immer irrealer. Wie kommt man, flach auf dem Rücken liegend, wieder in die Höhe? Wie soll einer das je bewältigen? Wo könnte die Bewegung ansetzen – am Kopf, der so schwer und trunken ist, oder an den Füßen, die so schwerelos ausgestreckt sind? Vielleicht an den Händen, aber sie scheinen taub und knochenlos zu sein, mit einem fernen Kribbeln tief in ihrem Inneren, als ob sie mit Lachgas gefüllt wären. Ich denke mir, ich werde einfach eine Weile hier liegenbleiben, spüren, wie die Erde sich unter mir durch den dichten, einsamen Raum dreht.

Ich liege noch immer so da – schwerelos treibend, während meine langen, dunklen Haare lose im Mondwind flattern –, als sie zurückkommt, einen Blick auf mich wirft, neben mir niederkniet, meine Hände (ohne zu fragen) in ihre feuchten Klauen nimmt und sagt: »Kommen Sie, wir werden Sie schön langsam hochbefördern. Atmen Sie tief ein, und halten Sie den Kopf nach unten, wenn ich Sie hochziehe.« Ich entwirre meine Gliedmaßen und komme hoch, der Mondwind ist sehr laut, Lachgas, Erdbeschleunigung gleich Null, aber dann hat sie es irgendwie geschafft, ich sitze auf der Bettkante, den Kopf im Schoß. Sie bringt es fertig, ihre Hand in meinem Nacken ruhen zu lassen.

»Lassen Sie mich in Ruhe, mir geht es gut«, sage ich böse, rolle mich auf die Seite und zu einem kleinen festen Ball zusammen. Wegen Reparatur geschlossen. »Und nerven Sie mich nicht mit dem Mittagessen«, setze ich hinzu. »Ich werde es schon essen.«

Aber ich kann nicht. Selbst nachdem sie mir einen frischen Teller Gemüsesuppe (zweihundertvierzig Kalorien) geholt hat, als Ersatz für den erstarrten Schleim, der während meiner Reise durch den Raum kalt geworden ist, selbst nachdem sie mich wieder alleine gelassen hat und ich mit fest um das Bett zusammengezogenen Vorhängen vor diesem Essen sitze, kann ich es nicht. Ich zittere; es ist so viel – ein Sandwich mit Erdnußbutter (dreihundertfünfzig Kalorien), eine Schüssel Suppe, ein Obstsalat, ein Glas Milch (einhundertvierzig Kalorien) –, und es hockt dort so dreist und fordert mich dazu heraus zuzugreifen. Es zwingt mich zu essen, solange weiterzuessen, bis ich auch die Waffelpiquédecke und den cremefarbenen Kopfkissenbezug aufgegessen habe, die vertrockneten Blumen auf dem Fensterbrett, das *Vogue*-Magazin, alles in unstillbarer Gier in meinen Mund stopfe.

Ich muß essen. Ich muß hier raus.

Ich kann nicht essen. Ich werde sterben.

Ich muß etwas essen. Die Schläuche. (Zähflüssiges Zeug, wie Scheiße, das in mich hineingepumpt wird.)

Immer noch zitternd mache ich mich an den Obstsalat. *Die vitale Kraft von Obst wird von keinem anderen Lebensmittel übertroffen.* Mehr, so mein Beschluß, kommt nicht in Frage, zweieinhalb Kilo hin oder her. Ich teile ihn in Häufchen auf: bräunliche Apfelstücke auf diese Seite, harte, unreife Melonenstückchen dorthin; pelzige Orangenscheiben; ein paar Blaubeeren mit mattem Belag, runzlig wie Kaninchenkot. Ich beschließe, daß ich nur die Apfelstücke essen werde, alles andere erscheint mir unmöglich (hart, pelzig, runzlig), aber als ich dann jedes Stück geviertelt und das erste Viertel auf dem Löffel plaziert habe, fange ich an zu zittern, heftig, krampfartig, am ganzen Körper, und meine Kehle schließt sich, um sich erst, als ich den Löffel ablege, wieder zu öffnen, mit einem lauten Keuchen, in dem ich verspätet ein Schluchzen erkenne. Mehr Schluchzer steigen in mir auf, immer mehr, von irgendwo aus meinem tiefsten Innern nach oben gezwungen, so unwillkürlich, so hartnäckig, so unerschöpflich wie ein Würgen.

DIAGNOSTISCHES PROFIL

Vielen Dank für Ihre bereitwillige Mitarbeit

ANGABEN ZUR PERSON

Alter: Industrieller Spätkapitalismus
Geschlecht: wenig
Rassenzugehörigkeit: aufgekündigt
Konfession: keine
Familienstand: keiner
Derzeitige Lebenssituation: kaum vorhanden
Höchstes Ausbildungsniveau: *Pritikin-Programm für Diät und Körpertraining*
Höchstes Beschäftigungsniveau: 55 kg
Derzeitige Beschäftigung: dahinschwinden

3

Beim Aufwachen fühle ich mich riesig, meine aufgeblähten Glieder sind in alle Himmelsrichtungen ausgestreckt. Ich muß aufstehen und laufen. Aber zuerst noch die Bestandsaufnahme, das Aufzählen der Körperteile: Handgelenke, Kniebeugen, Schenkelstrecker, Oberschenkelaußenseiten, Oberschenkelinnenseiten, Beckenknochen. Die Hüftknochen wölben sich noch immer nach außen, klar und scharf umrissen, aber dazwischen – was ist das? Eindeutig eine Schwellung, eine Gespanntheit.

So geht es dahin, wenn man erst einmal anfängt.

Letzte Nacht habe ich mich gezwungen, eine ganze Tomate und eine ganze Orange zu essen (beim Gedanken daran wird mir übel, so viel wäßriges Blut). Ich sagte ihnen, ich wolle nichts anderes, das sei das einzige, was ich essen würde, bis mir die Nachtschwester schließlich das Gewünschte brachte, mit demonstrativer Ungehaltenheit das vollbeladene Tablett wegzog – der Arzt sagt, nur dieses eine Mal, damit wir ein paar Kalorien in Sie hineinbringen, aber danach gibt es normales Essen, Josephine, ich warne Sie –, und wie sehe ich jetzt aus, ich liege auf diesem Bett wie ein gestrandeter Wal.

Ich kann mit der Inspektion nicht mehr fortfahren, denn ich weiß nur zu gut, was ich spüren werde: schwere, hängende Brüste, überzogen mit Schwangerschaftsstreifen; einen aufgedunsenen Bauch; massige Gesäßbacken, die der Schwerkraft nachgeben; derbe Handgelenke; Wurstfinger; ein verblödetes Mondgesicht. Schwerfällig und verunreinigt quillt dieser gigantische Fleischberg auf wie ein Teig, während ich hier liege; wenn ich meine Hand ins Licht halte, sehe ich nichts als die Patschfinger meiner Mutter.

Sie bringt das Frühstückstablett – das gleiche wie gestern – und scheint überrascht, daß ich noch immer im Bett bin, übellaunig und schmierig, unfähig, mein aufgedunsenes Skelett auf die

Beine zu stellen, ganz zu schweigen von Stretching (wie sollte ich mich bücken?), Gehen oder Laufen.

»Gut geschlafen, meine Liebe?«

»Würden Sie bitte um Himmels willen endlich aufhören, mich *meine Liebe* zu nennen? Und Sie müssen mich zum Badezimmer begleiten.«

Ich schrubbe und schrubbe, aber es gelingt mir nicht, den Film von meinem Gesicht zu entfernen; selbst meine Haare, die gewöhnlich so spröde sind, wirken an diesem Morgen strähnig, schmierig.

»Kann ich jetzt duschen?« frage ich in plötzlicher Panik.

»Nein«, antwortet sie, »nach dem Frühstück, wie immer.«

»Aber ich muß«, beharre ich.

»Es tut mir leid, mei ... – Josie, aber Sie müssen damit warten. Kommen Sie jetzt mit zur Station zurück.« Sie bietet mir ihren Arm als Stütze an, als ob ich ihn je anfassen würde: fleischig und stramm wie eine Wurst.

Während ich langsam durch die grüne, fluoreszierende Luft in mein Zimmer zurückschwimme – sie fragt mich nach meinem »Stuhlgang«, sonst noch was? –, versuche ich mich daran zu erinnern, wann ich zum letztenmal meine Hand nach dem Fleisch eines anderen Menschen ausgestreckt habe. In den letzten Jahren haben es immer weniger Menschen gewagt, mich zu berühren, wahrscheinlich aus Angst, sie könnten mir die Knochen brechen; selbst meine Mutter, die mir jahrelang hartnäckig eine unbeholfene Umarmung angedeihen ließ (gemäß der Empfehlung des Familientherapeuten), gab es schließlich auf, weil sie spürte, daß ich in diesem Berg aufgequollenen Fleisches in Panik geriet.

Dann tauchte ein verschwommenes Bild vor mir auf, wie aus einem selbstgedrehten Pornofilm. Doch, da war jemand, der mich berührt hat, vor mehr als einem Jahr – als ich noch satte sechsunddreißig Kilo hatte. Wie konnte ich mich in diesem Zustand nur in der Öffentlichkeit zeigen, geschweige denn, meine Glieder der Berührung eines anderen darbieten?

Es war ein Kommilitone aus dem Doktorandenstudium, ein auffällig magerer Läufer, der wahrscheinlich etwas von magerer

Seelenverwandtschaft spürte und sich deshalb zu mir hingezogen fühlte. Bis mir klar wurde, hinter was er her war, tobten drei Margaritas durch meine Adern (siebenhundertfünfzig Kalorien: zwei Tage hungern), und ich hatte nicht mehr die Energie, mich dagegen wehren zu wollen. Also machten wir es im Auto, wo ich dankbar war für die Dunkelheit, die bald beschlagenen Fenster, die verkrampfte Konfusion, die jedes Auszieh- und Taxierungsritual unmöglich machte.

Unbeholfen in halb an- und halb ausgezogene Kleidungsstücke verknäuelt, umklammerten wir einander wie Ringer in der Hitze des Gefechts. Seine Arme waren sehr hart – härter noch als meine, haarig und knochig –, und ihre erbarmungslose Eckigkeit entnervte mich. Er zog mir das Oberteil aus und tastete mich ab, untersuchte systematisch den Tonus meiner Oberarme, preßte seine Handflächen gegen meine Brüste, zog mit nach unten gerichtetem Finger die Wellen meiner Rippen nach. Nach einer Weile flüsterte er: »Du fühlst dich gut an«, und ich entspannte mich (bestanden! im Dunkeln). Aber er fühlte sich nicht gut an: Er fühlte sich angespannt und unnachgiebig an, nirgends ein bißchen Weichheit, keine Kurve, kein Ort, an dem ich meinen Kopf zur Ruhe betten konnte.

Seine Versuche, meine Jeans auszuziehen, endeten damit, daß er sie halb auf die Oberschenkel hinabzerrte, so daß ich mich nicht mehr bewegen konnte. Er begann, forsch an meinem Geschlecht zu rubbeln, doch die trockene Reibung von Haaren an zartem Gewebe tat mir weh. Wenn ich irgendwie erregt war, so war es vor allem, weil ich spürte, wie er mich spürte, und weil ich aus meinen eigenen obsessiven Erkundungen genau wußte, worauf seine Hand traf. Aber er fuhr mit seinem kratzigen, stereotypen Reiben fort, und meine Erregung schwand, ich fühlte mich befangen, gab die Hoffnung auf Befriedigung auf.

Zur Ablenkung tauchte ich in seinen Schoß, zog den Reißverschluß seiner Hose auf und nahm seinen Schwanz in den Mund; ich mußte würgen, noch bevor ich ihn hineinsteckte, würgen bei der bloßen Vorstellung. Zu meiner – peinlichen – Überraschung war er nicht besonders hart. Noch war er groß – vielmehr war er irgendwie klein und verschrumpelt, mit einer merkwürdigen

Delle in der Mitte. Nichtsdestoweniger lutschte ich pflichtbewußt vor mich hin und versuchte, den salzigen Geschmack zu ignorieren. Er keuchte, hatte aber offenbar Probleme zu kommen, und mein Kiefer sperrte und mein Mund schmerzte, als er endlich ein kleines Ächzen von sich gab und meinen Mund mit klebrigem Schleim füllte.

Der bittere, metallische Geschmack ließ mich aufstoßen, trieb mir Tränen in die Augen. Ich konnte nicht schlucken. (Früher hätte ich es getan, ja. Aber das war früher, als ich noch alles schluckte.) Ohne meinen Kopf aufzurichten, schob ich mich auf seinen Knien vorwärts und tastete im Dunkeln nach dem Türgriff. Die Tür öffnete sich so abrupt, daß wir beinahe beide hinausfielen. Aber ich klammerte mich mit beiden Händen an die Kante des Sitzes, streckte den Kopf ins Freie, und mit einem Würgen spuckte ich meine Ladung in den Rinnstein.

Jetzt, zurück in meinem Zimmer, spüre ich bei dem Gedanken an die Schläuche den gleichen Brechreiz. Die Schläuche: wenn ich diese Getreideflocken nicht esse. (Ich frage mich, wie sie wohl hergestellt werden – jede einzelne ist bei genauerem Hinsehen so zerklüftet und vernarbt wie eine Felswand. Ich werde sie essen, beschließe ich (zweieinhalb Kilo und dann nichts wie weg), eine nach der anderen, mit meinen Fingern, ohne Milch (eine ganze, riesige Schüssel durchweichten Breis kommt nicht in Frage). Als ich zu Flocke Nummer einundfünfzig komme, fühle ich mich krank, aufgebläht, von einem trockenen, würgenden Brechreiz erfüllt. Das ist es; das *ist* es. Ganz bestimmt bin ich dabei, auf die – o Gott, zweiunddreißig Kilo, vielleicht sogar noch mehr zuzugehen. Mein Herz rast, mein Bauch ist obszön prall; ein stummer Panikschrei steigt in mir hoch. Ich stelle das Tablett auf das andere Bett, ziehe die Vorhänge um mich zu, drehe mich auf die Seite, rolle mich ein und überlasse mich einer schwarzen Lähmung.

Meine Schuhspitzen glänzen blank, mein Mund ist blutdunkel. Als Nymphe verkleidet, bahne ich mir vorsichtig meinen Weg durch die Glasscherben – nein, es sind nur Schneeflocken, Eiskristalle (aber hüte dich, sie können zum Herzen wandern und dort verweilen). Der Geruch von Harz macht mich benommen; die Scheinwerfer sind blendendweiß und heiß; jenseits davon ein samtenes Murmeln. Mit einer schwungvollen Bewegung entfalte ich ein langes, bleiches Bein; mein Arm schwimmt balancierend durch den Raum. Ich könnte ewig hier stehen, mein Sein auf einem einzigen Punkt schwebend, aber die Musik sagt mir, daß es Zeit ist, hinabzusteigen, mich zum letzten Sprung zu sammeln. Dieses Mal weiß ich, daß ich es kann. Auch das Publikum scheint etwas zu ahnen; die Dunkelheit hält den Atem an. Ich spanne mich an, ich springe, und es geschieht: Ich bin stark und leicht genug, um mich in die Lüfte zu erheben, durch die Lüfte zu schwingen, mein gewölbter Fuß durchschneidet den Raum wie eine Pfeilspitze. Hoch, hoch hinauf, getragen von der Luft, von den Soffitten hin und her gepufft, vorbei an den erschrockenen Bühnenarbeitern und hinaus in die unendliche Nacht, während das Publikum, verblüfft und dann angstvoll, vergeblich auf meine Rückkehr wartet.

»Wollen Sie einen Blick in die heutige Zeitung werfen?« fragt sie munter und raschelt dabei auf eine Weise, die an sämtlichen Nerven in meiner Gehirnschale zerrt.

»Nein, danke«, sage ich (was kümmert es mich, ob Leute sterben oder sich gegenseitig umbringen), obwohl ich vielleicht einen Blick auf die Makrobiotik-Sektion im Wirtschaftsteil werfen sollte. Ich frage sie, was heute für ein Tag ist (Tages- oder Nachtschwester, blau jetzt hinter den Gitterstäben).

»Dienstag«, sagt sie, »der siebzehnte.« Ich frage nicht nach dem Monat, womöglich würde sie dem Arzt Meldung machen.

Dienstag: Der Gastronomieteil.

»Okay, werfen Sie sie rüber.«

Ich blättere sofort zur Restaurantkritik.

Hauchdünne Scheiben von Jakobsmuscheln haben die
Konsistenz von festem Vanilleflan,
mit einem schaumigen Meeraroma.
Auch das Kalbskotelett ist verlockend,
so dick und zart.

Probieren Sie die saftigen Täubchenbrüste,
die zarten Wachteln,
bestrichen
mit einer Haselnuß-Vinaigrette –
oder der Seezunge
schneeweißes Fleisch und knusprige Haut.

Das ist Poesie: die einzige Art, die ich lese, von der ich jedes Wort auf der Zunge zergehen lasse.

Der salzige Geschmack des Schinkens spielt
verführerisch
mit der Süße des Cognacs.
Lassen Sie sich die seidige Artischockenmousse nicht entgehen,
aufgepeppt durch eine herzhafte schwarze Trüffelsauce;
oder die mürbe Haube aus Röstkartoffeln,
die schmelzend zarte fruits de mer bedeckt –
eine hinreißende Kombination.

Nein, das ist Pornographie.

Ich lese es noch einmal, dann noch einmal, dann werfe ich die Zeitung auf den Boden. Vielleicht sollte ich besser versuchen zu arbeiten. Ich habe noch keinen einzigen Blick auf die Bücher geworfen, die ich mitgebracht habe. Ich kann mich nicht konzentrieren: das sind die Medikamente, die Angst, mein Bauch, der anschwillt und meinem Gehirn das Blut entzieht. Es ist schlimm genug, zu Hause zu lernen, wo mich eine ständige Ruhelosigkeit umtreibt, aber zumindest kann ich dort die ganze Nacht über aufbleiben. Hier stecken sie mich ins Bett, obwohl ich nicht schlafen kann, und tagsüber schieben sie mich durch die Gegend, schubsen mich herum, stechen auf mich ein. Selbst wenn ich alleine bin, kann ich keinen vernünftigen Gedanken fassen, weil ständig die Angst vor der nächsten Mahlzeit an mir nagt.

Es ist Zeit, daß ich mich mit schweren Büchern belade, sie auf der Bettdecke um mich herum drapiere, damit sie mich niederdrücken, an Ort und Stelle halten, mich daran hindern, schlabberig wie aufgegangene Hefe über die Ränder zu quellen. Das Topologiebuch hat einen glänzend roten Umschlag, wie ein Lippenstift, ein Lutscher: ich hätte Lust, es in den Mund zu stecken und abzulecken. Statt dessen schlage ich es auf. Topologie: Die Wissenschaft von den Eigenschaften von Figuren, die auch bei Drehungen unverändert bleiben, solange keine Oberflächen zerstört werden. Die Oberfläche wird nicht zerstört, aber meine Arme sind übersät mit winzigen Einstichen, und in meinem Herzen ist ein Loch, durch das ein dünner Wind pfeift.

»Psychotherapie bei Verhungernden ist zwecklos«, sagt Dr. Frosch. »Ich wollte nur mal nach Ihnen sehen, ein bißchen plaudern.«

Ich sage nichts, sondern starre auf mein Topologiebuch, als ob die Zeichen auf der Seite mir etwas bedeuten. Ich habe keinerlei Bedürfnis, mit irgend jemandem Konversation zu betreiben, am wenigsten mit einem Frosch. Es scheint eine Ironie des Schicksals, daß diejenigen, die sich um meine Ernährung bemühen, selbst ein wenig Selbstbeherrschung nötig hätten: diesem Arzt beispielsweise quillt ein ganz schöner Bauch über seinem Gürtel hervor. Ich konzentriere mich darauf und versuche, ihn mir nackt vorzustellen, ein bleicher Fleischberg, der bei jeder Bewegung erbebt. Ich frage mich, ob er verheiratet ist – natürlich ist er das, mit einer pummeligen Dame mittleren Alters: Ich male mir ihre teigige Vereinigung aus, wie sein schlapper Schwanz sich zwischen ihre schwabbligen Oberschenkel bohrt. Das Bild bringt mich zum Kichern; zum Vergleich streichle ich meine eigenen, eleganten Gliedmaßen, nichts als Muskeln und Sehnen und Knochen.

Offenbar wartet er darauf, daß ich etwas sage, also teile ich ihm mit: »Ich habe mein Frühstück gegessen. Ich habe einundfünfzig Flocken gegessen.«

»Gut, Josie«, sagt er, »das ist immerhin ein Anfang. Aber wir haben noch einen langen Weg vor uns.«

Ich habe noch einen langen Weg vor mir – kein überflüssiges Gepäck, keine Anzahlung, keine Rückgabe –, aber darüber werde ich mit ihm nicht sprechen. Er will mich auf sein Niveau hinabziehen, mich in Fleisch begraben, meine klaren, scharf umrissenen Konturen verwischen. Er will mich zu den Zeiten zurückführen, in denen ich, getrieben von einer ausgehungerten Rastlosigkeit, auf der Suche nach etwas zum Verschlingen durch die Straßen gestrichen bin. Diese alptraumhaften Zeiten, bevor ich mich zu beherrschen lernte.

»Vielleicht«, sage ich.

»Was?« fragt er verwirrt. (Wieviel Zeit ist inzwischen vergangen?)

»Vielleicht haben wir noch einen weiten Weg vor uns. Oder vielleicht löse ich mich unter Ihren Augen in Nichts auf.«

»Ich weiß nicht genau, was Sie damit meinen, Josephine«, antwortet er vorsichtig.

Nein, das wissen Sie nicht, natürlich nicht. Wie könnte ein Mensch wie Sie einen Menschen wie mich verstehen? Vielleicht hätten Sie Lust, wie die anderen Ihren Schwanz zu zücken und mich damit zu sondieren, wie mit einem Thermometer, um meine Kerntemperatur zu messen, das tiefe, rote Herz der Dinge. Alles andere ist kalt und blau und verrät nichts.

Schwänze habe ich wahrlich genug gesehen: Holt sie mal raus, Jungs, und laßt sie auf dem Untersuchungstisch nebeneinander antreten. Ein stumpfköpfiges, bläuliches Ding, das im privaten Gezeitensystem des Badewassers auf und ab treibt (»Beim nächsten Mal klopfst du bitte an«). Dann einer wie ein Stoßzahn, der meine Schenkel anstupst; ein drängender, ewig angeschwollener; ein breiter mit einem gequetschten Pilzkopf; ein anderer, den ich nie gesehen und kaum gespürt habe; der kleine, dienstfertige, leicht nach einer Seite geknickte; der verschrumpelte mit der Delle.

Aber von allen der gleiche Schleim (neun Kalorien pro Teelöffel).

Heilbutt
(mit Sahne natürlich)
auf jungem Gemüse.
Linguine, vereint mit süßen jungen Venusmuscheln

und zartem Tintenfisch.
Beißen Sie in die drallen Klößchen aus Garnelen und Jakobsmuscheln,
und sehen Sie, wie der Saft herausspritzt.
Der Schokoladenkuchen ist überwältigend üppig,
(so dunkel und süß),
und zurück bleibt ein Nachglühen.

Zeit zu laufen. Ich kann nicht länger hier liegen und der Auflösung meines Körpers lauschen; auf der Stelle laufen, schnell, schneller, bis nichts mehr zählt als einen Fuß vor den anderen zu setzen, die brennenden Lungen mit Luft zu füllen, gegen den Drang, mich fallen zu lassen wie ein Stein, anzukämpfen.

Denk an nichts: lauf weiter, lauf weiter, lauf weiter, lauf weiter.

Gerade noch rechtzeitig höre ich den klappernden Essenswagen vor meiner Tür und werfe mich keuchend aufs Bett. Diesmal werde ich gar nichts essen. (Aber die Schläuche.) Ich habe auf der Menükarte um eine Tomate gebeten, wohl wissend, daß sie mir die nicht geben werden, daher bin ich gespannt, was sie mir statt dessen gebracht haben.

»Hallo, Josie«, tutet sie, »Essenszeit.«

Ich gebe keine Antwort, sondern starre auf den Einband meines Topologietextes (wie gerne ich ihn ablecken würde, so liebesapfelsüß).

»Und nach dem Mittagessen«, fährt sie fort, »werde ich Sie Ihrer Beschäftigungstherapeutin vorstellen.«

Nur mit Mühe kann ich ein höhnisches Lachen unterdrücken. »Ich brauche keine ›Beschäftigungstherapie‹«, sage ich zu ihr. »Und im übrigen – Therapie bei Verhungernden ist zwecklos.«

Sie sieht mich scharf an, sagt aber nichts.

Ich schaue auf das Tablett, nur interessehalber, da ich nicht die Absicht habe, irgend etwas anzurühren. Eine scharlachrote Suppe mit Archipelen aus Öl. Ein großes Glas Milch.

Wie würden Sie reagieren, wenn Sie auf einer Landstraße entlangführen und zufällig Zeuge würden, wie ein gutgekleideter Mann oder eine Dame auf den Knien liegend an einer Kuh saugt?

Würden Sie sich einen Weg durch die Kuhfladen bahnen und zu einer Kuh marschieren und die Milch direkt von ihrem Euter trinken? Nein? Aber Sie haben nichts dagegen, daß jemand anders sie holt und sie Ihnen in einem Glas serviert, nicht wahr?

Eine Orange (fünfzig Kalorien) und eine Banane (hundert Kalorien). Und ein GETOASTETES KÄSESANDWICH. *Käse ist das am schwersten verdauliche Nahrungsmittel, und er verunreinigt alles, was man dazu ißt.* Ausreichend Schmiere und Fett und Cholesterin, um daran zu sterben. Das ist anscheinend ihr Plan: Sie wollen mich mit Essen ersticken, meine Adern mit einem wächsernen Tod füllen.

»Ich möchte ein Tab«, sage ich zur Schwester.

»Diätgetränke sind hier nicht erlaubt, Josie, wie ich Ihnen bereits sagte. Die Diätistin hält künstliche Süßungsmittel für schädlich. Außerdem habe ich Ihnen schon erklärt, daß Sie normale Kost zu sich nehmen sollen.«

»Ich möchte ein Tab«, sage ich.

»Tut mir leid, Josie.«

»Ich möchte ein Tab.«

Ich merke, daß sie nicht mitspielen wird. Aber ich werde der Sieger sein, wenn sie das Tablett holen kommt und es unberührt findet (obwohl ich vielleicht die Orange aufheben könnte, nur sicherheitshalber; nein, die Genugtuung soll sie nicht haben). Bis dahin werde ich einfach hier liegen, flach auf dem Rücken, und meine perfekten Knochen abtasten.

Ich denke an all die Dinge, die ich nie wieder essen werde. All die köstlichen Geschmacksnuancen auf der Zunge: Zimt und Kaffee und Nelken; Aprikose, Himbeere, Nektarine und Roggen; Ingwer und Schokolade, Muskat und Birne; Mandel, Guave, Sauerampfer und Pflaume; Thymian, Toffee, Tang.

Thymian, Toffee, Tang. *Time to tango.* Aber die Luft ist zu dick, und es ist schwierig, flach auf dem Rücken liegend Tango zu tanzen. Außerdem braucht es zwei dazu.

Ich ziehe mein Nachthemd bis zu den Oberschenkeln hoch, drehe meine Beine an den Hüftgelenken nach außen, in die erste Ballettposition, und liege auf dem Boden, ein Tänzer auf dem Rücken, wie die mit Pailletten übersäte, in der Luft schwebende

Assistentin des Zauberers. Mit elegant gewölbtem Fuß hebe ich ein Bein in die Luft und bewundere die straffen Sehnen, das scharfkantige Schienbein, den langen, fasrigen Schenkelstrecker. Mit der flachen Hand schlage ich auf die Rückseite meines Oberschenkels und etwas schwabbelt; ich schlage immer wieder, immer fester zu und sehe, wie es schwabbelt, ich schlage und schlage, bis meine Handflächen ein stechender Schmerz durchzuckt, schlage und schlage immer wieder, immer fester. Ich keuche jetzt und bekomme keine Luft mehr; warum laufe ich nicht einfach zum Tablett und verschlinge alles darauf, stopfe es in mich hinein, schaufle es diesen spiralförmigen Tunnel hinunter, schaufle immer weiter, damit das Klagegeschrei nicht heraufsteigen kann? Es ist nicht fair, daß dieser Körper, dieser Sack voll Blut und Speck, nach allem, was ich getan habe, so heimtückisch weich wird, sich so starrsinnig weigert, fest zu bleiben.

So ergeht es einem, wenn man auch nur einen Augenblick lang an etwas anderes denkt: der Körper ergreift seine Chance und gibt nach.

Aber ich kann dem Einhalt gebieten. Wieder auf dem Boden, die Hände im Kreuz zum Schutz der Wirbelsäule, hebe ich die gegrätschten Beine und öffne und schließe sie mit gestreckten Fußspitzen, langsam, immer wieder, wie eine Schere. Zweihundertmal, mindestens, vielleicht noch öfter, weil ich seit einer Woche keine Ballettübungen gemacht habe. Dreihundert.

Schließlich ist das hier *mein* Körper.

»Nehmen Sie ihn einfach so in die Hand und quetschen Sie«, sagt sie und bearbeitet den Ton mit ihrer großen, breiten Hand. »Nur zu, quetschen Sie.«

Sie macht wohl einen Witz, diese ausladende Frau in einem schmuddeligen Kittel (selbst ein so weites Kleidungsstück kann ihren fetten Bauch nicht verbergen, der durch den Gürtel geteilt wird und unter ihrem Büstenhalter hervorquillt). Sie will tatsächlich, daß ich mit einem lädierten Holztablett auf dem Schoß im Bett sitze und auf einem Stück schmutzigen Ton herumquetsche.

»Wozu?« frage ich. Ich kann mir nicht vorstellen, meine trokkene, zerbrechliche Hand unter der Bettdecke hervorzuholen, auf eine Kugel feuchter Erde zu legen und darauf herumzuquetschen.

»Es macht Spaß«, sagt sie, »es fühlt sich gut an. Sie müssen ihn ein bißchen weich machen, dann können Sie etwas daraus formen.«

»Ich will nichts formen.«

»Aber sicher wollen Sie.«

Ich liege nur einfach da, betrachte diese Kugel aus Dreck, die vernarbt ist wie ein Planet. Wenn ich ihn zusammenpressen würde, würde er zurückquellen; er würde zwischen meinen Fingern hervordringen; er würde sich unter meinen Fingernägeln einnisten. Ich könnte ihn mir komplett in den Mund stopfen und für immer satt sein, wie jemand, der lebendig begraben wird und in dessen Eingeweiden man später lauter Dreck entdeckt.

Ich bringe es nicht über mich, ihn anzufassen. Sie drückt und knetet noch eine Weile, dann knallt sie den Ton auf das Tablett, und ihre Augen fordern mich zu einem Versuch auf, als ob ich ein Hund wäre, der durch Nachahmung lernen muß. Ich fürchte, wenn ich gar nichts mache, wird sie herübergreifen, meine Hände in ihre Batzfinger nehmen und auf diesen Klumpen Materie pressen. So hole ich meine linke Hand hervor und zwicke mit dem Zeigefinger ein winziges Stück ab, ungefähr von der Größe eines Pennys. Da mir nichts Besseres einfällt, rolle ich es wie Rotz unter meiner Fingerspitze; es bildet einen dünnen, in der Mitte etwas dickeren Strang von etwa zweieinhalb Zentimetern Länge. Sie beobachtet mich, aber ich weiche ihrem Blick aus. Mit dem Fingernagel trenne ich den Strang in zwei Teile, so daß einer doppelt so lang wie der andere ist. Dann nehme ich den kürzeren und lege ihn quer über den längeren, so daß er diesen ungefähr drittelt.

»Was ist das?« fragt sie.

»Das ist ein Mensch, sehen Sie das nicht?«

»Mit nur einem Bein und ohne Kopf?« fragt sie neckend.

»Es ist eine Abstraktion«, erwidere ich und würde am liebsten weinen. Ich nehme die Tonkugel in die Hand – sie ist wärmer und körniger, als ich erwartet habe – und schmettere sie auf meine Figur. Dann reiche ich ihr das Tablett und sage: »Danke, das genügt für heute.«

Als sie weg ist, gehe ich auf und ab und reibe meine schmutzigen Hände aneinander. Plötzlich habe ich Angst, all meine Haare könnten ausgefallen sein, und so reibe ich abwechselnd die Hände aneinander und fasse mir an den Kopf, um mich zu vergewissern, daß sie noch da sind. Dann fürchte ich, jemand könnte mich dabei sehen und für geistesgestört halten, aber der Rhythmus hat ein Eigenleben entwickelt: ich kann nicht mehr aufhören zu reiben, mich anzufassen, auf und ab zu gehen.

Ich brauche einen Spiegel. Ich habe keine Vorstellung von meinem Aussehen, denn mein Aussehen hängt davon ab, in welchen Spiegel ich blicke. Im Ballettstudio sind alle vier Wände mit Spiegeln getäfelt, aber jeder ist ein wenig anders, deshalb stehe ich immer vor dem, der mich in die Länge zieht wie eine Modigliani-Figur. Die Spiegelfläche daneben meide ich, sie komprimiert mich zu einem Troll.

Beim Unterricht, in der Pause zwischen der Stange und der Mitte, wenn wir Dehnübungen machen sollen, sitze ich immer in einer bestimmten Ecke, wo die Spiegel aufeinandertreffen. Die anderen Frauen nutzen diese Zeit, um Wasser zu trinken, den Schweiß von ihren stinkenden Körpern zu wischen, sich zum Plaudern auf dem Boden zu versammeln und sich ächzend nach ihren Füßen zu strecken. Ich bin kühl, makellos, ohne einen Tropfen Schweiß. Manchmal ergreift mich ein schneller, zittriger Schwindel, eine bittere Trockenheit erfüllt meinen Mund, aber ich trinke nicht einen Tropfen Wasser, bevor nicht der Unterricht zu Ende ist, ich zu Hause bin, geduscht habe. Dann habe ich es mir verdient.

Wenn jemand ein Fenster öffnet, schließe ich es demonstrativ; den anderen ist immer heiß, weil sie von einer Fettschicht umhüllt sind, mir aber ist immer kalt. Ich frage niemanden, ich sehe niemanden an, ich stehe nur auf und schließe laut das Fenster.

Ich sitze in der Ecke, wo die Spiegel aufeinandertreffen, mit dem Rücken zum Rest der Gruppe, die Sohlen meiner Füße berühren sich wie Hände im Gebet. Und ohne mit der Wimper zu zucken, starre ich geradeaus vor mich hin, als ob ich über irgendein Mysterium meditierte. (Ich habe es nie über mich gebracht, an ihrem müßigen Geschwätz teilzunehmen: Wie sollte ich mich je einmischen? Was wäre ein »natürliches« Gesprächsthema?) Distanziert, auf einer anderen, höheren Ebene, starre ich geradeaus – auf mein Spiegelbild, auf das Spiegelbild meines Spiegelbildes, auf das Spiegelbild dieses Spiegelbildes.

Seit ich hier ankam, habe ich mich nicht mehr von Kopf bis Fuß gesehen: alles, was ich gesehen habe, ist ein hageres, gräuliches Gesicht, dem das grelle Anstaltslicht des Badezimmers tiefe Furchen um den Mund gräbt. Ich weiß, daß das nicht ich sein kann: Mein eigener Spiegel tönt mich haselnußbraun, elfenbeinfarben und rosé. Auf der Straße, wo ich meine Augen begierig über Ladenfenster und geparkte Autos wandern lasse, erkenne ich das zurückstarrende arme Ding manchmal nicht (so eine scharfe Falte auf der Stirn, so schwarze Schatten unter den Augen). Klappspiegel in Kaufhäusern werfen schockierende Bilder von fremdem, verrunzeltem Fleisch zurück – sicher das einer anderen, vielleicht von der letzten Kundin zurückgeblieben? Und der Wandschrank im Gang, den ich hasse, wartet mir mit einem knolligen Zwerg auf, meinem höhnischen Doppelgänger.

Ich nehme ein Messer vom Tablett und betrachte in seiner Klinge meine Augen, dann meine Lippen (malvenrot, mit violettem Schorf, wo die Haut abgekaut ist).

Wie soll ich je wissen, wie ich aussehe?

Ich bringe keinen Bissen mehr hinunter, bevor ich mich nicht gewogen und gemessen habe, bevor ich mich nicht in all den Positionen betrachtet habe, die ich entwickelt habe, wie ein invertierter Budybuilder, um jeden Körperteil zur Schau zu stellen. Nur ich kann beurteilen, inwieweit dieser Körper in Form ist, nur ich kann seine verschiedenen Perfektionierungsstufen schätzen. Welcher Liebhaber könnte in seinem hastigen Verlangen, in mich einzudringen, angemessen schätzen, was ich hier geschaffen habe – den mageren Schwung der Flanke, die scharfe Wölbung des Rippenbogens, die winzigen Knöchel der Füße?

Wie es im Diätbuch heißt: *»Machen Sie die Waage zu Ihrem besten Freund und Geliebten.«* Ihre kalte, metallische Umarmung und – im Notfall – meine eigene kundige Hand: kein Bedarf mehr, nie mehr, an dem lüsternen Reiben eines Leichnams an einem anderen.

4

Etwas frißt mich auf, nagt mit winzigen Nagetierzähnen an mir, knabbert Leerräume um die Ränder meines Bewußtseins, macht es mir unmöglich, einem Gedanken zu folgen, einen einzelnen Gedanken zu Ende zu denken. Sie schiebt mich zum Wiegen, aber ich kann mich nicht konzentrieren auf das, was sie sagt: Da sind Lücken, Blackouts, als ob jemand mit einer Fernbedienung am Lautstärkeregler herumspielen würde. Vielleicht liegt es an der Akustik in diesem Gang, an der stickigen und gedämpften Atmosphäre, an diesem glänzenden, avocadogrünen Boden, der sich scheinbar endlos ausdehnt, unterbrochen von Türen, von denen manche offenstehen und für den Bruchteil einer Sekunde einen Blick auf das Leid eines anderen eröffnen. Oder vielleicht liegt es an dem ständigen »Bing« und »Dr. Sowieso, bitte!«.

Seit den Getreideflocken – wann war das? Gestern? Vorgestern? – habe ich nichts mehr hinuntergebracht. Ich trinke alles, was sie mir bringen (ausgenommen Milch), aber alles weitere scheint unmöglich; die Dinge thronen auf dem Tablett, selbstherrlich, unangreifbar, als wären sie mit einer unsichtbaren Haut versiegelt. Gestern beim Mittagessen habe ich zwei Päckchen Senf gegessen, sehr langsam, die Zungenspitze wie einen Malerpinsel in die helle, brennende Paste getaucht. Das half mir, den süßlichen Geschmack in meinem Mund zu neutralisieren, aber einige Sekunden später zog mein Magen sich krampfartig zusammen, als ob ich mich erbrechen müßte. Offenbar verträgt mein Magen im Augenblick überhaupt nichts.

Mir wird bewußt, daß der Rollstuhl stehengeblieben ist – vielleicht schon seit einiger Zeit steht? –, und sie scheint darauf zu warten, daß ich aufstehe. Aber ich fühle mich sehr entspannt, träumerisch, meine Hände schweben in meinem Schoß; ich sehe nicht recht, wozu ich aufstehen, auf die Waage steigen sollte. Ich will nichts als in mein Zimmer zurück und wieder auf das Bett fallen, entschwinden.

Sie ergreift meine Hand; um mir hochzuhelfen, vermute ich, aber in meiner Verwirrung denke ich einen Augenblick lang, daß sie sie in ihrem starken Wurstfingergriff zermalmen will; sie ist sicher verärgert über mich, und sie wird meine trockene Hand zertrümmern. Dann aber fühlt sich ihr Griff überraschend warm und sanft an. »Ich kann alleine aufstehen«, sage ich, entziehe mich, stoße mich mit wackligen Knien ab, um auf die Füße zu kommen.

Mit einer verschwommenen, fatalistischen Befriedigung beobachte ich, wie sie die kalte Klaue der Waage nach links gleiten läßt, von zweiunddreißig, wo sie optimistisch begonnen hat, zu einunddreißig, um schließlich kurz vor dreißig anzuhalten. Sie schüttelt leicht den Kopf und trägt es in die Tabelle ein. Ich bin auf einen Vortrag gefaßt, aber anscheinend wird sie meine Erwartung heute nicht erfüllen. Vielleicht hat sie mich abgeschrieben, gibt nicht einmal mehr vor, sich um mich zu sorgen? Vielleicht wird sie mich auch wortlos geradewegs zu den Schläuchen schieben, wie ein Auto zur Zapfsäule?

Statt dessen bringt sie mich auf mein Zimmer zurück, und als ich wieder ausgestreckt im Bett liege, setzt sie sich in den Schalenstuhl aus Plastik und sagt: »Josie, bitte hören Sie mir jetzt genau zu, denn ich muß Ihnen erklären, wie Hyperalimentation funktioniert.«

»Was dabei passiert, ist folgendes«, sagt sie. »Wir müssen einen Katheter in die Vena Subklavia legen – das ist eine große Vene direkt unter dem Schlüsselbein, über dem Herzen.« Sie versetzt ihrer eigenen Brust einen forschen Klang; ich konstatiere, daß es nicht so hohl klingt, wie es das bei mir täte. »Dann wird aus einer Flasche die gesamte parenterale Nährlösung durch den Schlauch direkt in die Venen geleitet.«

Parenterale Ernährung direkt ins Herz? Vielleicht hätte ich so etwas früher einmal brauchen können – aber nicht jetzt, nicht so. Es ist zu spät.

»Um den Katheter zu legen, Josie, wird die Stelle örtlich betäubt, so daß Sie beim Einsetzen nichts spüren. Wir schieben den

Katheter ein paar Zentimeter unter der Haut entlang, damit er nicht verrutscht, und legen dann einen sterilen Verband darüber an. Wir werden eine Bruströntgenaufnahme machen müssen, um sicherzugehen, daß er richtig liegt.«

Das ist noch schlimmer, als ich gedacht hatte: ein Schnitt direkt ins Herz.

»Dann müssen wir natürlich ständig mit Ohrläppchenstechen und Urintest Ihren Blutzucker überwachen...«, aber ich höre schon nicht mehr zu, stelle mir vor, wie ich hilflos, aufgeschnitten daliege, während der Zucker in mein Herz träufelt. Die Vorstellung ist grauenhaft – ich sehe vor mir, wie es anschwillt zu einem Fettkloß –, aber gleichzeitig seltsam verführerisch: Es bleibt mir gar nichts anderes übrig, als alles in mich aufzunehmen, ein Sweetheart zu werden.

Als sie schließlich meine Abwesenheit bemerkt, steht sie auf, verspricht mir den baldigen Besuch von Dr. Frosch und läßt mir ein paar Broschüren da – »Über die Pflege Ihres zentralvenösen Katheters«, »Patienteninformation der Abteilung für unterstützende Ernährungsmaßnahmen«. Fasziniert blättere ich sie durch, verweile bei der groben Zeichnung eines stoisch blickenden Mannes (sauber frisiert, aber nackt, an der Taille abgeschnitten) mit einem Gewirr von Röhren und Kolben auf der Brust, über dessen rechter Schulter ein Gefäß mit einer farblosen Flüssigkeit schwebt.

An einem Ende des Zuführungsschlauchs befindet sich ein weißer Plastikdorn. Bin ich denn ein Vampir, dem man einen Dorn ins Herz treiben muß? Aber nein: *Dieses sterile, zugespitzte Ende wird in den Nährlösungsbehälter eingesetzt.*

Die Nährlösung besteht aus Traubenzucker, Aminosäuren, Lipiden, Elektrolyten, Vitaminen und Mineralien (als ob das irgend etwas lösen könnte). Plus etwas, das sie »Fettemulsion« nennen, das hauptsächlich Kalorien und – so nennen sie das – essentielle Fettsäuren enthält. Fett, das wollen sie mir weismachen, ist »für ein normales Wachstum und alle Körperfunktionen unerläßlich«.

Jetzt werden sie mir also das Fett direkt spritzen, intravenös.

Sie werden vielleicht bemerken, daß die Pumpe normalerweise ein leises, summendes Geräusch von sich gibt. Sie piepst, wenn etwas nicht in Ordnung ist. Das kann unterschiedliche Gründe haben: eine Luftembolie, verklebte Katheter, einen Blutrückstau. Blockaden verschiedenster Art.

Als das Tablett mit dem Mittagessen kommt, beschließe ich, daß ich etwas essen muß. Aber ich fühle mich schon allein dadurch schuldig, daß ich über soviel Essen verfüge. Aus der Ladung dikker, öliger Substanzen – Suppe, eine Scheibe Quiche, in Schleim schwimmender Salat – wähle ich einen grünen Apfel und einen undefinierbaren gelben Käsewürfel aus. Ich lege sie auf einen Extrateller, den ich vom Tablett entferne, schiebe dieses so weit wie nur möglich von mir weg auf das andere Bett. Dann klettere ich mit dem Teller und dem Messer in mein Bett zurück und ziehe die Vorhänge fest um mich zu. In diesem fahlen, grünlichen Raum – die Luft schimmert und ist feucht wie in einer Unterwasserhöhle – stelle ich mich dem Essen, und mein Herz pocht heftig an die Rippen, als ob es hinausgelassen werden wollte. Zuerst schneide ich den Apfel in Viertel, dann in Achtel, dann in Sechzehntel. Mit ausgesuchter Präzision teile ich auch den drei Zentimeter großen Käsewürfel in Sechzehntel, jede Scheibe ist so durchscheinend wie Haut. Ich ordne die Apfelstücke in einem perfekten Kreis auf dem Teller an und plaziere auf jedem Stückchen eine Scheibe Käse. Dann verzehre ich die Stücke mit höchster Sorgfalt, knabbere zuerst den Rand des Apfelstücks ab, bis seine Form dem Käseumriß entspricht, und beiße dann vorsichtig von dem entstandenen Rechteck ab, immer abwechselnd von jeder Seite. Es dauert ungefähr vier Minuten, ein Stück auf diese Weise zu essen, und ich warte drei Minuten zwischen den Happen. Aus Gründen der Selbstdisziplin lasse ich ein Stück auf dem Teller übrig, ein schneeweißes Apfellid mit einer grünen Augenbraue, gekrönt von seiner Haut aus Käse.

Als alles vorbei ist, lege ich mich angsterfüllt zurück, vollgestopft und aufgedunsen, taste ängstlich meinen Bauch ab, um die Schwellung zu ermessen. Ich bin bereits schwanger, schwanger mit Materie, die bald ich sein wird.

Als sie mich später am Nachmittag zu einer weiteren Blutabnahme schiebt, wird sie im Flur von einem eiligen, aufgeblasenen Arzt aufgehalten und unvermittelt in eine Diskussion über irgendwelche fehlenden Testergebnisse verwickelt. Ich weiß, daß ich mich so verhalten soll, als sei ich nicht anwesend, weil sie über eine andere Person sprechen: ich bin taub, ich bin unsichtbar. Blind auch, meinetwegen, außer daß mein Blick während ihres Gesprächs – ihres höflichen, aber unnachgiebigen Streits genauer gesagt – auf eine offene Tür gegenüber fällt.

Es scheint eine Art Aufenthaltsraum zu sein – mit Fernseher, Sessel, Zeitschriften, Kartentisch –, und auf einer durchgesessenen Couch sitzen zwei Frauen. Aus dem Fernseher plärrt eine schrille Spiel-Show, aber keine von beiden achtet darauf. Die eine, auffallend gutaussehend, mit einem kunstvoll bemalten Gesicht, blättert in einer Ausgabe der *Cosmopolitan*. Die andere ist eine bis aufs Skelett abgemagerte Asiatin, die alles zwischen fünfzehn und dreißig sein könnte; sie hat ihren Blick auf den Spiegel ihrer Puderdose geheftet und trägt himbeer-eisfarbenes Rouge auf ihre Wangenknochen auf. Als sie fertig ist, starrt sie weiterhin gebannt auf ihr Spiegelbild. Keine sieht zu der offenen Tür hin oder nimmt irgendwie meine unfreiwillige Anwesenheit zur Kenntnis.

Sie ist sehr dünn, die Asiatin, bestimmt noch dünner als ich; ich sehe, ich habe noch einiges vor mir. Sie ist das reinste Skelett (was sie fälschlicherweise von mir behaupten), so zerbrechlich und schlaksig wie eine Halloweenfigur, deren Gelenke im Wind baumeln. Sie macht mir irgendwie Angst: Sie hat etwas Unwirkliches an sich, wie sie hypnotisiert in den Spiegel starrt, mit einem Blick, der bereits auf eine weite Ferne gerichtet ist.

Die andere, von vollkommener Schlankheit, wirkt eigentlich ziemlich gesund: Ich frage mich, was sie hier macht, unter den Gerippen. Sie wiegt schätzungsweise neunundvierzig Kilo, ist gut ein Meter sechzig groß und sieht in jeder Hinsicht hinreißend aus mit ihrem honigfarbenen Haar, ihren Mandelaugen, ihren langen Beinen und – der Anblick tut mir weh – ihrer schmalen, eleganten Taille.

Ein Ruck, und ich bemerke, daß Miss Quiekie ihre Diskussion

mit dem Arzt beendet hat – er wirkt verstimmt, sie aufsässig – und unsere unterbrochene Reise in der perfekten Linearperspektive des Gangs wiederaufnimmt. Während sie mich entlangschiebt, energischer als zuvor, das Adrenalin ist zweifellos in Aufruhr in diesem phlegmatischen Fleisch, versuche ich, in den Glastüren einen Blick auf mich zu erhaschen. Mit welcher der beiden Frauen habe ich mehr Ähnlichkeit? Ich bin dünner als die hinreißende – und damit hinreißender als sie, nicht? –, aber die Halloweenfigur hat mich beschämt, sie ist ein soviel vollkommeneres Skelett als ich.

Ich hätte niemals hierherkommen, mich nie von meinem Weg abbringen lassen dürfen. Ich hatte alles vollkommen unter Kontrolle, und jetzt habe ich es sogar aufgegeben, meine Gliedmaßen zu überprüfen. Sie werden mich mit Zucker überschwemmen, mein Herz anbohren und es füttern, bis es so prall und gepolstert ist wie ein Valentinsherz aus Satin. Vielleicht könnte ich es ihnen dann als Festtagsschmaus anbieten – so rot, so süß, so fleischig – und meiner Eingeweide beraubt die Flucht ergreifen.

»Was ist, wenn ich nicht einwillige?« frage ich.

»Das Behandlungsteam ist zu dem Schluß gekommen, daß Ihr Leben in Gefahr ist«, erklärt er mir feierlich. »Unter diesen Umständen haben wir das Recht, auch ohne Ihre Einwilligung die erforderlichen Schritte zu unternehmen.«

»Aber was ist, wenn ich mich einfach weigere?«

»Ich fürchte, Josie, Sie können es sich wirklich nicht leisten, sich noch länger zu weigern. Seitdem Sie hier sind, haben wir versucht, vernünftig mit Ihnen zu reden, wir haben uns bemüht, Ihnen Ihre Möglichkeiten zu erläutern, aber Sie wollen nicht essen, Ihr Gewicht ist immer weiter gesunken.«

»Ich habe gegessen. Ich habe einen Apfel und etwas Käse gegessen.«

»Gut, aber das sind nur ein paar Kalorien in über vierundzwanzig Stunden. Ihre Elektrolyten sind völlig aus dem Gleichgewicht, und wie wir Ihnen bereits erklärt haben, machen wir uns ernsthafte Sorgen über eine Tachykardie. Es scheint Ihnen nicht klar zu sein, Josephine, daß Sie sterben könnten.«

Das könntest du auch, Freundchen: In der Tat spricht alles dafür.

»Da haben Sie recht, es ist mir nicht klar. Mir geht es bestens. Und überhaupt, warum wird *sie* nicht zwangsernährt, dieses Mädchen, das ich heute gesehen habe?«

Er ist verwirrt. »Welches Mädchen meinen Sie?«

»Die Asiatin.«

Er durchforstet sein Gedächtnis, wobei seine Augen erst nach oben und dann zur Seite wandern. »Ach, die. Nun, die anderen Patienten gehen Sie im Augenblick wirklich gar nichts an, Josie. Das einzige, worum Sie sich kümmern sollten, ist Ihr Leben, Ihre Gesundheit.«

Dauernd erzählen sie, sie würden sich Sorgen machen um mich, um meine Gesundheit, dabei wollen sie einzig und allein die Kontrolle über mich gewinnen. Sie wollen mich festnageln und mich zwangsernähren: mit Lügen, mit dem, was sie Liebe nennen. Wie allen Gefangenen auf der Welt – wie auch den Frauenrechtlerinnen – bleibt mir als Waffe nur die Verweigerung.

Er spricht weiter, fuchtelt mit seinen gesprenkelten kleinen Händen in der Luft herum, aber ich bin woanders – ein leerer Käfig, ein Haufen Stroh –, und ich krieche erst wieder hervor, als mir bewußt wird, daß der Nachhall einer Frage zwischen uns schwebt.

»Entschuldigung?«

»Ich habe Sie gefragt, Josephine« – mit professioneller Geduld, jedoch ein nachdrücklicheres Quaken als sonst –, »wann Sie Ihrer Erinnerung nach zum letztenmal normal gegessen haben, ohne sich etwas dabei zu denken?«

»Ich esse immer normal. Ich kann nichts dafür, wenn alle anderen sich ständig vollstopfen.« Ohne mir etwas dabei zu denken? Nie – obwohl es eine Zeit gegeben haben muß, in der Hunger sich ankündigte, gestillt wurde, verschwand, zurückkehrte, wieder gestillt wurde. Unvorstellbar heute – aber es muß eine solche Zeit gegeben haben.

Wenn ich meine Sachen hier hätte, könnte ich ihm das Fotoalbum zeigen: Beweisstück A. (Es wurde selbstverständlich bearbeitet, gesäubert, aber es gibt ein paar Musterbilder aus den schrecklichen Jahren – damit ich sie nie vergesse.) Natürlich fängt es mit einer Hochzeit an, einem offiziellen Porträt auf dikkem Fotokarton, wellig und verblichen inzwischen wie die Farben der Erinnerung selbst. Die beiden stolz lächelnden kostümierten Kinder sind meine Eltern, Virginia und Michael, Ginny und Mike; ich stelle mir gerne vor, daß ich auch drauf sei, eine eingeringelte Kaulquappe unter den Tüllschichten, aber die offizielle Version lautet, ich sei zwei Monate zu früh geboren worden: ein Fötus mit vier Pfund, der wie ein Ei in einem Kasten ausgebrütet werden mußte.

Es folgen einige wenige Babyfotos, unspezifisch, nicht sonderlich von Interesse (obwohl mir beim Durchsehen auffällt, daß ich niemals Pausbacken hatte oder Grübchen oder Fettreifen an Armen und Beinen wie so viele Babys). Es sind die Fotografien des heranwachsenden Kindes – stämmig, kurzhaarig, selten lächelnd –, die ich sorgfältig nach Anhaltspunkten absuche. Die Handgelenke, bemerke ich, waren immer dick und kräftig, selbst an der mageren Neunjährigen; das Gesicht war immer breit, die Waden muskulös (Ballettunterricht ab vier Jahren: hier bin ich, ein Knirps im Trikot mit ausgestrecktem Bein und aufwärts gerichteter Nase; und hier bin ich wieder, zehn Jahre später, gekleidet wie eine Nymphe, mit glänzenden Spitzenschuhen und blutdunklem Mund).

Irgendwo auf diesen Bildern muß sich die reine Form, die Essenz meines Ichs verbergen; irgendwo muß eine Gestalt sein, die ich wieder annehmen kann, die mein ist. Denn mit elf oder zwölf Jahren geschieht etwas. Die Mutation beginnt: alles wird unanständig, grob, plump. Keine schlanken, klaren Konturen mehr – nur noch ein schneckenartig in Fleisch eingemauertes Ich. Von irgendwoher tief im Inneren starre ich – starrt sie – ungläubig hervor.

Einige wenige Seiten mit dieser Fremden (ich flüchtete damals vor jeder Kamera, außer wenn meine Tarnung tadellos war), dann kehrt sich das Aufblähen langsam um. Hier bin ich, die Arme wieder dünn, in einem Abendkleid, ein Champagnerglas ragt in die Bildecke hinein, als ob es meinem Abspecken zuprosten wollte. Und hier bin ich mit graziler Taille unter der Mimose. In einer dunklen, figurbetonten Jacke kämpfe ich gegen heftigen Wind an und sehe aus, als würde ich in zwei Teile auseinanderbrechen. Und dann, zum Abschluß – bevor die Leute aufhörten, mich zu fotografieren, bevor sie begannen, wegzublicken –, eine Serie von Bildern, bei denen ich immer liebevoll verweile: ein Körper in einem roten Bikini, an dem jede Rippe gestochen scharf hervortritt (ich habe sie gezählt), hohl hervorstehende Hüften, Schlüsselbeine so deutlich wie Hundeknochen in einem Comicstrip. Ich muß damals neunzehn gewesen sein, und ich starrte in äußerstem Triumph in die Kamera.

Lassen Sie mich in Ruhe, Dr. Frosch, ich möchte diese Serie noch einmal abspielen, mir diese Bilder durch den Kopf gehen lassen. Denn irgendwo in dem Zeitraum zwischen zwei dieser Aufnahmen liegt der Grund, warum ich heute hier bin und meine Leere vervollkommne.

Noch einmal: Hier haben wir ein stämmig wirkendes, aber im Grunde mageres Kind mit einem Blumentopfhaarschnitt, das ernsthaft und verlegen mit dem kleinen Bruder posiert, der durch irgend etwas außerhalb des Bildes abgelenkt ist und auf dessen Lippen sich der Ansatz eines Lächelns abzeichnet. Wir müssen auf dem Weg zu einem besonderen Anlaß gewesen sein, vielleicht ein Geburtstagsfest, denn ich trage mein bestes Kleid, blau-grün gestreift mit einem breiten weißen Kragen (ich erinnere mich noch an den gestärkten Stoff, seinen Pfirsichduft). Brüderchen sieht mit seinen nach hinten geklebten Haaren wie der kleine Lord Fauntleroy aus, nur daß einer seiner Kniestrümpfe beschlossen hat, hinunterzurutschen.

Das nächste Bild, aufgenommen mit neun oder zehn, ist eine Studie in Grau: wachsame Augen, eine Hand berührt den nackten Hals, meine Lippen beinahe schwarz.

Er erschien eines Tages in meinem Zimmer mit seiner neuen Kamera, einem unförmigen Ding mit hervorstehendem Objektiv, und während er sich darauf konzentrierte, den gezackten Rand einer Drehblende richtig einrasten zu lassen, sagte er: »Komm, Jo, wir wollen dieses Ding mal ausprobieren.«

»Ach, Dad, ich mache gerade Hausaufgaben.« Eigentlich las ich einen Abenteuerroman, meine Lieblingsgeschichte – vier Freunde, die mit ihren Fahrrädern auf der Straße fahren durften, die ganze Nachmittage lang herumzogen, die sich Sandwiches machten und auf Bäume kletterten und Verbrechen aufklärten, ohne daß irgend jemand sie fragte, was ihnen eigentlich einfiele.

»Komm schon«, sagte er, »es ist ein ziemlich raffiniertes Ding.«

Seufzend und mit übertrieben verdrehten Augen wie ein Filmsprößling legte ich das Buch beiseite und folgte ihm in den Garten, wo er mit zerknittertem Gesicht dieselbe Scheibe erneut justierte. Als Demonstration meiner Langeweile stieß ich hörbar den Atem aus und trat von einem Fuß auf den anderen.

»Okay«, sagte er und sah schließlich auf, »wo sollen wir dich denn postieren?«

»Genau hier«, erwiderte ich und schnitt dazu groteske Grimassen wie ein Starlet in Cannes; als er keine Reaktion zeigte, zerrte ich mit meinen Händen die Mundwinkel auseinander, preßte die Nase platt und klappte die Unterlider nach außen, so daß die Augäpfel in ihrem geäderten roten Bett sichtbar wurden.

»Bitte, Josephine«, wies er mich zurecht, »das ist nicht sehr schön.«

Auf der Suche nach einem dekorativen Hintergrund – das Vogelbad? Nein, leer und neu – entdeckte er ein wild wucherndes Beet hinter dem Gärtnerschuppen (der Gärtner hatte uns vor kurzem verlassen, zum Abschied spuckte er über die Schulter zurück, während meine Mutter wie eine Wahnsinnige den Notruf wählte; ich sah gespannt von einem der oberen Fenster aus zu und hoffte, er käme zurück und würde mit der Axt auf sie losgehen). »Wie wäre es hiermit?« schlug er vor und lotste mich an beiden Schultern zur gemaserten Seitenwand des Schuppens.

»Papa«, sagte ich, nahm eine Pose ein und gab sie wieder auf, »das ist *lang*weilig.«

»Heb den Kopf ein wenig«, sagte er, »und nun schau nach links. Nach links, nicht nach rechts.«

Er drückte ein paarmal auf den Auslöser, duckte sich dann, um seinen Kopf vom Riemen zu befreien, legte die Kamera in den

Schatten und blätterte stirnrunzelnd in dem Handbuch, bis er den Buchstaben *P* fand.

Ein Porträtfoto sollte etwas über den Porträtierten aussagen.

»Schau mich an.«

Versuchen Sie bei einem Porträtfoto einen weiteren Körperteil des Porträtierten ins Bild zu nehmen: die Hand beispielsweise oder einen Teil des Arms. Das dient der Orientierung und erzeugt Bildatmosphäre.

»Leg mal die Hand auf deinen Hals.«

»Und jetzt eine Nahaufnahme (Moment, ich muß den richtigen... ah, da ist er).«

Bei Schwarzweißaufnahmen hängt alles vom Kontrast ab.

»Du bist so blaß, Josephine. Ein bißchen Farbe vielleicht?«

Mutter trug immer »Korallenriff« auf. Wie ein Dieb stand ich auf Zehenspitzen vor ihrem Spiegel und malte mir eine Amateurschnute.

Nächste Seite, bitte: ein Klassenfoto, siebte Klasse der St.-Theresa-Schule. Heute fände ich die Uniform ziemlich schick – weiße Bluse, Blazer, Krawatte –, aber damals haßten wir sie alle und versuchten, ihr einen individuellen Touch zu verleihen: aufgestellter Kragen, heruntergerollte Söckchen, eindeutig zu kurzer Rock. (Diese Taktik überdauerte allerdings nie die vierteljährlichen Inspektionen, wenn wir reumütig niederknien mußten, damit eine Lehrerin die Zentimeter zwischen Kniescheibe und Saum mit dem Maßband messen konnte.)

Schau genau hin, denn irgend etwas ist schiefgegangen.

Alle Bestandteile sind wieder da, aber irgendwie verändert, vergröbert. Ich bin in der zweiten Reihe, hinter Amanda Jane (unbekümmert hingelümmelt), die viel von mir verdeckt, aber was zu sehen ist, deutet auf den Rest hin: die Waden nun ziemlich gedrungen, dicke Finger, das Gesicht ein verdrießlicher Mond. Im unklugen Bestreben, eine Reklameschönheit aus mir zu machen, hatte ich mir die Haare wachsen lassen, so daß sie mir über die Augen fallen und zottig auf den Hals hängen, mit ein paar vor die Ohren gezwungenen Strähnen. (Ich erinnere mich, daß ich sie nachts festklebte, damit sie so hielten: warum?) Sie sehen fettig aus, meine Haut auch. Was der Körper nicht verarbeiten kann, das lagert er außen ab, als Häßlichkeit.

Als ich vierzehn war, brachte mir mein Vater von einer Geschäftsreise nach Paris einen Bikini mit; ich trug ihn einmal, mit baumelndem Schildchen, damit er ein Foto machen konnte. Er kicherte und sagte: »Na ja, ich nehme an, beim Playboy steht man auf Mollige.« Der Bikini war beidseitig zu tragen, auf einer Seite blau, auf der anderen schwarz, und entblößte ein kleines Gewirr von Schamhaaren an der Innenseite der Schenkel.

Das war möglicherweise der Moment, als ich aufhörte, an den Strand zu gehen, an den Swimmingpool. Ich entblößte mich erst wieder in der Öffentlichkeit, als ich vierzig Kilo wog und so kahl war wie ein Ei. Ich benutzte Nair in den Achselhöhlen (ein Schaum so cremig wie Schlagsahne, aber mit dem Geruch von Kloake), behandelte meine Beine mit Wachs, zupfte meine Augenbrauen und rasierte sogar meine Arme.

Inzwischen habe ich die Elektrolyse entdeckt: den kurzen stechenden Schmerz, den winzigen Schock, der die Haarwurzeln abtötet, das nachlassende Brennen, die Grube, in der nie wieder etwas wächst.

5

Es wird eine lange Nacht werden: Dr. Frosch ist gegangen, Quiekie platzte in einem beigen Plastikregenmantel herein (regnet es? Tatsächlich, mein Fenster ist naß), um mir vor dem Heimgehen Gutenacht zu wünschen. Sie haben mich allein zurückgelassen und ich starre in die Dunkelheit und habe Angst, die Augen zu schließen.

»Morgen werde ich wieder auf ein Schwätzchen zu Ihnen kommen«, versprach er.

»Worüber wollen Sie mit mir sprechen? Über meine unglückliche Kindheit?«

»Das wäre vielleicht keine schlechte Idee«, antwortete er, humorlos wie immer.

Manche Leute erinnern sich an ihre Kindheit. Sie tun mir leid.

Ich erinnere mich an eine Geschichte mit einer Leiter und einem zerbrochenen Fenster, als ich drei war, Herr Doktor. Ich erinnere mich an das hohe Krankenhausbett mit neun, Herr Doktor, allein gelassen mit Angst und Blut im Rachen. (Oder war das schon viel später? Oder war es mein eigenes Zimmer, und womöglich war da gar kein Blut?) Ich erinnere mich an einen Mann an der Schulbushaltestelle, der mich fragte, ob ich sehen wolle, wie man eine zerfressene Autobatterie wieder reinigt – ein Topf voll sprudligem Zeug, fällt mir ein –, und so folgte ich ihm vertrauensvoll in die dunkelste Ecke einer Parkgarage. Und ich erinnere mich an Amanda Jane, nach all den Jahren eine fiktive Figur wie ich selbst.

Jeder hat eine Jugendfreundin. Warum sollte ich keine haben?

Sagen wir einmal, daß wir unzertrennlich waren, jede Minute des Sommers zusammen verbrachten, sonnengebräunt am Strand und am Swimmingpool. Im Winter, mal nachdenken, führten wir nach der Schule ausgeklügelte Dramen auf in ihrem langgestreckten, verlassenen Speisezimmer, warteten hinter salbeigrünen Samtvorhängen auf unser Stichwort. Selbstverständlich übernahm sie alle Nebenrollen, so daß ich der Star sein konnte (Sylvia Bubble, eine Filmkönigin, herausgeputzt mit den alten Perlen und Seidenunterröcken ihrer Mutter).

Wenn wir vom Theaterspielen genug hatten, heckten wir Traumgeschichten für Barbie und Barbie aus – und später für Ken.

Barbie, du warst so schlank und fest, mit einer winzigen, gelenkigen Taille, die nie füllig wurde. Deine Brüste zeigten in perfekter Symmetrie aufwärts und nach vorne, bar des unanständigen roten Auges einer Brustwarze, und deine strammen Oberschenkel liefen in einem schlichten beigen Plastik-Ypsilon zusammen, glatt, versiegelt, ungespalten. Deine kleinen Füße waren so wunderschön gewölbt wie die einer Ballerina, so daß du die ganze Zeit über auf Zehenspitzen stehen mußtest, und deine Kleider saßen perfekt, Tag für Tag. Über deine Mandelaugen war ein immerwährender blauer Strich gemalt, und dein kleiner Mund war gespitzt und dattelpflaumenfarben bemalt. Dein Zuhause war ein eleganter schwarzer Kosmetikkoffer aus glänzendem Plastik, das, zumindest in meinen Augen, Lackleder ähnelte, in dem du, umgeben von deiner verschwenderischen Garderobe, ein bescheidenes Abteil bewohntest (sargförmig, wenn ich es mir recht überlege). Der einzige Teil an dir, den ich nicht sonderlich begehrenswert fand, den ich nicht streichelte, das waren deine Haare: eine spröde schwarze Haartolle, kinnlang, die eine enttäuschende Ähnlichkeit mit den Allerweltsrundköpfen von jedermanns Mutter hatte. Ich hätte reine Seide vorgezogen, denke ich, bis zu den Kniekehlen, haselnußbraun oder rötlich.

Aber was wirklich zählte, war deine Garderobe, Barbie, diese Ansammlung von Phantasiegebilden, für die deine harte kleine Gestalt ein bloßer Vorwand war. Sie waren verlockend in flachen, vorne durchsichtigen Schachteln zur Schau gestellt, jedes winzige Kleidungsstück unter Plastik ausgebreitet, Traumbündel, deren Namen ein Leben der unendlichen Möglichkeiten versprachen: »Gartenfest«, »Unterwassertauchen«, »Mittelmeerkreuzfahrt«, »Hochzeitstag«. Mein liebstes Kostüm war wohl »Ginevra«: eine purpurfarbene Samtrobe, bodenlang, mit einem üppigen Rock, der aus einem taillierten Mieder erblühte. Sie war an Saum und Ärmeln reich bestickt – die Ärmel mit Silberfäden durchzogen und ausgestellt wie purpurfarbene Aronstabgewächse mit einem schlanken Arm als Staubgefäß –, aber das Beste daran war die um die Taille geschlungene Goldkette, wie geschaffen für große, schwere Schlüssel zu geheimen Türen.

Auch das Modell »Gartenfest« liebte ich sehr: ein damenhaftes Kleid, schlicht und mit Rosenzweigen bedruckt, mit einem Spitzeneinsatz vorne und kleinen weißen Handschuhen an der Seite. In einer anderen Stimmung allerdings tat das »Cowgirl« es mir an. Oder zog ich die schwarze, schulterfreie Goldlamérobe vor, die dir eng wie eine Haut bis zu den Knöcheln reicht, um dort zu einem Tüllbausch zu explodieren? Glücklicherweise, liebe Barbie, mußtest du nicht gehen, denn du hättest es nicht gekonnt; du warst nur dazu bestimmt, aufreizend und schimmernd auf juwelenbesetzten, schwarzen Sandalen zu posieren, mit einem roten Chiffonfetzen in der Hand.

Auch Amanda Jane hatte eine Barbie – genau die gleiche wie ich, nur blond wie sie selbst –, und wir beschäftigten uns einige Jahre lang leidenschaftlich damit, raffinierte Szenarios zu erfinden, die es zwei Miniatur-Plastikfrauen erlaubten, so oft wie nur möglich die Kleider zu wechseln. Gerade als unser Interesse zu schwinden begann, schenkte jemand Manda eine Ken-Puppe, und wir wußten, was wir nun zu tun hatten: Unter fiebrigem Gekicher und Gegacker entledigten wir Ken im langen Gras des Gemüsebeets seiner Smokingjacke und legten Barbie, mit nacktem Hintern, auf den Rücken. Ihre ausgestreckten Arme zeigten senkrecht nach oben, wie die Faustkämpferhaltung eines im Feuer Umgekommenen, und wir schoben Ken zwischen sie und legten seine nackte Plastikstelle sorgfältig an ihre. Doch nun wußten wir nicht mehr weiter, wir sahen uns an, Manda schubste mich neckend aus der Hocke um, und ich jagte sie unter beidseitigem wildem Kreischen und Glucksen durch den Garten. Als wir schließlich zusammenstießen, rauften wir miteinander wie Jungen, und unsere verrenkte Umarmung spiegelte die von Barbie und Ken wider.

Mit der Zeit kannte ich ihren Körper so gut wie meinen: seinen Geruch nach goldbraunem Toast, die Impfnarbe auf ihrem langen Oberschenkel, ihren flachen braungebrannten Bauch, den Nabel, der ein bißchen vorstand, wo meiner sich nach innen wölbte. Sie war schlaksig und schmal und blieb es auch: Die Pubertät ließ sie nur länger werden, fügte schlichte Brüste hinzu und verlieh ihren Hüften einen damenhaften Schwung. Während ich mich über Nacht in eine picklige, spitzbäuchige Sau mit Hängebrüsten verwandelte. Und als wäre mein Anblick eine Beleidigung, wechselte Amanda auf ein Internat über.

Genug. Eine Art Welle brandet in mir hoch, und ich setze mich hin und mache das Licht an, suche nach etwas, worin ich mich betrachten kann (denn wie kann man im Dunkeln, alleine, sicher sein, wo man ist?).

Ich brauche einen Spiegel. Wenn ich einen hätte, könnte ich mein Make-up hervorholen (wenn ich es bei mir hätte) und ein Gesicht kreieren, diesen formlosen Ballon in etwas verwandeln, das nach einem Menschen aussieht. Ich könnte ein Ich darin einschreiben: eine Porzellanhaut auftragen, die Augen daraufzeichnen, mit ein paar Pinselstrichen die Wangen konturieren und für den Mund drei Farben mischen.

Selbst die Form des menschlichen Kopfes ist das Resultat ernährungsbedingter evolutionärer Veränderungen: Kiefer und Zähne wurden kleiner, ebenso wie die Augenbrauenbögen des Schädels, und ein immer größer werdendes Gehirn verlieh dem Menschen eine höhere Fähigkeit zur Verarbeitung von Informationen, die ursprünglich größtenteils die Verfügbarkeit von Nahrung und die besten Methoden ihrer Beschaffung betrafen.

Doch wie lange es dauerte, bis ich es beherrschte – wie viele Stunden vor dem Spiegel, wie viele Zeitschriften mit schraffierten Diagrammen, die erläuterten, wo und wie man Farbe auftragen mußte, je nach Gesichtsform zu pinseln hatte: rund, eckig, oval – was aber war herzförmig?

Knollig, mit hervorstehenden Schläuchen.

Die Schläuche.

Denk an etwas anderes.

Dicke kleine Röhrchen mit Lidschatten; duftende klebrige Töpfchen mit Lippenstift. Zyanotisches Pink. Menstruationsrot.

Das liegt jetzt hinter mir. Ich habe entdeckt, wie ich es zum Versiegen bringe. Es war vor allem der Geruch, den ich nicht ertragen konnte, der süßliche, fleischige Geruch der Menstruation.

Was für ein Verbrechen hatte ich begangen, um jeden Monat so bestraft zu werden?

In anderen Kulturen wird man eingewickelt und zwischen Himmel und Erde in einer Hängematte verwahrt, bis das Auslaufen ein Ende hat.

Zwei Uhr morgens.

Zwei Uhr sieben auf meiner Digitaluhr, der größten, häßlichsten, unförmigsten schwarzen Plastikuhr, die ich auftreiben konnte, weil mein Handgelenk darin so zart aussieht.

Zwei Uhr dreizehn.

Werde ich je wieder nachts durchschlafen können?

Ich erwachte beim Geräusch eines Schlüssels, mit dem an der Vordertür unten gefummelt wurde, dann ein Knarzen, als sie aufging, und ein gedämpfter Knall, gefolgt von einem Ausruf des Schmerzes. An der Dunkelheit konnte ich erkennen, daß es spät war, sehr spät; meine Mutter würde toben. Mit klopfendem Herzen lauschte ich angestrengt und wartete auf das Öffnen der Schlafzimmertür, ihre anfänglich fragende, dann lauter, schärfer und schneller werdende Stimme. In letzter Zeit war das häufig vorgekommen: mitten in der Nacht Gemurmel, Rumpeln, Türenschlagen.

Aber ich hörte nichts, obwohl ich mich mit meinem ganzen Körper darauf konzentrierte. Dann ein kaum vernehmbares Knarzen auf der Treppe: Mir wurde klar, daß er die Stufen auf

Zehenspitzen hinaufkroch, denn der übliche quietschende Singsang seiner Sohlen war nicht zu vernehmen, sondern ein andersartiger Ton – verstohlen, leise. Ich tat so, als würde ich schlafen, als die Fußstapfen über den dicken Teppich näherkamen; ich konnte den Whiskey riechen, bevor ich auch nur einen Umriß, ein dichteres Dunkel, erkennen konnte. Er setzte sich schwerfällig auf die Bettkante und flüsterte meinen Namen. Ich gab eine mittelmäßige Vorstellung davon, gerade aufzuwachen.

»Wollte dir nur einen Gutenachtkuß geben.«

Der Whiskeygeruch war jetzt stärker, ekelerregend in seiner rauchigen Süße; ein ungewohntes hohes Kichern schien irgendwo hinten in seiner Kehle zu sitzen.

»Wie geht's meinem Mädchen?« Er beugte sich vor und küßte mich kichernd, schlabbernd, auf die Backe.

»Wo warst du, Dad?«

»Hab noch gearbeitet.« Und er küßte mich wieder, beugte sich über mich, so daß seine rauhe Anzugjacke über mein Gesicht schrammte. Seine Bartstoppeln waren kratzig wie Sandpapier, ohne Ähnlichkeit mit der glattrasierten, nach Seife duftenden Wange, auf die ich jeden Morgen zum Abschied ein Küßchen drückte. »Wie geht's meinem Mädchen?« wiederholte er und schlug das Leintuch von meinen Schultern zurück. Ich lag stocksteif da, hoffte auf eine Stimme von unten: »Mi-chael?«

»Wie geht's meinem Mädchen?« wiederholte er noch einmal kichernd.

»Dad...«, sagte ich.

»Wollte dir nur einen Gutenachtkuß geben«, und er beugte sich schwankend über mich, küßte mich wieder, auf den Halsansatz.

»Dad...«, wiederholte ich, während mich ein Frösteln überlief. »Dad, mir ist kalt.«

Er kicherte wieder, und ich fühlte, wie die Gänsehaut bis zu meinen Oberschenkeln hinabkroch.

Genau in diesem Augenblick schlug die Kaminuhr unten dreimal. Das schien den Nebel um ihn zu lichten, und als kehrte er aus einer Trance zurück, zog er die Decke wieder über meine Schultern, kam unbeholfen auf die Beine und kroch mit einem letzten Tätscheln hinaus, wobei er sich an dem alten hölzernen Schaukelpferd das Schienbein anschlug.

Drei Uhr siebenundzwanzig.

Ich halte es nicht mehr länger alleine aus hier, dieses Auf-und-ab-Marschieren, bevor ich mich für die nächste Runde Sit-ups auf den Boden werfe, wieder Auf-und-ab-Marschieren, eine Sekunde lang aufs Bett, um dann wieder aufzuspringen, herumzutigern, durch die Glastür zu starren (Rautengitter, wie bei einem Hühnergehege: Bin ich also ein Huhn, das eingesperrt werden muß?). Eine sprudelnde Leere schäumt in mir auf, direkt unter dem Brustbein quillt sie empor, wirbelt durch die Lungen und steigt schwindelerregend zum Gehirn, ihre winzigen Blasen zerplatzen und purzeln durcheinander, ihr stummes Zischen übertönt alles Denken. Wenn es in dieser Zelle irgend etwas Eßbares gäbe, würde ich es jetzt unweigerlich in mich hineinstopfen, um diese aufschäumende Panik zu bezwingen (soll die Korrosion doch anhalten, sollen die Stecker doch verkrustet bleiben).

Drei Uhr vierundfünfzig.

Ich drücke den Klingelknopf neben meinem Bett in Erwartung einer sofortigen, besorgten Reaktion. Statt dessen steckt nach vier Minuten (ich hätte die ganze Zeit über sterben können, mit dieser winzigen Hand, die mir heimtückisch das Herz zerquetscht) die Nachtschwester, eine gemächlich wirkende Schwarze, den Kopf zur Tür herein.

»Ja?«

»Ich hätte sterben können«, sage ich.

»Was ist los, Miss?«

»Sie haben Glück, daß es nicht soweit gekommen ist.«

»Was kann ich für Sie tun?«

»Ich möchte etwas Wasser.«

Sie blickt auf die gefüllte Karaffe neben meinem Bett. »Sie haben Wasser, Miss.«

»Es ist abgestanden«, sage ich. »Sehen Sie die Blasen da nicht?«

»Sieht wie Wasser aus, Miss.«

»Es ist abgestanden«, sage ich.

Sie reagiert nicht, spitzt nur die Lippen.

»Ich trinke kein abgestandenes Wasser. Bringen Sie mir ein Glas frisches Wasser.«

Sie verschränkt ihre fetten, glänzenden Unterarme über ihrem Bauch und sieht mich mit hochgezogenen Augenbrauen und zur Seite geneigtem Kopf an. »Jawohl, *Madam*«, sagt sie. Ich weiß, daß sie überhaupt nichts tun wird. Jetzt wünsche ich, ich hätte auf Quiekie gewartet, bis halb sieben.

Ein bleiches, graues Licht beginnt meinen Käfig zu umreißen, ätzt dunkle Rauten in die Glasscheibe. Der Regen hat anscheinend aufgehört, aber was macht das für einen Unterschied?

Eine Juwelierrechnung war an die falsche Adresse geschickt worden: nach Hause anstatt ins Büro. Gedämpfte Stimmen hinter der Schlafzimmertür (ihr hoher, weinerlicher Tonfall, der anschwoll und fiel wie ein Zahnarztbohrer; sein tiefes, beschwichtigendes Grollen), dann, später in dieser Nacht, in vielen Nächten, Türenschlagen. Aber das Abendessen wurde pünktlich Schlag sieben serviert, die Suppe in einer silbernen Terrine.

Es gab keine Möglichkeit herauszufinden, wem man Glauben schenken konnte, also beschloß ich, ihr nicht zu glauben. Aber ich folgte noch einer anderen Überlegung, die in die gleiche Richtung zielte: Sie war im Unrecht, und selbst wenn nicht, war sein Tun gerechtfertigt – man brauchte sie nur anzusehen, diesen Berg Speck, diesen unwiederbringlich ruinierten Körper, der nach zwei Geburten eine purpurfarben klaffende Wunde quer über dem Mandelgelee des Bauchs trug.

Ihr Mann hätte sicherlich gerne eine attraktive, schlanke und angenehme Frau.

Aus Gesprächen hinter verschlossenen Türen, abgebrochenen Unterhaltungen und leisen, tränenreichen Anrufen bei ihrer Freundin Miriam schnappte ich ein paar Wörter auf: Juwelierrechnung, Flugticket. Also ein schlankes, mit Diamanten geschmücktes Wesen, abflugbereit: Wer konnte ihm daraus einen Vorwurf machen?

Gefangen in ihrer gepolsterten Einzelzelle hätte meine Mutter ihren Körper niemals vor einem fremden Mann entblößen können. Einmal hörte ich eine Unterhaltung zwischen ihr und

Miriam, einer anderen auseinandergegangenen, unglücklichen Hausfrau, als sie kichernd bei Tee und Eclairs saßen.

»Aber kannst du dir vorstellen – daß du tatsächlich deinen Hüftgürtel ausziehst?«

»Und dastehst mit all deinen *Speckröllchen*?«

In einer Untersuchung wurden Frauen befragt, welche drei Worte sie am liebsten hörten. Entgegen der erwarteten Antwort – »Ich liebe dich« – hieß es übereinstimmend: »Du hast abgenommen«.

Irgend etwas ging mit mir vor. Jeden Morgen stellte ich mich vor den hohen Spiegel im Schlafzimmer meiner Eltern und zog mein Nachthemd eng über die Brust, bündelte es hinten, so daß es sich an die Ausbeulungen vorne anschmiegte. Ja, sie wurden jetzt größer, meine Hüften, meine Taille, meine Brüste. Letztere wurden, da sie über das Erbsenstadium hinaus waren, nun mit einem dehnbaren weißen Trainings-BH bandagiert: sie wurden darauf trainiert, sich in der Öffentlichkeit ordentlich zu benehmen, Punkte zu machen, aber ihren Platz zu kennen.

Meine Mutter sagte, ich sei »in der Entwicklung«.

Wohin? Wenn ich die Gefahr nur damals schon erkannt hätte, wenn ich dieses Aufknospen nur schon im Keim erstickt hätte. Aber irgendwie vertraute ich darauf, daß dieser Körper nach seiner Selbsttransformation am Ende weniger wie ich und mehr wie sie aussehen würde, wie andere Körper. Wenn er das nicht täte, gäbe es, das wußte ich, bestimmte Maßnahmen, die ich ergreifen könnte. Man konnte immer Maßnahmen ergreifen, um den Maßvorschriften zu entsprechen.

Ich studierte die Frauenzeitschriften:

Wenn es um Schönheit geht, ist die halbe Kunst das Gewußtwie.

Achten Sie ständig auf sich.

Verkörpern Sie Persönlichkeit.

Gehen Sie regelmäßig zum Friseur.

Stellen Sie sich gerade hin und blicken Sie an sich hinab. Wenn Sie Ihren Nabel sehen können, muß Ihr Bauch straffer werden.

Sie können ohne BH flachbrüstig aussehen und dennoch einen ansehnlichen Busen haben, der nicht hervorsteht.

Wenn Sie beim Ankleben von falschen Wimpern unsicher sind, üben Sie.

Ich befolgte alle Anweisungen, ergriff alle Maßnahmen, ausnahmslos – anmalen, zupfen, pudern, Dampfbäder, einweichen, rasieren, sprayen, parfümieren, glätten, straffen, ölen, cremen, Locken drehen, färben, festigen, tönen, bräunen, bleichen, schwärzen, befeuchten, abschürfen, Pealing – aber es gelang mir dennoch nicht, mich zu verwandeln. Selbst das Make-up, das ich so mühselig auftrug, war am Ende ungleichmäßig, wie der verschobene Farbdruck bei den Comics in der Sonntagszeitung.

Messen und wiegen Sie sich immer wieder. Strengen Sie sich mehr an.

Ihre Schenkelansätze: Sind sie breit und fleischig (eine typisch weibliche Tendenz)? Meine waren es. Meine Mutter sagte mir, ich sei eben so »gebaut«. Ich wollte neu gebaut werden. Ich wollte Miniröcke über langen goldenen Beinen tragen.

Machen Sie regelmäßig die Übungen zur Reduzierung Ihres Oberschenkelumfangs – es ist noch nicht zu spät zum Straffen.

Essen Sie sich schlank.

Ein gutgeschnittener Einteiler ist die beste Lösung für einige der gängigen Makel und Figurenprobleme, die ein Mädchen heimsuchen können: starke Behaarung, eine Narbe an der falschen Stelle, Flecken, eine zu breite Taille, ein Nabel, auf den Sie nicht so stolz sind. Meiner war ein fester, gewundener Knoten; der von Amanda Jane lugte vorsichtig hervor wie eine Zungenspitze.

Experimentieren Sie – streben Sie nach Vollkommenheit.

Fragen Sie sich selbst: Bin ich reif für die Unannehmlichkeiten der Schönheitschirurgie? Bei einem fliehenden Kinn. Bei einem hervorstehenden Kiefer. Bei Brüsten, die zu groß oder zu klein sind. Ich steckte Socken in meinen BH, dann nahm ich sie wieder heraus. Sie machten es nur noch schlimmer.

Wären Sie mit einer neuen Nase glücklicher?

Oder ist es an der Zeit, diesen verfrühten Bauch zu verbannen?

Legen Sie einen ordentlichen Vorrat an Hasenfutter im Kühlschrank an – für diese rasenden Hungeranfälle, die einen nach der Schule übermannen. Füllen Sie eine ausgehöhlte Tomate mit Hüttenkäse. Sie nehmen ab!

Beachten Sie, daß klare Trennlinien einen Biskuitkuchen in schmale Stücke für Mädchen und große für Jungen teilen. Und gehen Sie gewitzt mit Cocktails um: Nippen, Nippen ist die Devise für eine gute Figur! Und es ist damenhaft!

Leiden Sie an diesen typischen Hungerattacken um drei Uhr nachmittags? Machen Sie sich Sorgen, weil Sie sich beim Abendessen so vollstopfen? Es ist die »fette Zeit des Tages«, wenn Sie Hunger haben und Ihr Appetit Ihnen befiehlt, sich zu überfressen. Sie sind hungrig wie ein Bär!

Widerstehen Sie der Versuchung!

Sie sind vielleicht intelligenter, als Sie glauben. Ich hatte ein Stipendium für die Deerborne-Akademie gewonnen, eine Eliteschule für junge Damen mit akademischen Neigungen – für biegsame junge Damen, die hier noch biegsamer gemacht wurden. Sie hatten alle dichtes, gutgeschnittenes Haar, schmale Knöchel, Brötchen mit geräuchertem Lachs zum Lunch, die sie zerpflückten und nicht aufaßen.

Verkörpern Sie Persönlichkeit.

Können Sie sich auf das neue Collegejahr – oder den Arbeitsbeginn – im Herbst freuen, wenn Sie Übergewicht haben? Sie können, aber Sie werden es nicht leicht haben, meinen die Fachleute. Ihrer Ansicht nach sind es die schlanken, flexiblen Mädchen, die in der Schule wie im Büro meist bessere Leistungen erbringen.

Denken Sie an den Muttertag!
- *Spülen Sie ab.*
- *Polieren Sie das Silber.*
- *(Achten Sie auf Ihre Nägel.)*
- *Lächeln Sie oft!*

Alles, was sie tat, brachte mich auf die Palme, besonders die Art, wie sie Raum ausfüllte, wie ihre gedrungene Gestalt den riesigen Bauch und den unförmigen Hintern wie eine lebenslängliche Freiheitsstrafe herumschleppte. Und ich mit meiner zunehmenden Verdrießlichkeit und Selbstbezogenheit, meiner Unfähigkeit, an einer spiegelnden Oberfläche vorüberzugehen, ohne ganz schamlos einen besorgten Blick auf mich zu werfen, ging ihr ebenso auf die Nerven. In meinem hormonellen Mief konnte ich Stunden auf unserer Veranda zubringen, auf der Couch ausgestreckt, einen Arm über das Gesicht gelegt. Wenn sie mich in meiner matten Trägheit, die ihr zuwider war, dort entdeckte, rief sie mich mit scharfer Stimme ins Haus, damit ich die Lebensmittel auspackte, meine Kleider vom Boden aufhob, zum Einkaufen ging: »Und zwar sofort!«

Manchmal gelang es mir, einen Tobsuchtsanfall bei ihr auszulösen. Einmal schlug sie mich ins Gesicht, aber der blaue Fleck enttäuschte mich, so daß ich ihn mit purpurfarbenem Lidschatten aufbesserte, bevor ich am nächsten Tag zur Schule ging. Keiner bemerkte es. Dann knallte sie mir einen Tennisschuh hinten auf den Oberschenkel; ich stolperte, und sie packte mich am Arm, kniff in die Haut, kreischte und keuchte und zerrte mich halb kniend über den Boden, der Läufer verbrannte mir die Haut, ich kreischte und keuchte, brennend, um mich schlagend.

Ich hoffte, die Nachbarn würden die Polizei rufen.

Strengen Sie sich mehr an.

Das Schlüsselwort heißt Körper.

Ist es normal, daß Teenager über Tod und Selbstmord nachdenken?

Das Schlüsselwort heißt Körper.

Für diese Hungeranfälle, die einen übermannen.

Das Schlüsselwort heißt Körper.

Vor Ihnen liegen lange, magere Tage.

6

Exakt um sechs Uhr dreißig stürmt sie herein wie üblich, zieht die Vorhänge zurück (wie das metallische Kreischen in meinen Ohren schrillt, wie das Licht in meine trockenen Augen sticht, die nach der einsamen Anspannung einer langen Nacht vollkommen wehrlos sind). Noch immer wandere ich auf und ab, und ich mache keinen Versuch, es zu verbergen: Selbst wenn ich wollte, ich könnte nicht aufhören, so ist es nur gut, daß ich ohnehin nicht will. Von einer Ecke der Zelle um das Fußende beider Betten herum bis zum anderen Ende sind es, wie ich entdeckt habe, zwanzig Schritte. Wenn man sich vorstellt, daß jeder Schritt dreißig Zentimeter entspricht (vorsichtig geschätzt), dann bedeutet das, daß ich dieselbe Strecke, hin und zurück, dreiundachtzig Mal machen muß, um einen Kilometer zurückzulegen. Ich bin gerade bei meinem fünften Kilometer, und ich denke nicht daran, aufzuhören, bevor ich damit fertig bin.

»Morgen, Josie«, sagt sie vom Fenster her, wo ich gemessenen Schrittes und zählend einen Umweg um sie machen muß.

»Morgen«, murmle ich, ohne innezuhalten.

Sie steht da, während ich drei weitere Kreise drehe, und ihre Anwesenheit macht mich befangen. Doch ich kann nicht aufhören, ich werde nicht aufhören, ich muß fünf Kilometer zu Ende bringen, sonst… Was sonst? Sonst wird etwas Schreckliches passieren, meine Muskeln werden zu Brei werden, ich werde nicht mehr wissen, was ich als nächstes tun soll, ich werde mich in einer Spirale durch den Raum schrauben, mich wollüstig der Auflösung ergeben.

»Josie, könnten Sie mal etwas langsamer machen, bitte? Ich muß mit Ihnen sprechen.«

»Wenn ich fertig bin«, brumme ich – sie bringt mich beim Zählen durcheinander.

»Nein, jetzt, Josie, wenn es Ihnen nichts ausmacht.«

Es macht mir etwas aus, du sommersprossige Kuh. »Okay, okay, nur noch eine Runde.«

Ich drehe noch zwei und lasse mich dann mißmutig aufs Bett fallen, einen Arm über das Gesicht geworfen, damit ich sie nicht ansehen muß. Außerdem dreht sich das Zimmer.

»Josie, der Arzt wird gleich kommen und mit Ihnen über die Einführung sprechen.«

Einführung? Dann ist es also nicht einmal ein Geheimnis; sogar die Schwester weiß, daß er ihn mir reinstecken kann, wann es ihm paßt. »Einführung?«

»Die Schläuche für die Nährlösung, Josie – ich habe es Ihnen doch schon erklärt.«

»Ich will nicht so einen beschissenen Schlauch in mir«, sage ich. »Das können Sie nicht mit mir machen. Da mache ich nicht mit.« Irgend jemand versucht immer, etwas in einen reinzuzwingen, einen zum Schlucken zu bringen, einen mit etwas vollzupumpen.

Keine Antwort, nur eine leichte Versteinerung des professionellen Lächelns.

Dann bemerke ich, daß etwas fehlt. »Wo ist überhaupt mein verdammtes Frühstück? Sie wollen, daß ich esse, also werde ich essen.«

Sie sieht ein wenig verwirrt aus jetzt, setzt zu einer erklärenden Geste an (bietet mir auf ausgestreckten Handflächen das nicht vorhandene Tablett an), bricht ab und sagt dann: »Wir müssen mit dem Arzt sprechen, Josie. Ich will sehen, ob ich ihn herrufen lassen kann.«

»Bringen Sie mir einfach mein Frühstück. Die ganze Zeit versuchen Sie, mich zum Essen zu bringen, und wenn ich dann mein Essen haben will, bringen Sie es mir nicht.«

Jetzt ist sie wirklich sauer. Ihre helle, sommersprossige Haut kann nichts verbergen: Ein Schwall Blut überzieht ihr Gesicht wie Wasserfarbe. »Josephine, ich muß Sie bitten, nicht so mit mir zu sprechen. Ich bin nicht Ihre Dienerin.« Und dann, unfähig, sich zu beherrschen: »Und würden Sie mich bitte ansehen, wenn ich mit Ihnen rede? Das geht mir wirklich auf die Nerven.«

Ich verharre in kaltem Triumph, regungslos. Sie sollte sich wirklich besser unter Kontrolle haben.

Später sitzen wir alle in einem Besprechungsraum zusammen, ich und vier Fremde: Dr. Frosch, die Schwester (noch immer verstimmt), eine »Sozialarbeiterin« und die zuständige Diätistin, eine sportlich aussehende Frau Anfang dreißig, schätze ich, mit dem zweckmäßigen Körper einer Läuferin und von der Sonne ausgetrockneter Haut. Diese fremden Subjekte sind in dem verglasten, muffigen Raum versammelt (auf den Resopaltischen mit Holzmaserung stehen Aschenbecher: in einem Krankenhaus?), um darüber zu debattieren, was in meinen Körper hineinsoll und was nicht.

Auch mein Körper ist da, fröstelnd in der rauhen Luft der Klimaanlage, unfähig, seine Knochen bequem auf dem Metallstuhl anzuordnen; der Stuhl ist, wie ich, nur spärlich gepolstert und in keiner Weise meinem Rückgrat angepaßt. Mein Körper ist hier, aber ich bin es nicht; das ist etwas, was man von Kindheit an lernt.

In dem dunklen Glas jenseits des Tisches erblicke ich ein Gesicht: verhärmt in dem grellen Licht, die stumpfen, dünnen Harre wie die einer billigen Puppe (Reihen kleiner Löcher in dem Plastikschädel, aus denen die Haare büschelweise herauskommen). Mit seinen dunklen, eingefallenen Wangen und den tiefen Furchen um den Mund ist es das Gesicht einer alten Frau. Nach einer Weile wird mir bewußt, daß es meines ist. Automatisch verändere ich die Neigung meines Kopfes, so daß das Licht anders auf Kinn und Wangenknochen fällt; nun ist es ein Gesicht von exquisiter Zartheit, ätherisch, schwermütig.

Mein Körper ist hier, gekreuzigt auf diesem kalten Metallstuhl – selbst die Armlehnen, alle Kanten, schneiden in meine Knochen –, aber ich bin nicht hier.

Wenn ich, während ich mein Gesicht über dem Waschbecken im Bad wasche und das weiße Rauschen des Wassers alle Gedanken übertönt, plötzlich eine Gegenwart hinter mir verspüren sollte – nichts als eine leise Veränderung im Druck, in der Dichte der

Luft –, dann wäre es ratsam zu glauben, daß ich mir das nur einbilde. Denn wie kann man mit Sicherheit wissen, ob jemand da ist oder nicht?

»Hören Sie eigentlich zu, Josephine?« fragt jemand. »Wir sprechen über Ihre Gesundheit, ist Ihnen das klar?«

Langsam, widerstrebend hebe ich den Kopf, blinzle hastig, um wieder klar zu sehen. Es ist niemand da, nur Dr. Frosch, der mit einer lästigen Beharrlichkeit in seinen vorgebeugten Schultern auf der anderen Seite des Tisches gestikuliert. Ich bemerke, daß er (unbewußt, wie er sagen würde) mit einem Bleistift auf eine leere Styroportasse einsticht. Als die Bleistiftspitze das Styropor schließlich durchbohrt, verursacht das ein unverhältnismäßig lautes, quietschendes Geräusch. Ich pruste, ein unwillkürliches Echo. Er findet es nicht lustig; er sieht peinlich berührt aus, schuldbewußt, zerquetscht die Tasse in seiner Hand und sieht sich nach einem Ort um, wo er sie loswerden könnte. Doch je gejagter der Ausdruck in seinen kleinen, umschatteten Augen wird, je fester er die Lippen zusammenpreßt, um so stärker wird in mir der Drang, loszuprusten, in die Hände zu glucksen. Das Glucksen beginnt, ein Eigenleben zu führen, steigt in krampfartigen Sprüngen hoch.

»Das reicht, Josie«, sagt die Schwester scharf, mit einem Blick auf den Arzt, um sich zu vergewissern, daß sie ihre Befugnisse nicht überschritten hat.

»Ja, es reicht wirklich«, sagt er. »Beruhigen Sie sich jetzt.«

Die Heiterkeit rinnt aus mir ab, als ob ein Stöpsel herausgezogen worden wäre, und ich sacke erschöpft in meinen Stuhl zurück. Mein Kopf baumelt herab; ich habe wirklich keine Kraft mehr, ihn hochzuhalten. Meine Knochen sind müde, ungeheuer müde, müde bis ins Mark.

Die Sozialarbeiterin (was ist sie wirklich?, frage ich mich) macht auf einem gelben Block Notizen. Ich kann mir vorstellen, was dasteht: »Patientin lacht grundlos, als Arzt eine Tasse aufspießt. Patientin beißt zwanghaft auf ihrer Nagelhaut herum, vermeidet jeden Blickkontakt. Patientin zeigt unerklärliche Abneigung gegen schwabblige, verwesende Fremde, die zusammengekommen sind, um ihre Ernährung festzulegen.« Die Diätistin hat seit einiger Zeit vergessen, ihren angestrengt heiteren Gesichtsausdruck zu variieren, und scheint zu glauben, daß sie wacher, engagierter aussieht, wenn sie ihren Kopf schräg hält wie ein Vogel.

»Josephine, bitte hören Sie uns einen Augenblick zu«, sagt der Arzt.

»Ich höre.«

»Ich möchte Ihnen etwas zeigen, ein Bild.«

Er holt aus einer Mappe etwas wie ein Schwarzweißfoto und reicht es mir über den Tisch hinweg. Was hat er diesmal auf Lager, frage ich mich: einen Mund und einen Schwanz, eine Frau und eine Dogge?

Es heißt »Abb. 8« und zeigt eine nackte Frau (ich wußte es doch) von vorne und von der Seite. Sie ist sehr dünn: tatsächlich fühle ich einen Anflug von Neid. Ich wußte nicht, daß man so mager sein und noch leben kann.

Diese Frau ist ein Skelett, nicht ich. Ihre seitlich abgespreizten Arme wirken anomal lang, mit Ellbogengelenken, die mindestens doppelt so breit wie die Oberarme sind. Auch ihre Knie sind viel breiter als ihre Oberschenkel, die sie zu meiner Bewunderung auf pure Knochen reduziert hat (aber selbst diese müssen sich verbreitern, um sich der unschicklichen Beckenpfanne anzupassen). Die Rippen bohren sich so stark durch die Haut, daß es aussieht, als ob sie im nächsten Moment hervorbrechen würden, ein gewaltsamer Ausbruch unter zwei winzigen, verschrumpelten Zitzen (interessant, daß sie nie vollständig verschwinden). Jede Sehne auf ihrem Hals tritt hervor, selbst die zerfressene Luftröhre. Ein diskreter schwarzer Balken verdeckt ihre Augen und reduziert ihr Gesicht auf die eingefallenen Wangen und die lippenstiftverschmierte Narbe einer alten Hexe.

Von der Seite sieht sie noch furchterregender aus, wie ein buckliger Wasserspeier auf einem Stock. Ihr Knie ist ungefähr ebenso groß wie das, was von ihren Gesäßbacken übriggeblieben ist, und wie bei einer Röntgenaufnahme ist das lange, gerade Schienbein den ganzen Weg bis in die Gelenkpfanne hinauf sichtbar. Ihre Brust ist hoffnungslos eingefallen.

Ja, ich wußte, daß man so dünn sein und immer noch leben kann. Ich habe auch Fotos von ihnen gesehen, von den Überlebenden. Kein schwarzer Balken schlitzte ihre hoffnungslosen, verständnislosen, schon in eine andere Welt entrückten Augen auf.

»Was ist Ihre Meinung zu der Frau auf dem Bild, Josie?« fragt Dr. Frosch und drängt sich in meine Überlegungen.

»Bißchen dünn geraten.«

»Glauben Sie, daß Sie ebenso dünn sind wie sie?« fragt er.

»Natürlich nicht«, antworte ich. Und das stimmt: Ich weiß, daß ich nicht so verheerend aussehe. Wenn es so wäre, könnte ich mich in der Öffentlichkeit nicht mehr blicken lassen. Jeder würde sofort wissen, wo das Problem liegt.

Ihre Blicke treffen sich über dem Tisch, die von Dr. Frosch und der Schwester, und eine ungeheure Müdigkeit ergreift wieder Besitz von mir. Ich bin mir sicher, daß ich soeben in einem entscheidenden diagnostischen Test versagt habe, aber es ist mir egal; ich will nur noch, daß sie mich in Ruhe lassen, sein lassen.

Als ich mich über das Waschbecken beuge, fängt es wieder an. Je stärker der Wasserschwall wird, um so mehr wächst auch meine Panik – die Gewißheit, daß sich mir jemand von hinten nähert, während ich mich, blind und betäubt unter dem Wasserstrahl, nach vorne beuge. Nein, nicht daß sich jemand nähert; das stimmt nicht ganz. Jemand ist schon da, dicht hinter mir, weniger als dreißig Zentimeter entfernt. In einer rationalen Ecke meines Gehirns weiß ich, daß niemand hier sein kann, weil vor einer Sekunde, als ich nachgesehen habe, niemand hier war und weil die Tür geschlossen ist, aber dieses Wissen ist machtlos gegen die Panik, den Terror, diese andere Art des Wissens. Während das Blut durch meine Adern schießt und hämmert und Seife in meinen Augen brennt, greife ich blind nach einem Handtuch und wirble herum, um festzustellen, was ich bereits wußte, daß niemand hier ist.

Ja, Herr Doktor, jedesmal.

Neues Reglement. Neue Diät. Letzte Chance. (Gab es nicht einmal einen Bestseller mit dem Titel: *Diät als letzte Chance?*)

Die Diätistin hier, Miss Sparrow (sie nickt huldvoll mit ihrem schräg geneigten Kopf, grinst reflexartig, als sie ihren Namen hört), wird ein ausgewogenes Ernährungsprogramm mit regelmäßigen Mahlzeiten für Sie zusammenstellen; wir werden Sie nicht mehr selbst Ihr Menü auswählen lassen, Josephine, aber Sie können uns maximal drei Nahrungsmittel nennen, gegen die Sie eine Abneigung haben und die wir nicht verwenden werden. (Fleisch, Fisch, Eier und diese undurchsichtig weiße oder bläuliche Flüssigkeit, die von den Brustdrüsen weiblicher Säugetiere zur Ernährung ihrer Jungen sekretiert wird.)

Die Schwester wird während der Mahlzeiten neben Ihnen sitzen und Sie zum Essen ermuntern. (»Friß, du Miststück, oder ich fresse dich!«)

Drei Tage. Wenn Sie sich nicht kooperativ zeigen, werden wir gezwungen sein, auf Zwangsernährung zurückzugreifen. Es liegt in Ihrer Macht, Josephine.

Wann lag je etwas in meiner Macht?

Letzte Woche zum Beispiel (ich glaube, es war letzte Woche, obwohl es mir so vorkommt, als seien Monate seitdem vergangen) waren sie plötzlich da, als ich nach Hause kam, in voller Lebensgröße. Sie saßen auf der bräunlich-orangefarbenen Couch von der Heilsarmee und nippten Tee aus irgendwelchen verunglückten Keramikbechern, die ein Freund von Jane fabriziert hatte; offensichtlich hatten sie sie ausgefragt und überbrückten nun die Zeit mit verlegenem Small talk. Mein Schock bei ihrem Anblick – ich glaubte sie viereinhalbtausend Kilometer entfernt im verschneiten Osten – war nichts im Vergleich zu ihrem Schock bei meinem Anblick. Meine Mutter sprang wie von einer Tarantel gestochen vom Sofa hoch; mein Vater sank nach hinten, als wäre er von einer Streitaxt erschlagen.

»Was macht ihr denn hier?« sagte ich. »Ich meine, hallo.«

Meine Mutter, unfähig zu sprechen, brach in Tränen aus, die Jane – der Judas – zum Anlaß nahm, sich aus dem Staub zu machen. Ich blieb ungerührt an der Tür stehen, den Fahrradhelm unter einen Arm geklemmt, und spürte, wie etwas in mir langsam mit seiner wohlvertrauten Abwanderung begann, hin zu einem kühlen, unberührbaren Ort direkt unter dem Brustbein. Mein einziger Gedanke war: Hoffentlich erwarten sie nicht von mir, daß ich die Ballettstunde heute abend ausfallen lasse, nur weil sie in der Stadt sind.

»O Gott, Michael, sieh sie nur an«, schluchzte meine Mutter und verschmierte Wimperntusche auf ihren Tränensäcken. Mein Vater schwieg wie gewöhnlich, gestattete sich aber die unbewußte Geste, mit der er Sorge signalisierte, ein Einfangen der Unterlippe zwischen den Zähnen, was ihm das Aussehen eines gequälten Häschens verlieh.

»Jo, du siehst überhaupt nicht gut aus«, meinte er.

Drehbuchgemäß.

»Herrje, ich sehe ganz normal aus. Wie dem auch sei, was macht ihr eigentlich hier? Bist du auf Geschäftsreise, Dad? Ihr hättet mich wirklich vorwarnen können, hier geht es zur Zeit ziemlich hektisch zu. Auch heute abend, wißt ihr – ich habe etwas vor.«

Ihre Blicke trafen sich. Wer würde die Dreckarbeit machen? Sie natürlich, sowie sie in ihrer geräumigen Handtasche zwischen all den Salz- und Pfeffertütchen (im Flugzeug ergattert: eine unausrottbare Angewohnheit) ein gepudertes Taschentuch gefunden haben würde. Nach einigen saftigen Schneuzern verschmierte sie ein zweites Mal ihre Wimperntusche, warf das zusammengeknüllte Taschentuch in ihre Handtasche, tat einen tiefen Atemzug und sagte: »Josie, setz dich, wir haben etwas mit dir zu besprechen.«

Ich blieb, wo ich war, legte nur den Fahrradhelm ab, so daß ich die Arme verschränken und meinen Körper spüren konnte, hart und kampfbereit, rank und schlank unter zwei übergroßen Sweatshirts.

»Josie«, begann sie, begleitet von einem neuerlichen Tränenschwall, »du siehst aus wie so jemand aus Belsen.«

»Das sagst du immer, Mom.« Nur weil ich nicht so fett bin wie du.

»Nein, das ist bei weitem die schlimmste Verfassung, in der

wir dich je gesehen haben, nicht wahr, Michael?« Er nickte, wobei er seine Handflächen in einer beschwichtigenden Geste öffnete. »Du bist nur noch Haut und Knochen, ich weiß gar nicht, wie du überhaupt noch herumlaufen kannst.« Noch mehr Tränen.

Verstohlen warf ich einen Blick auf meine Armbanduhr: zehn nach fünf. In zwanzig Minuten mußte ich weg und hatte mich noch nicht einmal umgezogen, geschweige denn mein Stretching gemacht. Ich hatte die ersten zehn Minuten der Nachrichten verpaßt. Und ich brauchte meine Dose Tab, wenn ich die Stunde durchhalten wollte. Es war Zeit, etwas zu tun.

»Seid ihr den ganzen Weg hierher geflogen, nur um wieder damit anzufangen? Das hängt mir zum Hals raus, Mom. Und ich muß mich für das Ballett umziehen. Vielleicht könntet ihr währenddessen zum Essen gehen, und hinterher gehen wir ins Kino oder so was.«

Sie brachte kein Wort mehr heraus, also übernahm er. »Josie, Jane hat uns angerufen.«

»*Jane*?« In diesem Augenblick spürte ich einen Anflug von Ärger, ein leichtes Aufflackern von Ungläubigkeit. »*Jane*? Und warum zum Teufel?«

»Sie glaubt, daß du dich umbringst, Josie. Sie fühlt sich so hilflos – sie wußte nicht mehr ein noch aus, und deswegen hat sie uns angerufen.«

Woher hatte sie ihre Nummer? Das Miststück mußte meine Schubladen durchsucht haben, in meinen Sachen gewühlt und mein Adreßbuch durchgeblättert haben.

Eine tiefe, vertraute Erschöpfung senkte sich über mich, und ich hatte nur noch einen Wunsch: in mein Zimmer zu gehen, die Tür zu schließen, das Radio anzudrehen und mit den Stretchübungen anzufangen – langsam, bedächtig, Halt suchen an meinen Knochen, spüren, wie jede Sehne Widerstand leistet, mich dann entspannen. Wie aus großer Entfernung konnte ich meine Worte nur mit Mühe durch den Raum schicken, und ich sagte zu ihnen: »Das einzige, was ich wirklich will, ist, daß ihr mich allesamt in Frieden laßt. Ich kann mir nicht vorstellen, daß ihr wegen einer ausgeklinkten Zimmergenossin den ganzen Weg hierher geflogen seid. Und ich habe jetzt keine Zeit dafür, weil ich zum Unterricht muß.« Und wenn ich mich dabei verletze, weil ich kein ordentliches Warming-up vorher machen kann, dann seid ihr schuld, fügte ich in Gedanken hinzu.

»Aber *schau* dich doch an, Josie«, platzte es aus meiner Mutter, »hast du dich eigentlich einmal *angeschaut*?«

Ob ich mich angeschaut habe? Womit sonst verbringe ich den größten Teil meiner Zeit, manchmal wie in Trance eine Stunde lang? Ich habe ein sehr klares Bild von mir: irgendwo zwischen dick und dünn, aber noch unvollkommen.

Ich zuckte mit den Achseln. Mein Vater erkannte, daß die Diskussion den gleichen Verlauf nahm wie ungezählte andere während der letzten acht Jahre und griff ein, ein Reflex, den er im Laufe eines Lebens mit jammernden und zu besänftigenden Frauen entwickelt hatte. »Schon gut, schon gut, Gin, laß sie in Ruhe. Jo, wie wäre es, wenn wir dich jetzt zu deiner Ballettstunde gehen ließen, und deine Mutter und ich nehmen uns ein Hotel und essen eine Kleinigkeit« – erst jetzt bemerkte ich ihre Koffer neben der Couch –, »und wie wäre es, wenn wir uns dann morgen zum Frühstück treffen würden, wenn wir alle eine Nacht darüber geschlafen haben, und entscheiden, was zu tun ist?«

»Ich frühstücke nicht.«

Selbst er gestattete sich jetzt einen sanften, entnervten Atemstoß. »Okay, dann treffen wir uns eben auf einen Kaffee. Wann beginnt dein Unterricht?«

»Erst um zehn. Aber vorher muß ich noch trainieren.«

Am nächsten Morgen trafen wir uns um neun Uhr – im Elysée. Ein kleiner, durchsichtiger Trick, sich in einer Konditorei zu treffen in der Hoffnung, die warme, duftgeschwängerte Luft, die Berge von luftigem Teig mit ihrem Puderzuckerschnee und ihrem dunklen Herzen (wovon ich aber – das möchte ich betonen – keinerlei Notiz nehme) würden mich in Versuchung führen. Alle machten einen ruhigen Eindruck, ich selbst einen nahezu apathischen. Das Gesicht meiner Mutter war frisch bemalt, ihre Haare fest verklebt; in einem blauen Jerseykostüm mit soliden Pumps (wie die Königin von England) wirkte sie entschlossen, nicht zu weinen. Mein Vater, der nach Rasierschaum duftete und noch die Spuren des Kamms im Haar trug, ruinierte den Effekt mit einem Dunst von Zigarettenrauch. Er sah nicht so aus, als hätte er viel geschlafen, sowenig wie ich, die ich wie gewöhnlich bis drei Uhr morgens gearbeitet hatte. (Gearbeitet hatte und auf und ab marschiert war, ein paar Zeilen gelesen hatte und dann wieder aufgesprungen war, um durch die stille Wohnung zu streifen, den dunklen Spiegel zu konsultieren.)

Ich nippte an meinem geeisten Tee. Sie schmierten dick Butter und Marmelade auf ihre Croissants (dreihundert Kalorien pro Stück).

Es gibt da so ein Krankenhaus, Josie – nun ja, kein richtiges Krankenhaus. Eher ein privates Erholungsheim. Spezialisten. Ausruhen. Kümmern sich um dich. Nur einen Monat. Ist es uns wert. Wollen dich zu nichts zwingen, was du nicht willst. Mal raus aus dem Alltag. Was meinst, hm, Liebes?

Ich meine, leckt mich am Arsch, und laßt mich in Frieden.

Ich meine, was für einen verdammten Unterschied würde es machen? Ich kann überall hungern.

Ich meine, es wird mir zu anstrengend zu entscheiden, was ich als nächstes tun soll. Allein der Akt, die Hand durch die dicke, elastische Luft zu diesem Teeglas zu führen – die Zitronenscheibe fängt schon an auseinanderzufallen, der Rand des Glases sondert Schweiß ab, wie könnte ich ihn noch in den Mund stekken? – erfordert alle Energie, die ich aufbringen kann. Die Hand wieder zurückzuführen und zu entscheiden, wo ich sie hinlegen soll, irgendwo, wo sie natürlich aussehen wird – so knochig und fleckig, so rissig und aufgesprungen in dem grausamen Morgenlicht – nimmt meine ganze Aufmerksamkeit in Anspruch. Ich werde sie hier lassen, neben der blauen Serviette, parallel dazu, und das Messer daneben plazieren, so daß alle parallel, gleich weit voneinander entfernt sind: die Hand, die Serviette, das Messer. Messer, Serviette, Hand.

Warum schauen mich alle so an?

Warten die noch immer darauf, daß ich etwas sage?

Sie starrt mich vom Fußende des Bettes aus an. Ich weigere mich, ein Wort zu sagen, beantworte nicht einmal ihren Blick. Warum sollte ich ihr die Befriedigung verschaffen, meine Angst ermessen zu können?

So will es das Neue Reglement. Sie bleibt während der gesamten Mahlzeit bei mir, und ich kann nicht einmal die Bettvorhänge um mich schließen. Und ich muß wenigstens ein bißchen von all dem essen, was für mein ergötzliches Abendessen ausgewählt wurde. Es gibt ein riesiges Glas Orangensaft (einhundertfünfzig Kalorien), zwei Scheiben Weizentoast mit vier Portionen Butter (zweihundert Kalorien, plus einhundertfünfundachtzig für den Toast), eine Melonenscheibe (ungefähr vierzig Kalorien: das ist die einzige legale Nahrung auf dem Tablett) und eine riesige Schüssel voll Haferbrei, klumpig und erstarrt wie Schleim (mindestens zweihundert Kalorien ohne Milch und ... beim bloßen Gedanken an das Wort *Zucker* fühle ich mich schon unrein).

Vielleicht wären die Schläuche doch besser, dann hätte ich wenigstens keine andere Wahl.

Sie beobachtet mich.

Ich kann nicht essen, wenn mich jemand dabei beobachtet.

»Ich kann nicht essen, wenn mich jemand dabei beobachtet.«

»Ich *beobachte* Sie nicht – ich bin einfach da. Und zu den Dingen, die Sie wieder lernen müssen, Josie, gehört auch das Essen in der Öffentlichkeit.«

Ich will nicht. Ich kann nicht. Essen ist Privatsache, nur der Körper ist öffentlich.

Meine Hände – violett, mitleiderregend, so wie ich sie mag – zittern, als ich den Löffel aufnehme. Jetzt müßte die Psychologiestudentin hier sein, die, die mich einmal an Elektroden angeschlossen hat, um meinen »Angst- und Erregungsgrad« bei der Konfrontation mit Essen zu messen. Sie (ernst, teigig, mit einem Geruch nach abgestandenem Kaffee und ungewaschenen Haaren) befestigte Elektroden an meiner Stirn, an meiner Brust, meinen Beinen, meinem Daumen und meinem Magen, dort, wo ich am weichsten bin, am verletzlichsten. Diese schwarzen Plättchen, die mit einer gallertartigen Masse eingeschmiert sind, um

Widerstände zu überwinden, sollen den Herzschlag, die Leitfähigkeit der Haut, die Durchblutung, die Schweißproduktion und so weiter messen: genau so, wie eben auch ein Lügendetektor funktioniert. Und Geschlechtsverkehr. Natürlich war ich verkrampft: Ich traute mich nicht zu atmen, weil ich fürchtete, eines der Verbindungskabel könnte sich lösen. Dann gab sie mir einen Bogen mit Fragen zu meiner augenblicklichen Verfassung. Bewerten Sie Ihre Gefühle in Hinblick auf: Anspannung, Befriedigung, Optimismus, Furcht, Hunger (Langeweile, Apathie, Abwesenheit, Gefühllosigkeit, Leere). Schreiben Sie auf, was Sie am meisten beschäftigt. Was mich am meisten beschäftigt: Warum soll ich aufschreiben, was mich am meisten beschäftigt?

Betrachten Sie diese Landschaftsgemälde, und bewerten Sie Ihre Reaktion auf einer Skala von eins bis neun. Sehen Sie diese Comics an und bewerten Sie Ihre Reaktion. Sehen Sie diesen Marsriegel an und bewerten Sie... ha! Reingelegt! Ihr Herz hat einen Sprung gemacht, die Kurve beweist es. Und jetzt essen Sie ihn auf. Schau, sie kann nicht. Sie hat Angst.

Meine Hände zittern, und ich kann den Löffel nicht hochnehmen. Die Schwester tut so, als wäre sie in ein *People*-Heft vertieft (wie Liz abnahm, wie Oprah es schaffte), aber ich weiß, daß sie mich eigentlich beobachtet. Ich möchte mit der Melone anfangen, meinen guten Willen unter Beweis stellen, aber ich kann nicht. Ich stelle mir meinen Magen vor, einen winzigen, zur Faust geballten Beutel: Diese Substanzen, diese Brocken fremdartiger Materie gehören nicht dort hinein. Sie gehören zu der Welt draußen, in der sie sind – einer anderen Welt.

»Ich kann nicht«, sage ich.

»Doch, Sie können, Josie – nehmen Sie einfach einen Mundvoll Haferbrei.«

Das ist Auswurf, das ist Schleim, das ist Rotz. »Er ist kalt inzwischen.«

»Nein, das ist er nicht, versuchen Sie es einfach.«

Ich stecke den Löffel in den Schleim – einen Löffel voll, circa fünfzehn Kalorien. Wie widerstrebend der weißliche Klumpen sich löst, wie er mit dem Rest in klebrigen Fäden verbunden bleibt. Ich öffne meinen Mund, aber etwas funktioniert nicht, irgendein Neuron feuert nicht, und ich verharre erstarrt, den Mund offen.

Sie wird langsam ärgerlich, das spüre ich. Entschlossen legt sie die Zeitschrift hin und sagt: »Josie, hören Sie jetzt mit dem Unfug auf und essen Sie einfach.«

»Ich kann nicht«, sage ich, und das ist die Wahrheit. Und dann, bevor ich mir dessen bewußt bin, habe ich den nächsten Satz gesagt: »Ich möchte, daß Sie mich füttern.«

Bei den Bemba schmieren Mütter den roten Saft bestimmter Früchte auf ihre Brüste; der Saft sieht aus wie Blut und jagt den Kindern Angst ein. Tonga-Mütter im südlichen Afrika entwöhnen ihre Kinder, indem sie ihre Brüste mit Pfeffer bestreuen; im Iran erzählt man den Kindern, daß eine Hexe die Mutterbrust aufgefressen hat, die zum Beweis mit einer schwarzen Substanz verschmiert und dem Kind gezeigt wird.

»Seien Sie nicht kindisch, Josie. Sie sind doch kein Baby mehr.«

»Bitte.«

»Josie, ich kann nicht.«

Sie schleift mich über den Teppich; mit Zähnen und Fingernägeln schnappe ich nach ihren Knöcheln, verfehle sie und schreie, schreie und schreie. Ein einziges Verlangen verzehrt mich: sie zu zerfleischen. Sie keucht vor Erregung, vielleicht bekommt sie einen Herzinfarkt, ihr Gesicht ist rot angelaufen und verschmiert, ihre Zähne sind zusammengebissen; mit der freien Hand versucht sie, in mein Gesicht zu schlagen: »Du hältst dich wohl... für... besonders schlau, stimmt's... Du glaubst, du bist... etwas... Besseres... Meinst... du kannst tun... wozu du... Lust hast.« Schreiend und atemlos vor Schluchzen gelingt es mir, wieder auf die Beine zu kommen, mit aufgeschürften und blutenden Knien. »FASS mich nicht AN du blöde Kuh FASS micht nicht AN du fette Hexe FASS micht nicht AN sonst bring ich dich um.« Ein stummes Aufbrüllen erschüttert meinen Körper, eine hämmernde, schwindelerregende Selbstvergessenheit und ich stürze mich auf sie, umarme ihr daunenweiches Fleisch, obszön in seiner dumpfigen Überfülle. Wo immer ich sie zu fassen bekomme, grabe ich meine Finger hinein – in die Fleischpolster der Oberarme, die Fettwülste am Rücken, selbst in die geschwollenen Handgelenke… und zerre und bohre und reiße daran und schnappe ächzend und schluchzend zwischen verzerrten Kieferknochen nach Luft. Sie schlägt nach mir, aber sie ist zu unbeholfen, um mich zu erwischen; sie verliert das Gleichgewicht, und ich versetze ihr einen Stoß. Mit einer bösartigen, besinnungslosen Angst – was wird als nächstes geschehen? Kann ich sie wirklich umbringen? – stoße ich sie zu Boden, und sie landet wie ein Käfer auf ihrem Rücken, während die Luft mit einem Geräusch aus ihr entweicht, das irgendwo zwischen einem Heulen und einem rauhen Schrei liegt. Ich bin zu erregt, um jetzt aufhören zu können – eine heftige elektrische Brandung dröhnt durch mich, von irgendwo tief innen zwischen den Rippen –, aber ein Teil meines Gehirns registriert voll Entsetzen die Ereignisse. Ich trete nach ihr, wo immer ich sie erwischen kann, trete und trete, bis sie den Mund hält, bis sie verschwindet, bis sie mich in Ruhe läßt; ich trete nach ihren federnden Hüften, sammle meinen Mut, um auf ihr Gesicht loszugehen, es macht keinen großen Spaß, sie schreit und versucht sich einzurollen, ich bin heiser und schwindlig, meine Kehle schmerzt, jeder Muskel tut weh, ich weiß nicht recht, wie lange sich diese Raserei aus eigener Kraft noch halten kann.

Fettleibigkeit hat es noch nie leichter gemacht, sich um einen Haushalt und eine Schar schreiender Gören zu kümmern.

»Na sehen Sie. Ich wußte, daß Sie es schaffen können.«

Es war ekelerregend: drei Löffel voll kaltem, schleimigem Haferbrei. Aber ich habe es geschafft – langsam, mit klopfendem Herzen und obwohl etwas mir die Kehle zusammenschnürte, habe ich es geschafft.

»Jetzt probieren Sie ein bißchen Toast, Josie.«

»Ich kann diese… Butter nicht essen.«

»Nur ein kleines bißchen – sehen Sie, verstreichen Sie sie, und dann kratzen Sie das meiste wieder herunter, wenn Sie wollen, aber versuchen Sie es wenigstens. So ein winziges bißchen wie das hier kann Ihnen unmöglich etwas ausmachen.« Mit ihrer kräftigen, sommersprossigen Hand buttert sie den Toast und kratzt dann das meiste wieder ab, aber ich kann noch immer weißes Fett in den geschwärzten Poren erkennen. Dann hält sie ihn mir hin, den ganzen Toast auf einmal – ein riesiges Flugzeug in Schräglage (ungefähr hundert Kalorien, wenn man das... Fett mitrechnet; aus irgendwelchen Gründen scheint es mir schon obszön, das Wort *Butter* nur zu denken, unanständig und ölig auf der Zunge).

»Ich muß ihn zuerst kleiner schneiden.«

»Okay, aber nur halbieren oder vierteln.«

Ich schneide ihn in Viertel, diagonal, und nehme dann eines der daraus resultierenden, beinahe gleichseitigen Dreiecke an einer Spitze in die Hand. Kann ich wirklich so viel essen? Ein Viertel von hundert ist nur fünfundzwanzig, aber ich habe schon diesen ganzen Haferbrei gegessen, und sie wird von mir erwarten, daß ich auch die Melone esse und den Saft trinke. Ich knabbere wie ein Nagetier an einer Ecke und lege ihn dann hin. Sie sieht noch immer das *People*-Heft an, und ihr forsches, lärmendes Umblättern ist langsamer geworden – anscheinend hat sie etwas Lesenswertes gefunden: Ich frage mich, was wohl – aber ich spüre, das das Kräftefeld ihrer Aufmerksamkeit mich weiterhin miteinschließt. So knabbere ich noch ein bißchen, hauptsächlich der Show halber, aber dabei bricht ein größeres Stück als geplant in meinem Mund ab, und nun bin ich gezwungen, es zu kauen. Zu *mastikieren*, noch ein obszönes Wort. Das Kauen kommt mir sehr laut und krachend vor, es ist mir peinlich, so höre ich auf damit. Sie blickt mit hochgezogenen Augenbrauen auf. Ich lege den Rest des Toastdreiecks auf den Teller zurück. Das reicht für heute.

»Müssen wir das von nun an bei jeder Mahlzeit durchexerzieren?« frage ich.

Sie nickt sachlich, beißt sich auf die Unterlippe. »Jawohl.«

»Langweilt Sie das nicht?«

»Nein. Das ist mein Beruf.«

»Ganz schön langweiliger Beruf, wenn Sie mich fragen.«

Ein Achselzucken. »Ich mag ihn.«

»Warum?« Ich will Zeit gewinnen, aber ich bin auch ein bißchen neugierig, was jemand an so einer Tätigkeit finden kann – griesgrämige Leute herumzuschieben, Essen in sie hineinzustopfen, vorzugeben, es interessiere ihn, ob sie leben oder sterben.

»Es ist gut, wenn man Leuten dabei helfen kann, wieder gesund zu werden.«

»Auch dann, wenn sie zunächst gar nicht krank sind?«

Sie macht ein verwirrtes Gesicht. »Was meinen Sie damit?«

»Ach, vergessen Sie's.« Ich bin der Erklärungen müde. Tatsächlich bin ich nur noch müde, wie mir klar wird, schrecklich müde und zunehmend angewidert; alles, was ich will, ist in die Kissen zurücksinken. Ich schiebe das Tablett von mir weg, aber sie streckt sanft ihre Hand aus und hält es fest.

»O nein, Josie. Wir haben ausgemacht, daß Sie zumindest ein wenig von allem auf dem Tablett essen.«

»Verdammt noch mal, ich kann nicht. Lassen Sie es hier stehen, und ich werde später noch etwas essen.«

»Josie, nehmen Sie sich zusammen. Essen Sie ein bißchen von der Melone, trinken Sie ein paar Schlucke Saft, und dann räume ich das Tablett ab.«

»Haben Sie nichts Besseres zu tun?« sage ich patzig, bausche meinen Groll auf, spiele um Zeit. Ich will nicht essen, aber ich will auch nicht, daß sie geht.

»Stellen Sie sich vor, das habe ich«, sagt sie scharf. »Sie sind nämlich nicht die einzige Patientin auf diesem Stockwerk.«

»Wieso? Wer ist sonst noch hier?«

»Nun, Sie könnten einige davon kennenlernen, in der Gruppentherapie, wenn wir Sie erst einmal auf ein funktionsfähiges Gewicht gebracht haben und Sie hier raus können. Gruppentherapie ist Bestandteil der ambulanten Behandlung.«

»*Gruppentherapie*? Sie müssen den Verstand verloren haben. Niemals, niemals werde ich solchen Schwachsinn...«

»Okay, okay, wir brauchen das nicht sofort zu klären. Sie

sind noch meilenweit davon entfernt. Jetzt essen Sie ein wenig Melone, Josephine, bitte.«

Ich antworte nicht, aber wenige Minuten danach, als sie wieder in *People* liest, höhle ich einen Teelöffel voll aus, steche ihn genußvoll aus dem saftigen Fleisch heraus.

7

Sie verlangt von mir, daß ich reinen Traubenzucker esse, einhundert Gramm, vermischt mit Ei und Milch. Ich sage ihr, daß ich mich übergeben werde, daß der bloße Gedanke daran mich würgen läßt. Sie sagt: »Nein, meine Liebe, das werden Sie nicht, versuchen Sie es einfach.« Ich bin wieder bei der verhutzelten Endokrinologin, deren eigene Hormone ihr anscheinend den Dienst aufgekündigt haben, um sie ausgedörrt wie einen Grashüpfer zurückzulassen.

»Das kann ich unmöglich.«

»Klar können Sie. Los, versuchen Sie es.«

Das Zeug sieht weiß und klebrig und widerwärtig aus. Ich nippe versuchsweise daran und spüre ein Würgen: Es ist süßer als alles, das ich je geschmeckt habe, von einer fauligen, würgenden Süße.

»Sehen Sie, es ist gar nicht so schlecht.«

Das ist die Art von Gerede, die mich krank macht. Warum muß mich hier jeder so herablassend behandeln, als wäre ich ein Kind? Warum erkennen Sie meine Stärke nicht an: wieviel es mich gekostet hat, so wenig aus mir zu machen?

Aber die Schwester ist hier, und ich will meine neue Kooperationswilligkeit demonstrieren (andernfalls die Schläuche), deshalb versuche ich, mehr hinunterzuzwingen, und kämpfe gegen das konvulsivische Verschließen meiner Kehle an. Ich schaffe ungefähr den halben Becher, bevor ich dem Ekelgefühl nachgebe, einem kruden, widerwärtigen Durst. Mit geschlossenen Augen sinke ich in den Sessel zurück, schüttle den Kopf und habe Angst, mit der Berechnung der gerade geschluckten Kalorien auch nur zu beginnen.

Dann muß sie Blut abnehmen, plagt sich wieder, um eine Vene zu finden, packt meine zarten, behaarten Arme mit groben Händen. Ich sehe nicht hin, ich halte die Augen fest geschlossen. Anfänglich kommt der Stich alle fünfzehn Minuten, dann jede halbe Stunde, dann jede Stunde. Ich habe Angst, so viel Blut zu verlieren, mir ist schwindlig, aber sie versichert mir auf ihre herablassende Art, daß nur eine geringe Menge Blut entnommen wird: »Nicht so viel, daß irgend jemand davon schwummerig werden könnte, das verspreche ich Ihnen.« Warum ist mir dann schwummerig?

Der Zweck dieses Vampirfestes besteht angeblich darin, den Spiegel des Hormons zu messen, das das Sättigungsgefühl steuert. Ich kann mich satt vor Leere fühlen, befriedigt durch nichts: Welches Hormon steuert das?

»Auf keinen Fall. Sie ist erst dreizehn.«

»Aber Michael...«

»Kommt überhaupt nicht in Frage, Virginia.«

»Aber Michael...«

»Die Antwort lautet nein!«

»*Michael*! Willst du mir wohl einen Augenblick zuhören? Alle anderen Mädchen werden da sein. Carols Eltern werden da sein. Sie werden beaufsichtigt sein, nicht einfach...«

»Jungen. Sie ist zu jung, um auf eine Party mit Jungen zu gehen.«

»Nein, das ist sie nicht, Michael. Alle anderen Mädchen gehen auch hin.«

»Mag sein, aber sie ist nicht alle anderen Mädchen. Sie wird später noch genug Zeit für Jungen haben.«

Aber später in der Nacht, hinter der Schlafzimmertür, gewann meine Mutter den Kampf für mich. Sie wollte, daß ich »normal« war. Sie wollte mir ein neues Kleid kaufen.

Ich trug ein kurzes, schreckliches Ding und leuchtend gelbe Schuhe. In diesem blumigen Ensemble (Gänseblümchen überall, selbst an den Ohren sprossen sie) sahen meine Beine kurz und stämmig aus, führten nirgendwohin. Meine Haare waren gewaltsam zu einem Pferdeschwanz gebunden; dickes, eintöniges Make-up ließ Poren und Pickel hervortreten; ein kreidig bläuliches Pink belegte meine Lippen wie die Zunge eines Kranken. Meine Augen waren schwarz eingerahmt und von schwarzen

Speichen umrandet, die bemalten Augenhöhlen einer Puppe mit furchtsamen, leeren Augäpfeln darin.

Ich hatte drei Stunden gebraucht, um diesen Effekt zustande zu bringen.

Carol hatte den Keller verwandelt – rubinrote Glühbirnen, Kissenberge in den Ecken und Posters, die schwarzgrün in der Dunkelheit glühten –, doch sobald ich ihn betrat, wußte ich, daß ich mich nicht gewandelt hatte. Sowenig wie die Jungen, die sich in kleinen Grüppchen an die Wände lehnten und sich betont lässig gaben, obwohl (wenn ich zu lesen verstanden hätte) überall auf ihrer geisterhaft blassen Haut unübersehbar das hormonelle Chaos geschrieben stand. Die Mädchen ließen ihre Blicke umherschweifen, kommentierten gegenseitig ihre Aufmachung und schütteten Kartoffelchips und Früchtepunsch in sich hinein, wenn ihnen der Gesprächsstoff ausging.

Sobald die Musik einsetzte, bildeten sich aus diesen zwei Gattungen Pärchen, die, den Blick des anderen meidend, in befangene Zuckungen verfielen und sich wieder voneinander lösten, sobald die Nadel die leeren Rillen am Ende des Liedes erreichte. Nur wenige Worte fielen, und das Grapschen begann.

Des Herumstehens müde, verzog ich mich – ein Schandfleck auf geschändeten Füßen – ins Arbeitszimmer, wo ich den *New Yorker* durchblätterte und hoffte, eine verwandte Seele würde mich finden.

Im Durchschnittsbereich?

Kalzium- und Kaliumspiegel: im Durchschnittsbereich.

Andere lebenswichtige Mineralien: dito (wirklich erstaunlich – obwohl das meine Ansicht über den Körper bestätigt: wie wenig er eigentlich braucht).

Eisen: im Durchschnittsbereich (ohne dieses allmonatliche, dunkle und nutzlose Ausbluten).

Leberwerte: normal.

Herz: normal?

Alles normal? Wie ist das möglich? Daß ich noch lebe, ist doch bestimmt ein Wunder? Bestimmt kann man eine so extreme Lebensweise im Blut nachweisen?

Aber dann, zum Schluß, der Chloridspiegel: gefährlich niedrig.

Glukosespiegel beim Fasten: niedrig. Das bedeutet, so erklärt sie mir, daß ich zuviel Insulin produziere. »Deswegen fühlen Sie sich immer hungrig, selbst direkt nach dem Essen.«

»Aber das tue ich nicht«, sage ich ihr.

Sie sieht mich nur an.

»Wirklich nicht«, beharre ich.

Sie zuckt die Achseln.

Ich fühle mich nie hungrig, wie ich ihr bereits sagte, noch fühle ich mich je müde, durstig oder kalt. Vor allem aber weine ich nie – obwohl ich das früher tat. Ich mußte einen kurzen, stürmischen Umweg zurücklegen zwischen einer empfindungslosen Kindheit und dem Jetzt, um wieder unangreifbar zu werden. Nun weiß ich, daß nichts mich verletzen kann, daß ich jedem Bedürfnis widerstehen kann.

Die meisten Frauen verbringen ihr Leben in einem Zustand des Hungers. Warum sollte ich irgendwie anders sein?

Ich hatte seit drei Tagen meinen Koffer gepackt, glättete und faltete seinen Inhalt wieder und wieder (bunte Shorts und im Nacken gebundene Tops; einen neuen weißen Badeanzug, der hauptsächlich aus Löchern bestand), aber als der Wagen dann knirschend in die Einfahrt fuhr, überwältigte mich Beklommenheit. Ich hörte die Türklingel, gefolgt von ein paar übertrieben angeregten Worten zwischen den Erwachsenen, und dann die Stimme meiner Mutter: »Josie! Josephine! Wo steckt das Kind bloß? Ich schwöre, den ganzen Morgen über sitzt sie schon auf ihren Koffern, treibt mich schier zum Wahnsinn, und dann, kaum daß Sie kommen, verschwindet sie. *Josie*!«

Mit einem lauten »Ja, ja, ich komm doch schon!« trappelte ich die Treppe hinunter und ließ meinen Koffer hinterherkrachen. Da stand sie: eine hochgeschossene, irgendwie in die Länge gezogene Fremde. Ihre Haare waren länger, ihr Gesicht schmaler geworden. Wir machten Anstalten, uns zu umarmen, hielten dann inne, scheu.

Es war der erste Sommer seit ihrem Wechsel auf das Internat.

Vielleicht, weil sie die Radarwellen meiner Sehnsucht aufgefangen hatte, hatte sie mich eingeladen, einen Monat im Strandhaus ihrer Familie zu verbringen.

Im Auto, unter dem leutseligen Geschwätz ihres Vaters, musterten wir uns verstohlen. Sie trug kein Make-up, abgesehen von einem Hauch Rosa auf den Lippen – aber mit ihrer makellosen goldenen Haut hatte sie es auch nicht nötig. Sie trug einen Baumwollrock und eine weichfließende himmelblaue Bluse, die meine Aufmachung, frisch aus dem neuesten Heft von *Seventeen*, plötzlich schreiend bunt wirken ließ. Sie kurbelte die Wagenfenster ganz herunter und lehnte sich in die bewegte, sprühende Luft hinaus; ich beschäftigte mich damit, meine Haare festzuhalten.

Am Strand teilten wir uns ein Zimmer, das eher ein Bungalow war, abseits des Haupthauses. Während ich meine flotte Feriengarderobe auspackte – die in der Atmosphäre dieses Sommerhauses, zwischen verblichener Bettwäsche, nicht zueinander passenden Stühlen und Kommodenschubladen, die vom salzigen Dunst aufgequollen waren und klemmten, noch unpassender wirkte –, verschwand sie im Haus mit ihrer Mutter, die bereits ein paar Tage früher gekommen war, um »das Haus aufzumachen«.

Es war eine lange Fahrt gewesen, und ich war hungrig und hatte Kopfschmerzen. Ich setzte mich auf eines der Betten (es gab in alarmierender Weise nach) und blätterte in einem alten *Reader's Digest* aus dem ausgeblichenen Haufen daneben. Ich wußte nicht, ob sie zurückkommen würde, um mich zu holen, oder ob ich zum Haus wandern und nach ihr suchen sollte. Plötzlich schien alles ein Problem der Etikette zu sein. Früher war das nie so gewesen, früher waren wir erhitzt und kichernd durch das Haus getobt, hatten gellend durch die kühlen, dunklen Hallen nacheinander gerufen, gefangen in unseren privaten Spielen.

In meiner Unsicherheit konsultierte ich den fleckigen, angegilbten Spiegel, der an den Rändern mein Bild zerfraß. Ich nahm meine Pinzette zur Hand und zupfte ein paar Härchen aus, obwohl ich meine Augenbrauen schon vor der Abreise gründlich in

Form gebracht hatte. Ich zerdrückte einen unsichtbaren Pickel, was mir Tränen in die Augen trieb. Ich kämmte mir erneut die Haare, scheitelte sie exakt in der Mitte, machte drei Anläufe, um es perfekt zu machen. Ich trug eine weitere Lage pinkfarbenen Lippenstift auf. Sie kam noch immer nicht, also zog ich meine Sandalen an und ging los, um nach ihr zu suchen.

Ich fand sie in der großen, mit Schieferfliesen gekachelten Küche, sie und ihre Mutter, wo sie Oliven und Käsestückchen, die vor dem Abendessen zu den Drinks auf der Veranda gereicht werden sollten, auf Zahnstocher spießten. Amanda Jane hatte zwei Brüder, achtzehn und zwanzig, die zu dieser Stunde gelegentlich in Erscheinung traten, sonnenverbrannt, frisch geduscht und knisternd gekleidet für ihre abendlichen Ausflüge in die Stadt. Davon abgesehen sahen wir sie kaum: Sie bewohnten ein paralleles Universum (Autos, Mädchen, private Witze), schliefen lange und verbrachten ihre Tage an einem anderen Strand als wir.

Ich setzte mich an den Küchentisch, wo Manda geräucherten Gouda in Würfel schnitt. Ohne nachzudenken, schaufelte ich ein paar davon in meine Hand und stopfte sie in den Mund, bevor sie Zeit hatte, sie aufzuspießen. Dann nahm ich einen englischen Cracker vom Käsetablett und verspeiste krachend auch diesen. Sie sah mich seltsam an.

»Die sind für die Männer«, sagte sie. »Für später.«

»Ich weiß«, sagte ich.

Ihre Mutter, die uns den Rücken zugewandt hatte und am Spülbecken Radieschen putzte, blickte herüber und sagte: »Es ist angenehm, schlank zu sein, meine Liebe.«

»Ich weiß«, sagte ich achselzuckend, und ein heißer Tunnel der Bestürzung tat sich in mir auf. Vor meiner Übertretung war mir nicht bewußt gewesen, daß es eine Regel gab: Frauen bereiten das Essen zwar zu, aber sie dürfen es nicht essen. Warum hatte meine Mutter mich das nicht gelehrt?

Verwöhnen Sie ihn mit Köstlichkeiten, aber ruinieren Sie nicht Ihre Diät dabei.

Wie?

Packen Sie zwei Lunchpakete.

Seines	*Ihres*
2 Scheiben gebackener Schinken: 290	*1 Scheibe gebackener Schinken: 145*
150 g Bohnen mit Barbecuesauce: 220	*2 Dillgurken: 30*
1 Dillgurke: 15	*2 Teelöffel Senf: 20*
2 Teelöffel Senfsahnesauce: 115	*50 g Krautsalat: 55*
50 g Krautsalat: 55	*1/2 Semmel, trocken: 50*
1 Buttersemmel: 125	*1/4 l Diätlimonade: 1*
3 gewürzte Holzäpfel: 85	
1/4 l Zitronenlimonade: 105	
Kalorien insgesamt: 1010	*Kalorien insgesamt: 301*

Zurück auf der Station bin ich hin- und hergerissen zwischen dem Wunsch, mich aufs Bett fallen zu lassen und der Seekrankheit zu überlassen (Bewegung, Glukose, Nadeln, Blut), und dem Bedürfnis, endlos auf und ab zu marschieren, den Überschuß aufzubrauchen, den Kopf zu füllen mit allein dem Gedanken an den nächsten Schritt, die nächste Zahl. Ich werde immer noch stündlich kontrolliert, aber in neunundfünfzig Minuten kann ich ein paar Kilometer zurücklegen (glaube ich – meine Berechnungen sind vielleicht falsch, es fällt mir zur Zeit schwer, Dingen auf der Spur zu bleiben, mich auf einen einzigen Gedanken zu konzentrierten). Jedesmal, wenn ich an den Traubenzucker denke, durchfährt mich eine eisige Panik: *wie viele* Kalorien könnte ich wohl geschluckt haben? Möglicherweise mehr als in einem Milchshake (dreihundertfünfzig Kalorien), vielleicht mehr als in einem Teller Fettucine Alfredo (sechshundertfünfzig Kalorien), womöglich sogar mehr als in einem – der bloße Gedanke an die

Wörter ist mir schon unerträglich – riesigen Eisbecher mit Schokoladeüberzug, üppig mit Schlagsahne bedeckt (kalt, süß, dunkel, heiß, schmelzend, orgiastisch).

Sie war kühl und distanziert geworden.

Am Strand trug sie einen breiten Strohhut wie ihre Mutter, die keine Sonne vertrug und vollständig bekleidet als Hüterin der Lunch-Kühltasche (Paté, Shrimps, Trauben) unter einem Sonnenschirm saß. Ich wollte meine Pickel bestrahlen lassen, so lag ich mit dem Gesicht nach oben, briet meine Haut in ihrem eigenen Fett, mit einem weißen Tupfer auf der Nase wie ein Clown.

Amanda Jane trug einen blaßblauen Bikini, der weitaus schlichter war als mein Einteiler (letzterer erforderte eine beständige Überwachung der Schambehaarung und ein fluchtartiges Verlassen des Wassers, wo er unanständig durchsichtig wurde). Sie las die meiste Zeit im Schatten ihres Huts; ich lag den ganzen Tag über in einer sonnenberauschten Benommenheit da, von vagen erotischen Träumen heimgesucht.

Sie rasierte jeden Morgen ihre Beine. »Es dauert nicht lang«, sagte sie mit einem Blick auf meine trägen, schwarzeln Stoppeln.

Sie wusch ihre seidene Unterwäsche jeden Abend mit der Hand.

Sie las *Vogue*, nicht *Seventeen*.

Sie hatte keine »Verabredungen«, sondern sammelte für ihre Aussteuertruhe. Sie hatte bereits beschlossen, daß sie den besten Freund ihres jüngeren Bruders heiraten würde.

Nie, niemals aß sie ein Dessert.

Nachspeisen waren »für die Männer«, wie ich wohl wußte, aber dennoch hielt ich bei jeder Mahlzeit in diesem Sommer mit ausdruckslosem Gesicht meinen Teller hin. Ich stopfte alles in mich hinein, ob es mir schmeckte oder nicht – gedeckten Apfelkuchen mit Sahne, gestürzten Ananaskuchen, Vanillepudding, mit Sirup getränkte Waffeln, Mousse au chocolat, Kekse aller Art (besonders das zarte Buttergebäck, das es zum Tee gab), Eis mit Rumrosinen, das ich haßte; etwas Schaumiges mit Orange und Ingwerstückchen, das ich ebenfalls haßte. Je mehr ich es haßte, je gehaltvoller und ungesünder es war, um so grimmiger das Vergnügen, mit dem ich es verzehrte, schweigend, trotzig.

Natürlich wurde ich täglich pummeliger und häßlicher.

»Du hast zugelegt«, sagte er. »Du wirst allmählich ein stattliches Mädchen.«

Ich bestrich mein Brot mit Butter und gab keine Antwort. Was hätte ich schon sagen sollen?

»Es muß an der Seeluft liegen«, sagte meine Mutter.

»Und am guten Essen«, sagte mein Vater. »Diese Leute wissen bestimmt, wie man sich ein angenehmes Leben macht.«

»Nun, sie können es sich ja auch leisten«, sagte sie mit leichter Schärfe. Er blickte kurz, mit gerunzelten Augenbrauen, von seinem Schweinekotelett hoch, sein Messer verharrte über der Stelle, wo es soeben die gallertige Schwarte abgeschnitten hatte.

Ich klappte meine Scheibe Brot zusammen und stopfte das meiste davon in den Mund. Das sollte mich von weiterer Konversation befreien. Hatte man mir nicht beigebracht, daß man nie mit vollem Mund spricht?

Gleich nach meiner Rückkehr, nachdem sie Amanda Jane und ihre Eltern unter überschwenglichen Dankesbezeugungen verabschiedet hatte (ich stand träge und mißgelaunt daneben), nahm meine Mutter mich beiseite. Das letzte Mal, als sie mich mit einer Miene verschämter Geheimnistuerei in ihr Schlafzimmer gezogen hatte, wo das gelbe Nachmittagslicht durch die Jalousien sikkerte, hatte sie mich in die »Tatsachen des Lebens« eingeweiht – von denen Manda Jane mich schon seit Jahren zu überzeugen versuchte. Es gab doch wohl nicht noch mehr davon?

»Jo, ich muß dir etwas sagen.«

»Hm?«

»Es geht um deinen Vater: Er hat sich entschlossen, seine Stelle zu kündigen.«

»Ach?«

»Nun ja, weißt du, seit der Fusion war er bei AmInCor nicht mehr besonders glücklich. Sie haben ihn nur herumgeschubst mit dieser… du weißt schon, Umstrukturierung des Managements und dem ganzen Zeug.«

Ich nickte.

»Deswegen hat er beschlossen aufzuhören.«

»Hat er eine andere Stelle?«

»Noch nicht, aber sie haben ihm... Ich meine, er nimmt drei Monate Gehalt... statt... also, er bekommt noch drei Monate weiter sein Gehalt, das müßte genügen, um sich nach etwas anderem umzusehen.«

Ich zuckte mit den Schultern. Drei Monate schienen eine lange Zeit. Ich wußte ohnehin nicht so recht, was mein Vater tat – der Begriff »Management« rief keine Bilder wach in mir, abgesehen von dem seines verlassenen Büros mit einem grauen Teppich in einem Glasturm in der Innenstadt, das ich als Kind gelegentlich am Wochenende besucht hatte und wo ich mir mit dem magnetischen Büroklammernhalter die Zeit vertrieben hatte. Da ich nicht wußte, was er eigentlich tat, machte es für mich keinen Unterschied, ob er etwas anderes tat.

Ich merkte, daß jemand hinter mir war und wirbelte herum.

»Oh, tut mir leid«, stammelte er, »ich wußte nicht, daß du hier bist.«

»Versuch's mit Anklopfen beim nächsten Mal«, sagte ich, während ich zu spät nach dem Handtuch griff, nackte Schultern, brennende, blinde Augen, und das Wasser zischte und trommelte noch immer herab, ein gewaltsames, nasses Getöse.

Ein wenig später (eine Lücke: irgendwie fand ich mich auf dem Boden wieder) bringt sie eine Vase mit Tigerlilien herein, verziert mit einer orangefarbenen Schleife.

»Für Sie«, sagt sie. »Sie sind gerade eingetroffen.«

Ich habe keinerlei Interesse an diesen schockierend lebendigen Blüten, diesen fremdartigen, gesprenkelten Wesen, die bedrohlich in einer Glasröhre zusammengedrängt sind.

»Hier ist die Karte, Josie. Wollen Sie denn nicht wissen, von wem sie sind?«

»Nein. Was spielt das für eine Rolle?«

»Kommen Sie, Josie, sie sind wunderschön.«

»Ich will sie nicht. Sie werden auch nur sterben.«

»Aber...«

»Bringen Sie sie weg. Sie werden bloß sterben.«

»Sind Sie nicht ein bißchen unvernünftig, Josephine?«

»Bringen Sie sie weg, sie werden sterben, sie werden sterben, sie werden sterben, sie werden sterben«, wiederhole ich immer wieder mit wachsender Verzweiflung, meine Stimme gerät außer Kontrolle, bricht zu einem Krächzen.

Sie sagt nichts, aber nach wenigen Sekunden bringt sie sie mit bedeutungsschwer hochgezogenen Augenbrauen hinaus (nur daß ich nicht hinsehe, daß ich nicht zu lesen bereit bin). Ich liege auf dem Bett, steif, mit geschlossenen Augen und hämmerndem Herzen, und versuche, meine Atmung unter Kontrolle zu bringen, die durch irgend ertwas hinten in meiner Kehle blockiert zu sein scheint, so daß meine Lungen nicht genügend Luft bekommen.

Als ich endlich wieder einatmen kann – Stunden später, wie mir scheint –, greife ich nach dem kleinen Umschlag mit dem eleganten grauen Floristenzeichen, den sie zurückgelassen hat. Ich reiße ihn auf. Eine kleine weiße Karte, auf der in einer fremden Handschrift steht: »Für unsere geliebte Tochter – wir hoffen, daß du bald wieder bei Kräften und wohlauf sein wirst. In Liebe von Mum und Dad.« Offenbar telefonisch bestellt. »Unsere geliebte Tochter?« Das ist zum Kotzen.

Lunch: ein halber Salat (Eischeiben und rohe Zwiebeln am Boden versteckt; das Dressing, auf dem sie besteht, mit der Gabel darüber getropft). Kopfsalat, Tomate, grüne Paprika, Karotte, ein paar Tropfen Öl (fünfzig Kalorien). Ein Viertel Brötchen (fünfundzwanzig Kalorien). Ein Scheibchen Cheddar (fünfundzwanzig Kalorien). Ungefähr ein halbes Glas Apfelsaft, mit Wasser verdünnt (fünfzig Kalorien). Außerdem gibt es noch zwei Haferplätzchen (hundert Kalorien), aber, neues Reglement oder nicht, ich kann mich nicht überwinden, davon zu essen. *Plätzchen, Kuchen, Schokolade und andere Süßigkeiten müssen Sie meiden wie den Teufel!* Sie weigert sich, das Tablett wegzunehmen, bevor ich die Kekse probiert habe, also breche ich sie in immer kleinere Stückchen, in der Hoffnung, ich könnte eins so klein bekommen, daß ich es in den Mund stecken kann, ohne etwas zu schmecken. *Bei einem Sugarholic kann schon der kleinste Happen eine Freßorgie auslösen.*

Sie sieht von ihrer Zeitung hoch und sagt: »Sie sollen nicht damit spielen, Josie, Sie sollen einfach essen.«

»Plätzchen sind ungesund«, sage ich. »Zucker, Fett, weißes Mehl. Diese Diätistin scheint nicht viel von Ernährung zu verstehen.«

Keine Antwort.

»Ich sagte, diese Diätistin scheint einen Dreck von Ernährung zu verstehen.«

Sie ignoriert mich. Ich blicke auf das Tablett und unterdrücke den wilden Impuls, es durchs Zimmer zu schleudern.

Je länger es hier steht, um so mächtiger wird seine Anziehungskraft, um so stärker der Zwang, ihm nachzugeben und mich vollzustopfen.

Ich nehme einen Plätzchenkrümel, damit sie es endlich abräumt (weniger als eine Kalorie, denke ich doch?), und lege ihn auf die Mitte meiner Zunge, weit weg von den Zuckerrezeptoren. Dann fange ich an, voll Entsetzen die Kalorien zusammenzuzählen, die ich zu mir genommen habe.

Gesamtsumme: mindestens zweihundert. Gesamtzeit: dreiundfünfzig Minuten. Das war's dann: Heute werde ich nichts mehr essen.

Ich fühle mich aufgedunsen, elend, übel, mein Bauch spannt und wölbt sich nach vorne.

In plötzlicher Panik frage ich sie: »Sagen Sie mir die Wahrheit: Bin ich dicker als normale Menschen?«

8

»Steigen Sie nur drauf«, sagt sie. »Nhnh«, sagt sie, »*mich* sollen Sie ansehen.«

Ich drehe mich auf der Tribüne um, mehr wie eine Betrunkene als wie eine Tänzerin, und wende mich meinem Publikum zu (bestehend aus einer Person). Etwas schießt in mir hoch: Lampenfieber. Ich versuche, wieder hinunterzusteigen, aber sie stellt sich mir in den Weg, überläßt mich, bloßgestellt, einsam, meinem Schicksal.

Hinter meinem Rücken geht etwas vor.

Dr. Frosch hat verordnet, daß ich nur noch mit dem Rücken zur Skala gewogen werden darf; sie werden es mir mitteilen, sagt er, wenn ich die Mitte meines »Zielgewichtsbereichs« erreicht habe.

»Wieviel ist es?« blöke ich. Aber sie wollen es mir nicht sagen. »Vertrauen Sie uns«, sagen sie.

So stehe ich hier wie gelähmt, nackte, ausgemergelte Füße auf der Metallplatte, und erfahre nichts von den Neuigkeiten hinter meinem Rücken. Mich fröstelt; ich lege die Arme um mich und bohre die Finger zwischen die Rippen, beruhigt, wie nackt sie sich anfühlen, als ob unter diesem Nachthemd nichts als Knochen wären.

Dann höre ich, wie die Schwester den Zeiger auf der Waage verschiebt. Angst steigt hydraulisch in meiner Kehle auf, und ohne es zu wollen, wirble ich herum. Zu spät: Sie ist mir zuvorgekommen, sie hat ihn schon wieder auf Null zurückgestellt. Dann macht sie eine Eintragung in einer Tabelle, wobei sie die Akte mit ihrem Schreibarm abschirmt (sie ist Linkshänderin, hat eine kaum lesbare Klaue, wie mir zum ersten Mal auffällt).

»Sagen Sie es mir«, sage ich.

»Josie«, sagt sie, »Sie müssen uns einfach vertrauen.«

»Aber genau das tue ich nicht«, sage ich. »Warum sollte ich?

Sie sind eine vollkommen Fremde für mich, so wie alle anderen hier. Sagen Sie es mir«, jammere ich. »*Sagen Sie es mir.*«

Aber sie will nicht. Ich fange an zu wimmern. Was für ein Recht haben sie, mir diese lebenswichtige Information vorzuenthalten: wieviel Raum ich in der Welt einnehme?

Früher wußte ich das immer: Ich wog mich zwanzigmal am Tag, nahm jeden Morgen und Abend Maß, prüfte in den Spiegeln zu Hause, im Ballettstudio und bei der Gymnastik. Bei der Gymnastik bewegten wir uns alle – Männer wie Frauen – wie in Trance zwischen unseren vielfach gespiegelten Selbstbildern. Wir starrten mit ebenso großer Sehnsucht wie Verzweiflung auf unsere Spiegelbilder. Der einzige Unterschied war, daß auf der einen Seite des Raums, wo sich die Gewichte befanden, die Männer sich abrackerten, um zuzunehmen; auf der anderen Seite – wo die Folterbänke und Eisernen Jungfrauen standen, die Strampelräder und die Treppen ins Nirgendwo – quälten die Frauen sich, um abzunehmen.

Sie überragten mich alle, die hochgeschossenen Jungen in der Pubertät, und wenn sie mich zum Tanzen aufforderten, starrten sie über meinen Kopf hinweg in die Ferne, als würden sie den Raum nach einem einträglicheren Objekt absuchen. Lag es daran, daß ich ein »Trampel« war, wie ich sie einmal ein anderes (dickeres) Mädchen hatte nennen hören? Oder würde ich je wie meine Freundin Carol werden, sexy und schmal, auf eine mondäne, athletische Art, mit Gliedern so hart und wohlgeraten wie Barbie? Ich versuchte, ihren Blick zu entschlüsseln, herauszufinden, wo ich stand.

Anfänglich schienen sie mir alle austauschbar; groß, verschwitzt, verpickelt, laut. Doch dann begann einer sich in meinem Kopf von den anderen abzuheben, sich dort einzunisten. Er war kompakter, nicht so knubbelig wie die anderen, seine Kleidung war auf eine interessante Weise dunkel und verblichen und ausgebeult. Er trug einen Ausdruck chronischer Langeweile zur Schau, und er forderte nie jemanden zum Tanzen auf, sondern wechselte zwischen gelangweilt-lässigem Herumstehen und kryptischen, grunzenden Unterhaltungen mit einigen der härteren Jungs.

Mit der Zeit fand ich ihn faszinierend.

Er hatte ölige dunkle Haare und eisblaue Augen von einer durchdringenden Kälte. Ab und zu (wenn ich herumlief, an meinem Schreibtisch in der Schule saß, kurz vor dem Einschlafen) besuchten mich diese Augen und lösten irgendwo in der Magengrube ein seltsames Stechen aus, ähnlich dem Gefühl, wenn man mit bloßen Füßen über Kieselsteine geht.

Auf dem Weg zur Toilette, den ich auf unsicheren Beinen mit der Schwester zurücklege, die etwas vor sich hinsummt, was nach »Que será, será« klingt (für wen hält sie sich, für Doris Day?), kommen wir an einer offenstehenden Tür vorbei, derselben, die damals – vor ein paar Tagen? Wochen? – offenstand. Das wunderschöne Mädchen mit dem honigblonden Haar ist wieder da, ebenso exquisit zurechtgemacht wie beim letztenmal, und läßt ihre Aufmerksamkeit zwischen dem plärrenden Fernseher und einer Zeitschrift hin und her schweifen. Sie ist alleine: das asiatische Gerippe, das ich gerne wiedersehen würde, ist weg.

Wir gehen an der Tür vorbei, und dann bleibt die Schwester stehen und faßt mich am Arm (bei der Vorstellung, was für eine Speckrolle sie zu spüren bekommt, schrecke ich instinktiv zurück). »Warten Sie eine Sekunde, Josie.« Sie dreht sich zur Tür und sagt: »Cathy, hier ist jemand, den ich Ihnen gerne vorstellen würde.«

Katzenaugen sehen hoch.

»Cathy, das ist Josie. Josie, Cathy.«

»Hallo«, sagt sie, »ich bin bulimisch. Was bist du?«

»Oh«, sage ich. »Ich bin... Ich mache meinen Doktor in Betriebswirtschaft.«

Sie mustert mich unverblümt von oben bis unten, so wie Frauen es manchmal tun. Ich versuche mir vorzustellen, was sie sieht; mir ist es noch immer nicht gelungen, mich von Kopf bis Fuß zu sehen, nur das immergleiche kränkliche Gesicht unter derselben nackten Glühbirne. Seit ein paar Tagen habe ich mir die Haare nicht mehr gewaschen, weil die Schwester sagte, ich würde sie »zwanghaft« waschen, wodurch sie noch mehr ausfielen. Meine Haut ist rot und schuppig vom Schrubben (seitdem ich soviel esse, fühle ich mich nie sauber), meine Arme sind mit blauen Flecken und Einstichen übersät, meine Beine stecken wie dürre Zweige in Krankenhauspantoffeln: türkisfarbene, absurd fröhliche Frotteepantoffeln wie für den Strand.

»Muß sie nicht zwangsernährt werden?« fragt Cathy die Schwester, als sei ich gar nicht da.

»Das geht Sie wirklich nichts an, Cathy«, sagt die Schwester rasch, aber mit aufgesetzter professioneller Freundlichkeit. »Darüber entscheiden wir.«

»Schon, ja, aber vielleicht, wenn Amy früher auf Zwangsernährung umgestellt worden wäre...«

Angespanntes Schweigen folgt, das ich zu enträtseln versuche. Ein Schaudern steigt in mir auf, aber ich stelle mich dumm, setze einen verständnislosen Blick auf.

»Das reicht, Cathy, versuchen Sie nicht, im nachhinein dem Ärzteteam Ratschläge zu erteilen.«

»Wie lange bist du schon hier?« fragt sie mich.

Ich will zu einer Antwort ansetzen, da wird mir klar, daß ich keine Ahnung habe. »Eine... eine Weile«, improvisiere ich und zucke mit den Schultern, als wollte ich signalisieren, daß Zeit für mich keine große Rolle spielt.

»Ich bin schon seit zwei Monaten hier«, sagt sie beinahe stolz.

»Aber warum?« Sie sieht gut aus in meinen Augen. Vielleicht ein bißchen zuviel Fleisch nach meinen Vorstellungen, aber ansonsten perfekt.

»Oh, sie können mich nicht entlassen. Ich esse alles, was mir unter die Augen kommt, und kotze es wieder raus. Einmal habe ich an einem einzigen Tag zweihundertfünfzig Dollar für Essen ausgegeben«, erzählt sie mir, und mir wird klar, daß sie damit prahlt. Wie kann sie nur? Wie kann sie ihre Gier eingestehen, dieses unstillbare, verzehrende Verlangen beim Namen nennen – es nicht nur nennen, sondern auch noch damit angeben?

Niemals könnte ich das. Alles könnte ich eingestehen, aber das nicht. Unvorstellbar: in der Öffentlichkeit die Worte »ich esse« über die Lippen bringen.

Ich sage nichts, weil meine Kehle zugeschnürt ist. Ich sehe die Schwester an. Sie sieht mich an, scheint mein Elend zu spüren, nimmt meinen Arm (sehr sanft dieses Mal) und sagt: »Nun, Cathy, wir müssen weiter. Vielleicht werden Sie Josie im Aufenthaltsraum wiedersehen, wenn es ihr ein bißchen besser geht.«

»Tschüß.«

»Tschüß.«

Er verließ die Party: der Abend war damit gelaufen, er hielt nichts Interessantes mehr für mich bereit (abgesehen vielleicht von der Schüssel mit Kartoffelchips). Aber als sie gemächlich hintereinander abzogen – fünf oder sechs von ihnen, laut, dunkel, in Ledermontur –, drehte sich eines der unbedeutenderen Gruppenmitglieder, ein schwabbliger Gefolgsmann, dessen Namen ich nicht kannte, zu mir um und sagte: »Hey, du da! Komm mit.« Einer der Jungs verzog das Gesicht, aber der schwitzende Fetti flüsterte ihm etwas zu, das ihn unter schallendem Gelächter nicken ließ. Ich brachte den Mund nicht mehr zu, wie ein Hase war ich ihrem kollektiven Starren ausgesetzt.

»Wohin geht ihr denn?«

Ein verächtliches Schnauben. »Kommst du jetzt mit oder nicht?«

Gehorsam stand ich auf, warf einen Blick in die Runde, um zu sehen, ob eine meiner Freundinnen etwas bemerkt hatte. Sie hatten nicht, also folgte ich der abziehenden Gruppe in die Dunkelheit der Vorstadt.

Ihre Motorräder warteten in einer unordentlichen Reihe neben der Hecke – genaugenommen auf der Hecke, die sie unter sich begruben (der Gärtner würde sich am nächsten Tag mit ihr herumschlagen müssen: Kurz hatte ich das Bild vor Augen, wie er voll rachelüsterner Wut auf sie einhackte, ihr einen Horrorshowschnitt verpaßte). Ich war noch nie zuvor auf einem Motorrad mitgefahren und hoffte, daß es dafür keine andere Technik gab, als sich wie der Teufel festzuklammern.

Die Jungs achteten nicht auf mich, sie waren damit beschäftigt, die Reißverschlüsse ihrer Jacken zu schließen, die Ständer hochzuklappen und ähnliches; ich stand daneben und fragte mich, welches Motorrad sie mir zugedacht hatten und was ich mit meinem knöchellangen Rock anstellen sollte. Sie bestiegen alle ihre Maschinen und begannen sie aufheulen und röhren zu lassen, während ich die Hände im Rücken verschränkte, wie besessen an meiner Nagelhaut zupfte.

»Steig endlich auf, du Idiot«, schrie Schwitzsack mir über das Motorengebrüll hinweg zu.

Verlegen gehorchte ich, zog meinen Rock hoch und kletterte auf den Motorradsitz, wobei ich einen Augenblick den heißen Atem der Abgase fühlte. Anscheinend gab es nichts zum Festhalten, also krallte ich mich, so gut es ging, in den Sitz hinter mir. Als das Motorrad startete, warf mich der Rückstoß ruckartig nach hinten, und ich klammerte mich an die ledergepolsterte Taille vor mir. Es kam mir so vor, als hätte er gelacht.

Wir landeten auf einer anderen, kleineren Party, wo Pink Floyd gespielt wurde und die Leute Joints herumgehen ließen. Als einer bei mir anlangte, gab ich ihn einfach an den nächsten weiter. Niemand sagte ein Wort. Einige Paare tanzten, aber die meisten anderen saßen bekifft auf dem Boden. Ich lehnte wie sie meinen Kopf an die Wand und starrte vor mich hin, überlegte, welche Gefühle mich jetzt wohl erfüllen sollten.

Nach einer Weile erhob sich der Dicke, auf dessen Motorrad ich mitgefahren war – damals, in einem anderen Leben – und ging zu dem hinüber, der das Gesicht verzogen hatte. Sie wechselten ein paar Worte, sahen zu mir hin, und dann kamen sie zu mir herüber.

Ich wußte, was nun geschehen würde, aber wie erstarrt vor Unglauben leistete ich keinen Widerstand.

Am Abend esse ich alles, was auf meinem Tablett ist: Leichen, Embryos, Flüssigkeit aus Säugetierdrüsen.

Wenn man es mir nur serviert hätte, ich hätte genüßlich Lerchenzungen, Schafsaugen, Aallaich, den Mageninhalt von Walen und die Luftröhre von Schweinen verspeist. Auch Nagetierföten oder das Lieblingsgericht von Kaiser Vitellius, der mit besonderem Vergnügen Pfauenhirn mit Flamingozunge, Hechtleber und – wie haben sie die nur gefunden? – die Sexualdrüsen leidgeprüfter Neunaugen verspeiste.

Als Nachspeise gönne ich mir gemahlenes Glas, so köstlich wie Zuckerwatte oder geschabtes Eis, davon nehme ich ein zierliches Mäulchen voll von einem spitz zulaufenden Löffel. Sobald ich schlucke, setzt die ekstatische Reibung ein: Blut quillt warm in der Kehle hoch, breitet sich pikant auf der Zunge aus. Ich lächle, und ein heißer Schwall bricht heraus, fleischrot.

»Braves Mädchen«, sagt er, ohne die Augen von mir zu lösen. »Und jetzt noch einmal.«

Ein weitverbreiteter Wachtraum unter jungen Frauen – so wird mir gesagt (die Motorradgang – wie banal). Meine sind alle ziemlich klassisch; Herr Doktor Professor Frosch, ich meine Freud, würde sie alle wiedererkennen. Dr. Achtzig-Dollar-die Stunde war mit einer Liste bewaffnet (Wachträume: häusliche, vorstädtische, exotische), als er sich ein Jahr oder später – auf Mutters Geheiß – abrackerte, um mich davon zu überzeugen, daß ich mir das alles selbstverständlich nur eingebildet hatte. (Alles, komplett.)

Was also vielleicht wirklich geschah, war folgendes. Den Rest der Nacht saßen wir herum, starrten ins Leere. Zuerst war ich befangen, dann gelangweilt, dann wollte ich nur noch weg. Meine linke Hinterbacke begann wehzutun und schlief dann ein, woraufhin sie scheußlich blutleere Botschaften mein Bein hinabschickte. Mein Rücken schmerzte von der harten Wand. Meine Kehle war rauh, von der verrauchten Luft, nehme ich mal an.

Schließlich bemerkte ich, wie Eisblaues Auge völlig bekifft überall nach seinen Schlüsseln suchte. Bemüht beiläufig piepste ich: »Kann ich mit zurückfahren?«

Er sah mich an, als hätte er keine Ahnung, wer ich war oder was ich hier suchte. »Wohin zurück?«

»Zu der Party, wo wir waren. Ich muß dorthin zurück.«

»Warum?«

»Um nach Hause zu kommen.«

»Heiliger Strohsack, ich bin doch kein Taxiunternehmen.«

Ich sagte nichts, sondern folgte ihm einfach zur Tür hinaus.

Als ich meinen Rock hochschob und versuchte, auf den Motorradsitz zu klettern, verkalkulierte ich mich und stieß an das Gefährt, so daß es und ich mit ihm beinahe umgefallen wäre. Er streckte instinktiv die Hand aus, um mir Halt zu geben, und packte mich an der Taille.

»Paß auf, Kleine!«

Mit der anderen Hand richtete er das Motorrad auf, und wir kletterten beide hinauf, dieses Mal mit mehr Erfolg. Kurz bevor er losfuhr, warf er einen Blick über die Schulter zurück und sagte: »Ganz gut gepolstert da, was?« Oder so etwas in der Art (oder vielleicht dachte ich, daß er das dachte, als er mich anfaßte).

Als ich an diesem Abend endlich nach Hause kam – »Du hast doch nicht etwa zu rauchen angefangen, Josie? Deine Kleider riechen schrecklich nach Rauch«, fragte mein Vater vorsichtig –, stand ich lange Zeit vor dem hohen Spiegel. Ich versuchte in verschiedenen Posen das zu sehen, was ein Betrachter wohl sehen würde. Ich setzte mich vor den Spiegel und konstatierte, wie der Rockbund in meinen Bauch einschnitt. Ich versuchte mich so zu sehen, wie jemand größerer mich sehen würde, und blickte an mir herab. Ich versuchte sogar zu sehen, wie ich aussah, wenn ich nicht angesehen wurde. Vor allem aber legte ich – zwanghaft, immer wieder – meine Hand an meine Taille, dorthin, wo seine gewesen war.

Es stimmte: Über dem Rockbund war, selbst wenn ich stand, eine greifbare, wulstige Ausbuchtung zu sehen.

9

»Ich mache eine Diät«, verkündete ich am nächsten Tag beim Abendessen – genauer gesagt nach dem Abendessen, als das Dessert gebracht wurde und mich daran erinnerte. (Erdbeeren mit Schlagsahne – es war die Saison.)

In den fünfzig Millionen Jahren, die der Mensch auf der Erde ist, haben wir größtenteils vom Fleisch und Fett anderer Tiere gelebt. Wenn die Zeiten härter waren, sammelten die Frauen Wurzeln und Beeren.

»Das ist doch lächerlich«, sagte meine Mutter, während sie schwungvoll Sahne in eine Schüssel mit Beeren löffelte, sie mit Zucker bestäubte und dann meinem Vater reichte. »Du wächst doch noch – du mußt ordentlich essen.«

»Deswegen muß ich noch lange nicht *dick* sein.«

»Du bist nicht dick, um Himmels willen« – sie zermatschte ihre eigenen Beeren mit einer Gabel, färbte die Sahne blutrot. »Was hat dich nur auf diese Idee gebracht?«

»Schau«, sagte ich, stand auf, schob mein T-Shirt hoch und packte eine pummelige Handvoll meiner Taille.

»Setz dich *hin*, bitte, Josephine«, schaltete sich mein Vater augenblicklich ein. »Was soll denn dieser Blödsinn. Wir haben keinerlei Interesse an einer Nabelschau beim Abendessen.«

(Vielleicht nicht beim Abendessen, Dad.)

Sie füllte mein Schälchen, als ob sie mich nicht gehört hätte.

»Mama, ich sagte, ich will nichts mehr.«

»Josephine, das ist doch Unsinn. Erdbeeren machen sowieso nicht dick: Du kannst die Sahne ja weglassen, wenn du willst. Obwohl« – sie leckte wie eine Katze ihren Löffel ab – »das das Beste daran ist.«

Du, liebe Mutter, bist nicht die beste Autorität in der Frage, wer dick ist und wer nicht.

Stur reichte sie mir die Schüssel, in der dicke, dunkle und bei genauerem Hinsehen leicht verwesende Lebewesen aufgehäuft waren: schlüpfrige, warzenartige Gebilde.

»Das esse ich nicht. Kann ich jetzt aufstehen?«

»Ganz bestimmt nicht. Du bleibst hier, bis du deine Schüssel leer hast.«

»Mama, ich esse das nicht. Ich habe keinen Hunger.«

»Sei ein braves Mädchen und iß auf.«

»Mama...«

»Ginny, laß sie doch, wenn sie nicht hungrig ist.«

»Na sicher, wirf das gute Essen ruhig in den Abfalleimer. Die meisten Leute wären überglücklich, wenn sie eine Schüssel frischer Erdbeeren hätten. Aber nein, die kleine Madame hier natürlich nicht.«

»Jo, gib Anthony deinen Teller. Er wird sie essen.«

Das tat ich, und er nahm sie, ohne sich zu beklagen, und setzte ihnen weiche Sahnehäubchen auf.

»Kann ich *jetzt* aufstehen?«

»Nein, du wartest, bis alle fertig sind. Benimm dich ein bißchen, mein Fräulein.«

Ich blieb und strafte sie mit meiner Gegenwart.

Später, als das Mädchen den Kaffee ins Wohnzimmer brachte, trank ich ihn zum erstenmal schwarz – keine hellhäutigen Milchstrudel mehr, keine Fettbläschen auf der Oberfläche – und versetzte ihn mit Süßstofftabletten aus einer flachen blauen Blechdose, die ich am selben Tag gekauft hatte. Die Tabletten waren winzig, hatten aber einen intensiv süßen Geschmack, der sich beinahe sofort auflöste und eine nachhaltige, synthetische Bitterkeit hinterließ. So zubereitet schmeckte Kaffee abscheulich.

Ich nippte stolz daran.

»Aber Zucker ist kein richtiges Nahrungsmittel.«

»Alles auf dem Tablett ist zum Essen bestimmt und damit erübrigt sich die Debatte. Sie wissen, daß Sie von allem etwas essen müssen. Nahrung ist Medizin: Versuchen Sie, so darüber zu denken.«

»Aber Zucker ist kein Nahrungsmittel, er ist Gift.«

»Das ist Unsinn, Josie.«

»Nein, ist es nicht. Weißer Zucker ist am schlimmsten. Er belastet den Körper und erhöht die Insulinproduktion. Ich habe es bei Pritikin gelesen. Wirklich, es ist eine Beleidigung für den Körper, weißen Zucker zu essen.«

»Es ist auch eine Beleidigung für den Körper, ihn verhungern zu lassen, Josie.«

»Das tue ich nicht.«

Wir überfressen uns, während wir uns langsam mit amerikanischem Junk food zu Tode hungern.

Keine Antwort. Ich will weitermachen, weitersprechen, damit ich nicht essen muß. Ich muß noch eine Orange in Angriff nehmen: früher wäre das meine Tagesration gewesen; nun wird von mir erwartet, daß ich sie mit allem anderen in mich hineinfuttere. Wie könnte ich?

»Und außerdem hat man herausgefunden, daß Junk food, das in erster Linie aus raffiniertem Zucker besteht, Kinder hyperaktiv macht, gewalttätig.«

»Das Twinkie-Argument.«

»Was?«

»Ach, nicht so wichtig.«

Ich habe keine Ahnung, wovon sie spricht (das Wort *Twinkie* ist mit Angst, Scham belastet: mit dem ekelerregenden Nachgeschmack einer Freßorgie), und sie gibt vor, in die Zeitung vertieft zu sein. Ich sehe auf das Tablett und die zwei Päckchen Zucker, die die Diskussion ausgelöst haben. Unter keinen Umständen kann ich das in meinen Kaffee tun. Würde sie vielleicht Rattengift essen, wenn eine dicke, sommersprossige Fremde sie dazu aufforderte?

»Und außerdem ist er schlecht für die Zähne.«

Abwesend blickt sie hoch. »Wer?«

So wird das nichts.

Beim Frühstück am darauffolgenden Morgen begann ich, die Schachteln mit den Getreideflocken zu studieren. Zucker, konzentriert fruktosehaltiger Maissirup, Weizen, Hafermehl, Pflanzenöle, z. T. gehärtet (Baumwollsamen-, Kokosnuß- oder Sojaöl), Salz, gelber Farbstoff #6, Natriumascorbat, Niacinamid,

Zinkoxid, Eisen, Pyridoxin-Hydrochlorid, Riboflavin, Palmitate, Thiamin-Hydrochlorid, Folsäure: dreihundertachtzig Kalorien pro hundert Gramm.

Wir sind unschuldige Opfer der Kohlenhydrat-itis, der heimtückischen, unsichtbaren, alles durchdringenden Seuche unseres Jahrhunderts. Was ist ihre Ursache? Hauptsächlich der Zucker.

»Das esse ich nicht«, verkündete ich.

»Wie meinst du das?« fragte meine Mutter und schlürfte Tee in ihren mit halbzerkautem Toast vollgestopften Mund. (In den meisten Sprachen gibt es unterschiedliche Bezeichnungen für die menschliche Art des Essens und für die tierische: dann sollte man sich auch entsprechend verhalten.) »Das ißt du doch sonst auch.«

»Ja, deswegen bin ich wahrscheinlich auch so *fett*.«

Sie legte den Gartenkatalog nieder, den sie studiert hatte, seufzte und sah mich mit schiefem Kopf an. Sie war kein hübscher Anblick, meine Mutter, schmierig, wulstig und ungewaschen in einem formlosen, geblümten Hausmantel. »Josie, ich will nichts mehr hören von diesem Unfug. Du wächst dich doch noch aus. Du bist nicht dick: du bist noch in der Entwicklung.«

Zu was?

Zu etwas wie du es bist?

»Egal, jedenfalls esse ich heute kein Frühstück. Ich bin nicht hungrig.« Natürlich war ich hungrig, aber ich fühlte mich leicht und tugendhaft, mein Bauch war bereits flacher.

In der vorhergehenden Nacht, nach meinem Bad, war ich lange Zeit nackt vor dem gnadenlosen Blick des Spiegels gestanden. Wie war es möglich gewesen, daß diese Krankheit sich so lange unbemerkt von mir ausgebreitet hatte? Wie hatte ich meine zunehmende Verunstaltung übersehen können?

Was ich sah, war ein gedrungener, stämmiger Körper mit wenig Bein, wenig Nacken und wenig Taille (danke, Mutter, für diese Gene). Die kräftigen Hand- und Fußgelenke verrieten ebenso wie die gedrungenen Waden eine bäuerliche Herkunft. Eine dicke Aspikschicht aus Fett überzog alles, insbesondere die Oberschenkel, die zu allem Überfluß mit geronnener Orangenhaut bedeckt waren, und den Bauch, der sich in drei gelatinösen Wülsten hervorwölbte. Aber am schlimmsten waren die Brüste: prall und hängend gleichzeitig; üppig formlos und schlaff.

Ich legte Uhr, Ohrringe und Haarklammer ab, leerte dann meine Blase. Tief einatmend stieg ich auf die Waage und stieg sofort wieder hinunter, als ob ich mir die Füße auf heißem Sand verbrannt hätte. Ich kniete mich nieder, rüttelte an der Waage, überprüfte, ob die Nadel tatsächlich auf Null zeigte, rüttelte erneut, verrückte sie einen Meter, kontrollierte nochmals, kletterte wieder hinauf. Gleiches Ergebnis. Das war es also.

Einundfünfzig Kilo, bei einem Meter siebenundfünfzig.

Es wurde Zeit, die Dinge in die Hand zu nehmen, mich selbst in die Hand zu nehmen – damit niemand anderer es tun konnte (mit vollen Händen).

Ich begann Diätbücher zu lesen. Sie machten mir Hoffnung. *Die Anweisungen sind einfach und leicht zu befolgen. Halten Sie sich bedingungslos daran.* Sie widersprachen sich untereinander, also beschloß ich sicherheitshalber, alle Vorschriften aus allen Diäten zu befolgen. *Es ist an der Zeit, denen, die sich über die richtige Antwort streiten, die Kontrolle und die Verantwortung wieder abzunehmen.* Da blieb nicht mehr viel Unbedenkliches zu essen übrig.

Ich entdeckte, daß meine Mutter die ganze Familie jahrelang systematisch vergiftet hatte: Es grenzte an ein Wunder, daß sie und mein Vater noch lebten, nach allem, was sie ihren (und unseren) Körpern all die Zeit über angetan hatte. Meinen Informationen zufolge konnten sie nicht mehr alt werden; täglich war ich darauf gefaßt, daß einer von ihnen aufgrund seines hohen Blutdrucks, verstopfter Arterien, Diabetes oder Krebs umkippte. Es war nur eine Frage der Zeit – aber für mich ging es nicht schnell genug.

Das einzige, was ich am nächsten Tag beim Frühstück zu mir nahm, war schwarzer Kaffee, ein bittersüßes chemisches Gebräu.

Als mein Vater mich an der Schule absetzte, machte ich vor Unterrichtsbeginn einen schnellen Abstecher zur Mülltonne. Dort entledigte ich mich des Lunchpakets, das meine Mutter für mich zubereitet hatte: Erdnußbutter-Sandwich (dreihundert Kalorien), zwei Haferplätzchen mit Rosinen (hundert Kalorien), ein Apfel (fünfundsechzig Kalorien), eine Tüte Kartoffelchips (hundertfünfzig Kalorien) und eine Flasche Orangenlimonade (hundertfünfundzwanzig Kalorien). Alles zusammen: gigantische, enorme siebenhundertvierzig Kalorien.

Dann dachte ich daran, daß ich nicht immer mein ganzes Mittagessen aufaß, holte die Plätzchen wieder aus dem Müll heraus und legte sie, damit es echter wirkte, in die Schachtel zurück, wo sie sie abends finden würde: ein altbackener Vorwurf.

Füttere mich nicht. Ich füttere mich selbst.

Beim Abendessen häufte sie auf den Teller meines Vaters ein Kotelett, Kartoffelbrei, Erbsen, Sauce und einen Maiskolben (eine Rippe, Muskeln, dickes braunes Blut: Zerstückelungen). Dann machte sie sich daran, meinen Teller vollzuschaufeln.

»Nein, danke.«

»Was soll das heißen, ›nein, danke‹?«

»Ich esse kein Fleisch mehr.«

Wild lebende Tiere fressen immer nur eine Nahrungssorte auf einmal. Anders als wir. Wir essen alles, was uns unter die Finger kommt, darunter auch sie!

»Und warum nicht, wenn ich fragen darf?«

»Es ist ungesund. Rotes Fleisch ist ungesund.«

»Josephine, was ist bloß auf einmal los mit dir?«

»Nichts, ich esse einfach kein Fleisch mehr.«

»Aber warum denn nicht?«

»Weil es ungesund ist, es ist voller Fett. Es ist so ungefähr das Schlimmste, was man essen kann.«

»Und was soll ich deiner Meinung nach mit deinem Abendessen machen? Es dem Hund geben?«

»Von mir aus fütter den Hund damit. Es ist mir egal, was du damit anstellst, ich esse es jedenfalls nicht.«

»Josephine, so spricht man nicht mit seiner Mutter. Wenn sie kein Steak will, Gin, gib ihr einfach nur Gemüse.«

Sie packte einen riesigen Berg Kartoffelbrei auf einen Teller, schüttelte ihn wütend vom Löffel, als wollte sie ihn mir ins Gesicht klatschen. Daneben lud sie die Erbsen und einen Maiskolben, der mittlerweile kalt und zerfranst aussah. Als das Essen schließlich vor mir stand, betrachtete ich es nur, während meine Hände gefaltet in meinem Schoß lagen. In Indien muß man die Hand, mit der man nicht ißt, die unreine, immer auf dem Schoß liegen lassen; mir erschienen nun beide Hände unrein, so wie auch das Essen.

Ihren eigenen Teller belud sie mit zwei Koteletts, meinem und ihrem, allen übrigen Maiskolben und Erbsen und einem Berg saucengetränktem Kartoffelbrei, den sie auf der Stelle in Angriff nahm.

Wir Menschen essen das, was ein Löwe, eine Giraffe, ein Schwein, ein Pferd oder ein Affe frißt. Und wir essen nicht nur all diese unterschiedlichen Dinge, wir tun es sogar bei einer einzigen Mahlzeit!

Ein langes, lautes Schweigen, durchsetzt von Kaugeräuschen, trat ein. Dann nahm mein Vater einen Schluck Wasser, benetzte sich seine Lippen und bemerkte, ohne dabei jemanden anzusehen: »Ich habe heute einen Anruf von CC&A bekommen.«

Damit vollbrachte er das schier Unmögliche: Sie hörte auf zu kauen und blickte hoch, Messer und Gabel senkrecht in ihren Fäusten erstarrt. »Tatsächlich? Warum erzählst du mir das erst jetzt?«

»Na ja, du warst beschäftigt.«

»Und, was haben sie gesagt?«

Ihre Blicke trafen sich, dann sah er zu meinem Bruder, dann zu mir. »Ich erzähle dir später davon.«

»Haben Sie dich zu einem weiteren Gespräch eingeladen?«

Er sah auf seinen Teller hinab und schob mit der Messerspitze eine Erbse herum. »Nein... Ich erzähl dir die Einzelheiten nach dem Abendessen.«

Die Falte zwischen seinen Augen war Antwort genug. Keine Stelle bei CC&A, einer großen Werbeagentur. Offenbar dauerte es eine Weile, bis er einen neuen Job fand, obwohl darüber nie offen gesprochen wurde. Noch immer verließ er jeden Morgen zur gleichen Zeit in einem schicken Anzug das Haus. Manchmal argwöhnte ich, daß er einfach ins Auto stieg, uns an der Schule absetzte, um den Block fuhr und wieder nach Hause zurückkehrte.

Dad, hätte ich ihm gerne zugerufen, achte auf deine Ernährung. *Es sind die schlanken, starken Menschen mit guter Figur, die heutzutage ankommen.* Dad, meine Quellen besagen: *Ihre Kollegen werden sich den Magen mit verfaulendem Essen vollschlagen und dadurch nicht weiterkommen.*

Als sie fertiggegessen hatte – ihren verschmierten braunen Teller rieb sie mit einem Stück Butterbrot ab –, stocherte ich immer noch in meinem Gemüse herum, zupfte jedes Korn einzeln aus dem Maiskolben heraus. Mein Vater fragte Anthony höflich nach seinen Hausaufgaben. Ich hoffte, wenn ich nur lange genug bräuchte, würde sie die Geduld verlieren und nach dem Mädchen läuten, aber dem war nicht so: Sie seufzte nur, lehnte sich im Stuhl zurück, wartete eine Zeitlang und schnitt sich dann eine weitere Scheibe Brot ab.

»Wie können die mir nur Plätzchen geben?« frage ich die Schwester. »Plätzchen sind leere Kalorien. Sie enthalten keinerlei Nährwert.«

»Sie enthalten Energie, und die erhält Sie am Leben«, erwidert sie angeödet, argwöhnisch, sie hat keine Lust, sich wieder in ein Wortgefecht verwickeln zu lassen. (Einmal gelang es mir zufällig, einen Blick in das Personalhandbuch zu werfen – FÜR PATIENTEN UNZUGÄNGLICH AUFBEWAHREN –, das aufgeschlagen auf einem Stapel Bettwäsche lag: »Das Personal darf sich von den Patienten nicht in Diskussionen über Mahlzeiten, Kalorien oder Körpergewicht verwickeln lassen. Jede Diskussion über Ernährung ist auf der Stelle zu beenden.«) »Essen Sie jetzt einfach auf.«

»Essen Sie Plätzchen?« frage ich sie.

»Was ich esse, steht hier nicht zur Debatte, Josephine. Aber wenn Sie es unbedingt wissen wollen, ja, manchmal esse ich welche.«

»Wann?«

»Wenn mir danach ist. Wenn ich backe.«

»Sie backen Plätzchen und essen Sie dann alle selbst auf?« Das wirft mich um: Ich kann mir eine so schamlose, eine so maßlose Hemmungslosigkeit gar nicht vorstellen.

»Nein, ich esse nicht alle selbst. Aber ich esse soviel, wie ich Lust habe.«

Ich kann nicht glauben, daß irgend jemand so etwas zugeben würde. »Was für welche?«

»Oh, das kommt darauf an. Manchmal Haferplätzchen mit Rosinen, manchmal mit Schokoladestreuseln, machmal Gewürz- oder Ingwerplätzchen.«

Ich versuche mir vorzustellen, wie es wäre, sich zu denken: Ach, heute ist mir nach Haferplätzchen mit Rosinen zumute – ohne diesen Gedanken auf der Stelle wie einen obszönen Einfall zu unterdrücken –, und dann auszugehen und die Zutaten einzukaufen (stell dir vor, du stehst an der Kasse an: jeder würde sofort wissen, was du vorhast), nach Hause zu kommen, alles zu vermengen (ich würde das meiste davon schon roh aufessen, bevor es überhaupt aufs Backblech kommt), Teigbällchen zu formen, die Plätzchen aus dem Ofen zu holen (was für ein Duft!), abkühlen zu lassen (ich würde sie alle heiß hinunterschlingen, mir den Mund verbrennen, bis es mir die Tränen in die Augen treibt und ich nichts mehr schmecke), ein paar davon zu essen, den Rest in eine Dose zu legen und dann nicht mehr daran zu denken. Oder sie vielleicht sogar einem Besucher zum Tee anzubieten – und so unverfroren zuzugeben, daß man jemand ist, dessen Verlangen nach Plätzchen so übermächtig sein kann, daß man losgeht und die nötigen Zutaten einkauft und sie backt, sie schamlos zu Hause aufbewahrt, wo man sie jederzeit essen kann, wenn man den Wunsch verspürt, nur um die Lust zu befriedigen.

Wie kann jemand nur so unbeherrscht sein?

Der Zuckerteufel packt Sie an der Kehle, und Sie können ihn nicht mehr abschütteln.

Ich aß genau die Hälfte des Maiskolbens und der Erbsen, vermischt mit einem Viertel des Kartoffelbreis, wobei ich das klumpige Zeug mit maximaler Langsamkeit von der Gabel ableckte. Meine ganze Aufmerksamkeit galt dem, was ich nicht essen würde (den restlichen Maiskolben, die restlichen Erbsen, den Rest Kartoffelbrei, das Brot, die Butter, die Nachspeise, die Getreideflocken zum nächsten Frühstück).

Es war ganz einfach: Man beschloß ein für allemal, etwas nicht zu essen, und dann gab es keine weiteren Entscheidungen zu treffen.

Ich hatte eine Regel fürs Leben gelernt: *NO thyself* – erkenne dich und sag *NEIN* zu dir.

Das Verlangen, so schien es, konnte durch einen reinen Willensakt bezwungen werden.

Für den Rest Ihres Lebens ist nur noch eines von Bedeutung: Enthält das, was Sie gerade in den Mund schieben wollen, Kohlenhydrate?

Sie sollten in Gedanken immer bei Ihrer Diät sein.

Geloben Sie sich: »Von heute an gilt: Ich werde tun, was immer dafür nötig ist. Schlanksein bedeutet mir mehr als alles andere, mehr sogar als Essen.«

DIAGNOSTISCHES PROFIL

Ernährungsanamnese

Haben Sie schon einmal eine Abmagerungskur gemacht? Sie müssen sich ein für allemal die naive Idee aus dem Kopf schlagen, es sei möglich, eine Weile eine Diät einzuhalten, um das Gröbste loszuwerden, und dann wieder mit Elan daran zu gehen, sich mit den Zähnen ein Grab zu schaufeln. Sie sind nicht willensschwach. Sie sind nicht gierig. Sondern Sie sind krank. Sehr krank. Ihrer Gesundung muß Ihre erste Sorge gelten. Sie können nicht erwarten, je wieder ohne Diät zu leben.

Bitte führen Sie Ihre üblichen Abmagerungskuren auf:

10

Ich weiß, daß ich mir das nicht einbilde: Mein Bauch ist aufgedunsen. Was vorher hohl war, konkav, wölbt sich nun unanständig, prall wie ein Gummischlauch, nach außen. *Stellen Sie sich gerade hin, und blicken Sie an sich hinab. Wenn Sie Ihren Nabel sehen können, muß Ihr Bauch straffer werden.* Mein Bauch muß straffer werden. Auch mein Wille, der in letzter Zeit marshmallow-weich ist, muß straffer werden, damit ich mich ihnen widersetzen kann, damit ich mir das nicht mehr antun lasse. Es ist so verlockend, sich umsorgen zu lassen, keine Entscheidungen zu treffen, für nichts verantwortlich zu sein. Aber was bin ich ohne meinen Willen, was bleibt dann noch von mir übrig? »Sag Nein zu dir«, heißt es in dem Buch; das ist alles, was ich weiß.

»Schauen Sie sich das an«, sage ich zur Schwester und spanne das Nachthemd fest über meinen Bauch. Ein dickes Speckpolster zeichnet sich klar gegen die Knochen ab. Den Tränen nahe, warte ich darauf, daß sie es abstreitet.

Aber das tut sie nicht. »Ja, Sie haben ein bißchen zugenommen, Josie. Das freut uns sehr. Sie sollten sich auch freuen, auch wenn es verständlich ist, daß die Veränderung Ihres Körpers Sie ein wenig ängstigt.«

»Aber warum ist es alles hier, alles an einem Fleck? Am Rükken oder an den Waden würde es mich nicht so stören.«

»Es wird ein paar Monate dauern, bis es sich verteilt.«

»Ein *paar Monate*? Und in der Zwischenzeit soll ich so herumlaufen?«

»Was heißt *so*? Sie sehen entschieden gesünder aus: Sie haben beispielsweise eine viel frischere Gesichtsfarbe.«

»Fett«, antworte ich. »Ich sehe fett aus, fett, widerlich fett« – und dabei zwicke ich fest in eine Bauchfalte, ohne zu sagen, was ich wirklich denke: schwanger.

Es gibt bestimmte Dinge, die sich, wenn man sie einmal geschluckt hat, in einem festsetzen.

In der heutigen Zeitung beispielsweise: die Geschichte eines Jungen, der auf einen Zaun stürzte und von einer Eisenspitze aufgespießt wurde, die seinen Hals durchbohrte und durch seinen Mund wieder austrat. Er mußte stundenlang so daliegen, den stummen Schrei der Eisenspitze auf den Lippen, bis man ihn, samt Spitze und allem, mit einem Schweißbrenner vom Zaun befreite und ins Krankenhaus brachte.

Ich hätte gerne so eine Eisenspitze im Mund. Sie würde ihn mit kaltem, würzigem Metall füllen und durch ihren bedrohlichen Kopf nichts anderes hereinlassen.

Die Bücher sagten mir, was ich in meinen Mund stecken sollte und was nicht. Ich lernte, Zucker durch Saccharin zu ersetzen, Vollmilch durch Magermilch, Cheddar durch Hüttenkäse, Sahne durch Joghurt, Limonade durch Diätlimonade, Plätzchen durch Reisgebäck, Süßigkeiten durch Karotten und Sellerie, Salatsauce durch Zitronensaft, Eis durch gefrorene Bananen (nur zu besonderen Gelegenheiten). Zum Abendessen gab es klare Brühe, zum Frühstück schwarzen Kaffee; Einkaufen zum Mittagessen, Training zum Tee, Luft und Club Soda (aber aufgepaßt auf das Natrium!) anstelle von Lebensmitteln aller Art.

Führen Sie ein Ernährungstagebuch. (Liebes Tagebuch, heute habe ich ein Stückchen Geburtstagskuchen gegessen. Bitte verzeih mir.)

Essen Sie nur in einem Zimmer des Hauses.

Verwenden Sie kleinere Teller, damit Ihre mageren Portionen nach mehr aussehen.

Benutzen Sie feine Tischwäsche und Silber, um aus Ihrer halben Grapefruit und Ihrem trockenen Toast etwas Besonderes zu machen: Verwöhnen Sie sich!

Legen Sie Ihre Gabel ab, und lassen Sie eine volle Minute zwischen den einzelnen Bissen verstreichen.

Machen Sie beim Essen nichts nebenbei: Konzentrieren Sie sich ganz aufs Kauen. Nur wenige übergewichtige Menschen wissen das Essen zu genießen. Kauen Sie! Kauen Sie! Kauen Sie!

Wenn gar nichts mehr hilft: Bekommen Sie Durchfall, klammern Sie Ihren Magen zusammen, umwickeln Sie Ihr Kinn mit Draht; oder versuchen Sie es mit einer Eisenspitze durch den Mund.

Wiegen Sie sich: Wenn Sie sich nicht wiegen, nehmen Sie vielleicht nicht ab.

Zwei Tage danach wickelte ich mich nach meiner Morgendusche aus dem Handtuch (ein- bis zweihundert Gramm), pinkelte (nochmal ein- bis zweihundert), zog die Haarklammern aus meinem Haar, stellte die rote Nadel exakt auf Null, atmete tief ein, stieg hinauf und öffnete die Augen.

Fünfzig Kilo.

Es funktionierte. Ich konnte es schaffen.

Meine Entschlossenheit verdoppelte sich.

Aber am späten Nachmittag des dritten Tags, nach nichts außer schwarzem Kaffee zum Frühstück und Diätcola zum Mittagessen, überfiel mich ein rasender, zitternder Heißhunger. Bevor ich überhaupt recht wußte, was ich tat – ein Teil von mir versuchte, sich diese Attacke zunutze zu machen, bevor der Rest ihn einholte –, stand ich vor einem Automaten im Untergeschoß der Schule und schlang den Marsriegel hinunter, den er ausgeworfen hatte. Er schmeckte widerwärtig und füllte meinen Mund nicht aus, denn er schmolz, bevor ich noch meine Zähne in ihn versenken konnte. Soviel ich auch in mich hineinstopfte, er erfüllte mich einzig mit Ekel. Also aß ich sofort noch einen.

Zuckrige Galle stieg in meiner Kehle auf und trieb mir Tränen in die Augen.

Ich war ein hoffnungsloser Fall: Ich würde nie die geringste Selbstbeherrschung aufbringen.

Es blieb mir nur eines übrig: wieder von vorne anfangen, morgen, diesmal für immer. Wessen Körper war das eigentlich?

Unter der Dusche, während die Schwester draußen wartet, quetsche und zwicke ich panisch meinen Bauch: das muß weg. Ich hebe mein Bein und schüttle es, beobachte, wie das schlaffe Fleisch am Oberschenkelknochen schwabbelt. Das muß weg.

Mein ganzer Körper muß wieder frugal werden, auf das Minimum reduziert, ohne die Andeutung eines Exzesses (jede Fettzelle ist eine sichtbare Ablagerung der Begierde).

Beim Körper wie in der Kunst ist die höchste Vollkommenheit nicht dann erreicht, wenn nichts mehr hinzuzufügen ist, sondern wenn nichts Überflüssiges mehr zu entfernen ist.

Wenn ich einen hohen Spiegel hätte, könnte ich meine gewohnten Posen durchexerzieren: Nackt, bis auf die Unterhose (ich will diese Wunde nicht sehen, rasiert oder nicht), beuge ich mich nach vorne, um die Zehenspitzen zu berühren, und sehe im Profil den bogenförmigen Grat der Wirbelsäule. Dann strecke ich, dem Spiegel gegenüberstehend, die Hände in die Luft, um meine Arme zu untersuchen, die so stromlinienförmig und schematisch sind wie die Gliederpuppen, mit denen diese Künstler arbeiten. Ich kann jede Faser des kleinen, perfekt gezeichneten Deltamuskels sehen, unterhalb dessen der Oberarm in den Knochen übergeht. Wie ein Aufzug an seinem Kabel wandert der bewegliche, kompakte Bizeps auf und ab – ein Muskel, auf den ich stolz bin, reaktionsschnell, nervös, bereit, zurückzuzucken wie ein kleines Tier.

Meine Lieblingskörperteile sind die Schultern, die scharfkantig wie Flügel sind, und das Schlüsselbein, das ich mit meiner Hand umfassen kann. Ihre Namen, *Scapula, Clavicula*, sind Poesie in meinen Ohren. Auf der Brust tritt die Infrastruktur des Körpers am deutlichsten zutage, und ich mag sogar das häßliche violette Labyrinth der Venen, das sie durchzieht: Wie die Gläserne Frau (dieser gespenstisch leuchtende Bausatz, dessen Anblick im Spielzeugladen ich nicht ertragen konnte) nähere auch ich mich der Transparenz.

Wenn ich heute jedoch mein Programm durchginge (einatmen, Rippen zählen, mit den Händen die Taille umfassen, bis die Fingerspitzen sich berühren), würde ich nichts als dicken, gummiartigen Speck fühlen. Kein Wunder, daß sie mir keinen Spiegel geben: Ich würde mich umbringen.

Wie es im Diätbuch heißt: *Tod bedeutet, daß der Körper nicht mehr die Energie hat, mit seiner Situation fertigzuwerden.*

Hungern bringt Erfüllung – anfänglich zumindest. Das ist vermutlich der Grund, warum Mystiker sich so davon angesprochen fühlen. Die Farben werden klarer, die Töne schärfer, als ob die Wahrnehmung von einer Art Verwaschenheit befreit worden wäre, als ob der Körper in höherem Maße präsent sein könnte. In den ersten Wochen durchlebte ich eine Phase anhaltender Euphorie: Ich war schnell, stark, energiegeladen.

Ich vermute, die klinische Bezeichnung dafür lautet *manisch*. Die Manie hat ihre Vorteile; sie bringt Dinge zuwege.

Zuerst sprach ich mit niemandem in der Schule über meine Diät. (Tatsächlich war es keine Diät, es war ein Lebensplan. *Das einzige, was in Zukunft für Sie zählt, ist, daß Sie die erreichte Perfektion und die damit einhergehende Freiheit bewahren.*) Wenn wir uns mittags auf dem Rasen niederließen und unsere mütterlichen Gaben auspackten – manche davon in Butterbrotpapier, andere in Alufolie und wieder andere in bunten Plastikbehältern –, zeigten wir unverhülltes Interesse für das Essen der anderen. Da ich meines größtenteils weggeworfen hatte, verlegte ich mich auf die Behauptung, ich hätte es bereits im Laufe des Vormittags verzehrt: »Ich hab's nicht mehr ausgehalten.«

Das ging etwa eine Woche lang so, dann setzte mich mein Vater eines Morgens so spät an der Schule ab (er wirkte mit jedem Tag langsamer, lethargischer), daß ich keine Zeit mehr hatte, meine Lunchbox auszuleeren. Also öffnete ich sie vor aller Augen und ging schnurstracks auf die Mülltonne zu. »Ich bin auf Diät!« verkündete ich, während ich alles, mit Ausnahme eines Erdbeerjoghurts (zweihundertzehn Kalorien), hineinfallen ließ. Das löste ein wildes Stimmengewirr aus.

»Eine Diät?« sagte Carol. »Was für eine?«

»Na ja, keine bestimmte – so eine Art eigene Erfindung.«

»Was darfst du dabei essen?« fragte Nicola Talcott, den Mund voller Kuchen; sie war von Natur aus schlank und kompakt wie ein Pferd und hatte auch soviel Appetit wie ein solches. (Manchmal vergaß sie aus purer Zerstreutheit, was sie gerade aß und ließ es zerpflückt liegen, um es später achtlos einzusammeln und auf dem Weg ins Klassenzimmer wegzuschmeißen: Es fiel mir auf, weil es ein Verhalten war, das ich mir angewöhnen wollte.)

»Also, zum Frühstück trinke ich nur schwarzen Kaffee.« In meinen Ohren klang das wie der Gipfel der Kultiviertheit.

»Und dann?«

»Vielleicht ein Joghurt oder einen Apfel zum Mittagessen, wenn ich Lust darauf habe. Und zum Abendessen ein bißchen Gemüse, weil meine Mutter darauf besteht.«

»Gemüse macht dick«, verkündete Sarah Rosen, deren Faltenrock bereits wie angegossen an ihr klebte und die wirklich auf ihre Hüften würde aufpassen müssen.

»Quatsch«, sagte Carol.

»Nein, das stimmt nicht«, sagte Nicola in ihrem schleppenden Akzent, während ich schwer getroffen zuhörte. Was, wenn ich mich geirrt hatte, falschen Informationen aufgesessen war?

»Doch, das tut es«, beharrte Sarah. »Kartoffeln, Blumenkohl, Reis, Kürbis – die sind alle stärkehaltig, ich habe es in einer Zeitschrift gelesen.«

»Reis ist kein Gemüse«, sagte Nicola.

»Natürlich ist er das«, höhnte Sarah. »Wenn er kein Gemüse ist, was ist er dann?«

Keine von uns wußte eine Antwort darauf, also mußten wir klein beigeben.

Um zu zeigen, daß ich es, trotz des Fauxpas mit dem Gemüse, ernst meinte, aß ich mein Joghurt sehr langsam, immer nur einen halben Löffel voll, und leckte den Löffel nach jedem Bissen ab. Lange, nachdem die anderen ihre Brote in sich hineingestopft hatten und zum nächsten Punkt übergegangen waren – sie bewarfen sich jetzt gegenseitig mit Alukugeln –, war ich noch immer mit meinem Joghurt zugange. Endlich fiel es jemandem auf.

»Ist das wirklich alles, was du ißt?« fragte Carol.

»Ja, ich bin total satt«, sagte ich und stellte den noch immer zu einem Viertel gefüllten Becher ab.

»Also, mir fehlt da die Willensstärke«, sagte Sarah, während sie an ihrer vollen Unterlippe saugte und sich nach etwas anderem zum Essen umsah.

Ich hatte sie, so schien es. Sie sollte meinen Anspruch auf Ruhm begründen.

»Das werde ich nicht tun«, sage ich.

Die »Beschäftigungstherapeutin« ist wieder da, mit ihrer Lehmkugel. Wie lange noch muß ich mir das gefallen lassen? Sie hat die gelblichbraunen Augen und das zerknirschte Lächeln eines Familienhündchens; wie dieses beschränkte Geschöpf, das immer hoffnungsvoll mit dem Stock im Maul zurückgehüpft kommt, weigert sie sich, sich durch irgend etwas, das ich sage, kränken zu lassen. Ich sage: »Nehmen Sie dieses Scheißzeug weg.«

Ich sage: »Ich bin zu alt zum Kuchenbacken.«

Ich sage: »Lassen Sie mich um Himmels willen in Frieden. Wenn Sie so scharf darauf sind, mit Dreck zu spielen, dann machen Sie's doch. Aber lassen Sie mich in Ruhe mit diesen Schweinereien.«

Nichts davon scheint zu wirken. Sie sitzt mir einfach auf dem Bett gegenüber, mit einem Tablett voll Tonklumpen verschiedener Größe, und fummelt aufmunternd daran herum. Ich schließe die Augen und lege bockig den Arm über mein Gesicht, aber als ich sie vor lauter Langeweile wieder aufmache, sitzt sie noch immer da. Ist es das, was sie denen in der Beschäftigungstherapieausbildung beibringen?

Ich lehne mich in die Kissen zurück und sehe mich nach etwas Lesbarem um, damit ich sie nicht mehr vor Augen habe, aber sie haben mir in dieser Woche alle Bücher weggenommen, als »Strafe«: Wie sich herausstellte, ist die Lektüre von Pritikin ein Indiz für einen »Rückfall«. (»Aber das ist kein Diätbuch«, erklärte ich der Schwester. »Es ist über Ernährung.« »Ernährung, von wegen!« sagte sie. Was soll das wieder bedeuten?)

Weil es anscheinend nichts Besseres zu tun gibt, nehme ich schließlich einen Lehmklumpen – klamm, geschmeidig – in die Hand. Ein machtvoller Drang, das ganze Ding in den Mund zu stecken, packt mich: Mehr als an alles andere erinnert es mich an Kuchenteig. (Und plötzlich der Duft langvergangener Nachmittage: bleiches Winterlicht draußen, Wohlgerüche und Wärme drinnen, die Küchenfenster, die langsam beschlagen.)

Plätzchen, Kuchen, Schokolade und andere Süßigkeiten müssen Sie meiden wie den Teufel!

Ich benutze meine Handkante als Nudelholz, schlage den Teig auf dem Tablett flach und markiere dann mit dem Zeigefinger vier kleine Kreise. Sie beobachtet mich jetzt stolz: was für ein braves Mädchen. Mit dem Fingernagel steche ich die Tonscheiben aus und reihe sie nebeneinander auf, kerbe ihre Oberfläche sorgfältig ein, bis sie roh und unregelmäßig sind.

»Was ist das?« fragt sie mich.

»Sehen Sie das nicht?« gebe ich zurück. »Sie sind doch angeblich die Künstlerin.«

»Knöpfe?«

»Knöpfe? Schwachsinn. Das sind Plätzchen.«

»Aber warum sind die so winzig?«

Warum wohl?

Ich hatte vergessen, daß wir Plätzchen gebacken haben. (Oder vielleicht taten wir es auch nicht, und ich erfinde es nur, um mir eine plausible Vergangenheit zu schaffen: Die Gegenwart, in der ich gestrandet bin, ist ein so hoher, einsamer Ort, mit so dünner Luft.) Mir ist aufgefallen, daß andere Mädchen etwas mit ihren Müttern unternehmen. Vielleicht habe ich das auch gemacht.

Alles, woran ich mich wirklich erinnern kann, ist einkaufen gehen. Einkaufen war der Hauptzeitvertreib meiner Mutter, ein Selbstzweck, etwas, was sie tat, um einen Vormittag oder einen Nachmittag totzuschlagen – als ob die Zeit nicht ohnehin früh genug totgeschlagen würde, sie totschlagen würde. Oft nahm sie mich mit, in einem adretten Kleid und mit glänzenden Schuhen: Sie glaubte, daß man sich für die Verkäuferinnen (magere, fürchterlich hergerichtete Frauen mittleren Alters in Marineblau) schön machen mußte, weil sie einen sonst geringschätzig behandeln würden. Das taten sie sowieso. Das gehörte zum Nervenkitzel des Einkaufens, das Gefühl, man sei der Ware nicht würdig.

Zum Kaffee trafen wir Miriam in dem pink- und beigefarbenen Café eines Kaufhauses, lauschig und daunenweich gepolstert wie das Innere einer Schokoladenschachtel, der richtige Ort für Damen, um sich einer vornehmen Völlerei hinzugeben.

Während Mutter und Miriam geziert über der Patisseriekarte zauderten, bestellte ich eine Cola und ein getoastetes Käsesandwich, weil ich die Art mochte, wie es serviert wurde: ein Quartett knuspriger Dreiecke, aufrecht um kleingeschnittenen Kopfsalat angeordnet. Nach ein oder zwei Windbeuteln mit Cremefüllung tupften Mutter und Miriam sich – unisono – die Lippen ab, holten ihre Puderdosen hervor, blickten stirnrunzelnd hinein, malten sich die Lippen an, ließen ihre Handtaschen zuschnappen und standen auf, abgefüllt und dennoch bedürftig.

Das Kaufhaus war ein magischer Ort, ein parfümiertes Labyrinth ohne AUSGANG-Schilder, in dem die Käufer, hypnotisiert von der Aquariumsbeleuchtung, herumschwammen. Die Zeit war hier aufgehoben, und eine überwältigende Lust ergriff von einem Besitz: nicht etwas zu kaufen, sondern etwas zu werden; so vollkommen, so makellos zu werden wie die juwelengleich in ihren Glaskästen zur Schau gestellten Objekte.

Manchmal verbrachten wir den ganzen Tag mit Einkäufen und kamen konfus vor lauter Päckchen nach Hause: ein neuer Lippenstift, ein Paar Ohrringe, eine Strumpfhose in der Modefarbe der Saison, wie die Verkäuferin meiner Mutter versicherte (Brombeer, Mandel, Pfirsich). Oft packte sie diese Dinge weg und holte sie nie wieder hervor. »Im Geschäft sahen sie anders aus«, erklärte sie dann.

Für mich gab es ein neues Haarband oder ein neues Kostüm für Barbie, ein Paar Socken oder einen Kugelschreiber, der in fünf verschiedenen Farben schrieb. Zum Tee gab es Lebkuchenmännchen aus der Bäckerei.

Damals war es einfach, Dinge zu kaufen. So einfach zu glauben, man hätte einen Anspruch auf alles, was man sich wünschte.

»Das ist doch lächerlich«, explodierte sie und fuchtelte vor meinem Teller herum: ein Eßlöffel Reis, zwanzig Erbsen und ein großer Berg in Würfel geschnittener Karotten, die ich erfolglos in noch kleinere Würfel zu schneiden versuchte.

»Was ist lächerlich?« fragte ich sittsam.

»Diese… diese blöde Diät, die du da machst.«

»Das ist keine Diät« (meine Standardantwort). »Und überhaupt«, sagte ich in selbstgerechtem Ton, »ich esse genauso wie die meisten Leute auf diesem Planeten.«

»Und was soll das heißen?«

»Das heißt, daß ich nur genauso esse wie die meisten Leute auf diesem Planeten. Es ist schließlich nicht mein Fehler, wenn alle um mich herum sich ständig den Bauch vollschlagen.« Das machte sie immer wütend, was ja auch der Zweck war. Doch in meinen Augen war es klar, daß sie – die schon soviel Raum beanspruchte, so viel mehr als ihren Anteil verschlang, so kraß die Grenzen übertrat – kein Recht hatte zu essen; sowenig wie ich, solange ich noch eine einzige Fettzelle besaß.

Der Rockbund meiner Schuluniform saß eindeutig lockerer: Wenn ich den Bauch einzog, konnte ich meine flache Hand dazwischen schieben. An der Außenseite meiner Handgelenke begann sich ein kleiner Hubbel zu zeigen. Allmählich bildete sich an meinem Halsansatz die Andeutung einer knochigen Höhlung heraus, die mich zuerst erschreckte (ich dachte, es könnte ein Kropf sein). Aber die erfreulichste Veränderung betraf mein Gesicht. Ich glaubte zu sehen, wie sich aus einer formlosen, puddingartigen Masse ein Kinn und vielleicht sogar Wangenknochen herauszuschälen versuchten. Unter dieser schwabbligen Verkleidung verborgen, steckte meine wahre Gestalt, die scharfe, aber zarte Artikulation einer Persönlichkeit.

Ich hatte knapp zwei Kilo abgenommen.

Ich war verwandelt.

Meine Handgelenke sehen dick und aufgedunsen aus, nur mit Mühe erkenne ich diese Hände als meine eigenen. Wenn ich sie berühre, besonders dort, wo der Daumen nach innen klappt, bleiben kleine Dellen zurück. Auch an den Füßen: »Heben Sie sie hoch!« sagt die Schwester. Mein Kinn fühlt sich an, als würde sich dort ein kleines Polster entwickeln, direkt unter der Spitze, auch wenn sie behauptet, ich würde mir das nur einbilden. Aber ich kann es fühlen, ich kann es sogar sehen, so vertraut ist es mir durch seinen Stammplatz im Gesicht meiner Mutter. An der Außenseite beider Oberschenkel ist ein Stück Fleisch ausgetrieben, in das ich kneifen kann (voll scheußlicher blauer Flecken, weil ich es dauernd zwicke, fest, immer wieder). Egal, wie viele Beinübungen ich mache – Hund-am-Hydranten-Stil –, es hilft nichts, obwohl ich beide Gliedmaßen hochgeschleudert habe, bis ich einen Krampf bekam. Was passiert ist, daß meine wahre Natur wieder zum Vorschein kommt, für jeden unübersehbar in Fett eingeschrieben: korrupt, faul, unersättlich.

Ich liege auf dem Bett und drehe mich zur Wand. Ich halte das alles nicht mehr aus: dieses Zimmer, diesen unförmigen Körper, diese lautlos anschwellenden Fettzellen, die Schwester, das Essen, das Gerede, die Anstrengung, ein menschliches Wesen zu verkörpern. Ich kann nicht, ich kann nicht, ich kann nicht, ich kann nicht. Ich rolle mich ein, so fest ich nur kann, ein lautes, stummes Wehklagen springt in mir auf und ab.

An meinen schlechten Tagen, den Tagen, an denen ich die Kontrolle über mich verlor, wußte ich, wie ich mich in ein Koma fallen lassen konnte: Ich aß, schob, stopfte, rammte verzweifelt in mich hinein, bis ich mich, elend vor Süße, aufgedunsen bis zur Unkenntlichkeit, sterbenskrank vor Selbstekel, auf das Bett warf und meiner Auslöschung harren konnte. Warum aber sollte ich überhaupt wieder zu Bewußtsein kommen, wenn es solche Mühe bereitet, einen Körper zu bewohnen?

Ein Verstorbener wurde dann vielleicht, nachdem er ordnungsgemäß betrauert worden war, auf eben dieselbe Art geschlachtet wie ein Schwein, oder aber er wurde begraben und sein Fleisch der Verwesung überlassen. In beiden Fällen wurde der Leichnam gewöhnlich von den Angehörigen zerlegt, die als erstes seine Hände und Füße entfernten, sodann Arme und Beine aufschnitten, um die Muskeln auszulösen. Der Rumpf wurde geöffnet, um die Eingeweide zu entfernen, und schließlich wurde der Kopf abgetrennt und der Schädel zertrümmert, damit das Gehirn herausgeholt werden konnte. Kaum etwas wurde vergeudet.

Aus purer Bosheit versuchte meine Mutter, mir täglich drei Mahlzeiten aufzuzwingen. Aber ich weigerte mich standhaft,

»Junk food« zu essen, so daß sie nach einer Woche, in der ich mich eisern auf schwarzen Kaffee zum Frühstück beschränkt hatte (wie grandios ich mir dabei vorkam, wie weltüberdrüssig; wie übel mir dabei war und wie schwach ich mich fühlte), die Taktik änderte und Kellogs Special K anbrachte (Reis, Weizengluten, Zucker, entfettete Weizenkeime, Salz, Maissirup, Molke, Malzaroma, Kalziumkasein: dreihundertsiebzig Kalorien pro hundert Gramm). Da sie angeblich »kalorienarm« waren, war ich bereit, nachzugeben – die Worte: »Eine Diätköstlichkeit« waren Zauber genug. Aber der Zauber funktionierte nur, wenn die Zubereitung nach bestimmten Regeln erfolgte: exakt zwanzig Gramm Getreideflocken (oder waren es dreißig, in der ersten, undisziplinierten Zeit?) mit hundert Milliliter Magermilch, verdünnt mit Wasser auf hundertfünfundzwanzig Milliliter, und ein Teelöffel Zuckerersatz darüber gestreut. Dieser wässrige, synthetisch schmeckende Brei schützte meine Eingeweide vor der Säureattacke des Kaffees, und durch seine schiere Ungenießbarkeit bereitete er mich auf einen weiteren Tag der Abstinenz vor. Seine Botschaft an die Geschmacksknospen lautete jeden Morgen: »Pech gehabt – wieder mal.«

Wir sind Gefangene. Gefangene! Das ist die Wahrheit. Wir sind Gefangene unserer Geschmacksknospen.

Mit dem Mittagessen war es einfacher, weil ich das meiste davon wegwerfen konnte und weil ich bei den gemeinsamen Mahlzeiten mit den anderen in der Schule einen Ruf zu wahren hatte. Allmählich schrumpfte mein Apfel oder mein Joghurt auf einen halben Apfel oder ein halbes Joghurt zusammen, dann auf ein Drittel, das ich mit enervierender Langsamkeit und unter häufigen Ausrufen, wie satt ich wäre, verzehrte. Es wurde ein alltägliches Spektakel daraus – wie wenig ich essen würde, wie stark mein Wille wäre, wie wenig Bedürfnisse ich hätte –, und ich, die Hungerkünstlerin, enttäuschte mein Publikum nur selten. Drei Tage lang versuchte Sarah Rosen, es mir gleichzutun, aber am vierten gab sie ihrer Gier nach, zerfetzte mit Händen und Zähnen ein großes Stück toten Huhns. Ich gab nie klein bei – jedenfalls nicht vor den anderen. (Und ich wünschte mir eine andere Zeugin herbei, aber sie war eine faule Briefschreiberin und lud mich nach diesem Sommer der Mißstimmungen nie wieder zu einem Strandurlaub ein.)

Wirklich problematisch war das Abendessen. Anfänglich versuchte ich einfach wegzubleiben, aber das kam nicht in Frage: Die Familie hatte jeden Abend zusammenzukommen, der Kern mußte seine geladenen Teilchen in einem einzigen Kraftfeld versammeln. (Mein Vater war angespannt und abwesend; meine Mutter kaute ingrimmig; mein Bruder spielte mit seinem Essen, den Kopf gesenkt und bemüht, sich aus allem herauszuhalten; ich selbst, angemalt wie ein Ghul, mürrisch und schmollend, stocherte demonstrativ im Essen, säbelte immer kleinere Stückchen ab, bis ich endlich den ersehnten Ausbruch provozierte.) Da ich mich zu dieser Zeit gezwungen sah, abends »normale Kost« zu essen (aber kein Fleisch! Keine Butter!), sparte ich mir den überwiegenden Teil meiner Kalorien für diese Mahlzeit auf.

Gut waren Erbsen, weil man sie eine nach der anderen essen, jede einzeln auf einer Gabelzinke aufspießen konnte. Rosenkohl war gut, weil man ihn Blatt für Blatt auswickeln konnte und er so ewig hielt. Bei Mais konnte man leicht immer nur wenige Körner auf einmal abknabbern, Karotten dagegen tendierten dazu, beim Versuch, sie klein zu schneiden, vom Teller zu springen. Bohnen ließen sich bis zu einem gewissen Punkt in Würfel schneiden, dann aber widersetzten sich die Fasern dem Messer. Salat war schlecht, denn das Mädchen überschüttete ihn mit Öl, bevor es ihn auf den Tisch stellte. Kartoffeln waren böse. Ich aß nie eine, egal, was geschah.

Sie liegt auf dem Teller, erwidert meinen Blick. (Sie haben »Augen«, nicht wahr – sie haben auch eine Haut, in der diese hier, verschrumpelt, braun, gebacken wurde.) Sie ist unförmig, selbstgefällig, sie fordert mich heraus, zuzulangen. Iß mich, befiehlt sie, stumm, so daß nur ich sie verstehen kann. Komm schon, trau dich! Iß mich doch, wenn es dir Spaß macht, dir dein Gesicht zuzustopfen, du Schwein.

Wenn Sie sich wie ein Schwein benehmen, dann werden Sie auch zu einem.

Warum hört die Schwester das nicht?

Ich nehme das Messer in die Hand, um die Kartoffel zu durchbohren – sie ist das einzige auf dem Teller, das ich noch überhaupt nicht angerührt habe –, aber sie ist vollkommen in ihrer papierenen Haut versiegelt. Ich kann mich nicht entscheiden, wo ich sie aufschlitzen, auf sie einstechen, ihre mehligen Gedärme herausquellen lassen soll.

»Josie«, sagt die Schwester vom Fußende des Bettes her, wo sie Formulare ausgefüllt hat (mein Krankenblatt? Stürzt die Kurve über den Blattrand hinaus, wie in einem Cartoon?), »die Zeit ist fast abgelaufen. Essen Sie Ihre Kartoffel.«

»Ich kann nicht«, sage ich.

»Aber sicher können Sie«, sagt sie, »nur die Hälfte.«

»Ich kann nicht«, sage ich.

»Josie«, sagt sie, »das ist eine schlichte gebackene Kartoffel. Sie hat ungefähr ebenso viele Kalorien wie ein Apfel. Sie würden doch einen Apfel essen, wenn ich Sie dazu auffordern würde, oder?«

»Ja«, lüge ich, »aber das da kann ich nicht essen.«

»Warum nicht?« Das soll sie eigentlich nicht tun, die Anweisungen sind unmißverständlich: »Jede Diskussion über Ernährung ist auf der Stelle zu beenden.« Ich sollte es Dr. Frosch melden.

»Es lebt.«

Wenn Sie vor Lebendigkeit vibrieren und sprühen wollen, dann müssen Sie Nahrung zu sich nehmen, die lebendig ist.

Sie blickt mit einer verärgerten Grimasse auf, aber etwas an meinem Gesichtsausdruck wischt den Ärger weg. Sie kommt zu mir herüber und setzt sich auf den Stuhl neben meinem Bett. Ich beuge mich nach vorne, so daß die Haare mir ins Gesicht fallen und ich sie nicht ansehen muß. Wie besessen zupfe ich im Schoß an meiner Nagelhaut, die ich schon so weit abgekaut habe, daß sie wund ist. Das Brennen treibt mir Tränen in die Augen.

Sie besitzt die Unverfrorenheit, mir sanft die Hand auf den Arm zu legen, wo sie sich überraschend warm anfühlt. Ich lasse sie einen Moment lang dort liegen, bevor ich sie mit einem mürrisch gemurmelten: »Sie wissen doch, daß ich es nicht mag, wenn man mich anfaßt« abschüttle.

Die Kartoffel hat sich inzwischen beruhigt; sie leistet dem Messer keinen Widerstand. Seltsamerweise besänftigt mich ihr weißes Fleisch.

11

Bei achtundvierzig Kilo begann ich zu ahnen, wie ich aussehen könnte, wenn ich vollkommen wäre. *Wenn Sie erst einmal vollkommen sind, steht Ihnen alles frei. Wenn Sie vollkommen sind, müssen Sie sich keinen Wunsch mehr versagen.* Die Leute – Mitschüler, Freunde meiner Eltern – fingen an, mich zu meinem geschrumpften Ich zu beglückwünschen, und die Blicke der Männer auf der Straße blieben bei ihrem routinemäßigen Überfliegen einen Augenblick länger an mir hängen. Aber ich wußte, daß ich noch viel abspecken mußte. Auf meinem Bauch war noch Fett, eine Handvoll oberhalb des Nabels und ein Wulst darunter. Ich zwickte stündlich mehrmals fest hinein, um mich daran zu erinnern, daß es da war, daß nichts wichtiger war, als es loszuwerden.

Dann gab es da noch das Problem mit den Oberschenkeln. Meine Oberschenkel waren – um eines der obszönsten Wörter unserer Sprache zu benutzen, aber wie soll ich es sonst beschreiben? –, sie waren schwabbelig. Ich entwickelte die Gewohnheit, heftig von unten auf sie einzuschlagen, um das bebende Fleisch zu sehen, um mir Widerwillen einzuflößen. Aus irgendeinem Grund provozierte diese Angewohnheit meine Mutter mehr als alles andere, was ich tat.

»Würdest du *bitte* damit aufhören, Herrgott noch mal. Es macht mich verrückt.«

»Ich höre auf, wenn ich dazu Lust habe.« (Mürrisch, während ich meinem rechten Oberschenkel einen weiteren Schlag von unten versetzte.)

»Dann geh und mach es woanders. Ich ertrage es nicht, dir alle fünf Minuten dabei zuzuschauen.«

Aber ich folgte ihr durchs Haus, betrachtete mich eingehend in jeder spiegelnden Oberfläche (dem Toaster, dem Wasserkessel, meinem Messer beim Abendessen), knetete meine Waden und Oberarme, zwickte den weichen Überschuß an meiner Taille, klatschte gegen meine Oberschenkel. Außerdem verbrachte ich Stunden damit, meine Haare auf gespaltene Spitzen hin zu untersuchen. Wenn das nicht reichte, um sie in Rage zu bringen, kam ich in die Küche und machte ein paar Hampelmänner, während sie kochte.

»Würdest du von hier *verschwinden*, bevor ich den Verstand verliere!« Keine Antwort, nur schweres Atmen und das krachende Hüpfen und Klatschen meiner störrischen Beharrlichkeit.

»Wie kann man nur so besessen sein von sich«, schrie sie dann und erdrosselte beim Händeabtrocknen das Geschirrtuch. »Denkst du je an etwas anderes als an dein Aussehen?« Ich gab keine Antwort, dachte nur: und was ist mit euch, mit euch allen, ihr tut doch den ganzen Tag nichts anderes, als eure Gier zu befriedigen? Was ist mit euch, die ihr nichts tut, außer euch breitzumachen?

»Aber hallo, heute sehen wir ja schon viel besser aus, meine Liebe, nicht wahr?« sagt er, setzt das Stethoskop ab und legt die Tränensäcke unter seinen Augen in Falten, um ein Lächeln zu simulieren.

Mein Herz schlägt auf der Stelle schneller, denn ich weiß, was er damit meint: Fett. Augenblicklich beschließe ich, heute nichts mehr zu essen. Es ist genug jetzt; sie werden erst zufrieden sein, wenn ich aussehe wie alle anderen – massig, gewöhnlich, dem Allerweltsaussehen ergeben. Ich sehe sie ständig um mich, Frauen, die ihre Kadaver herumschleppen, als ob sie in diesem Fleisch nur zufällig lebten, eine Immobilie, die ihnen nur zur Aufbewahrung übergeben wurde. Als ob es mit Hausmeisterdiensten getan wäre. Als ob sie keine andere Wahl hätten, als in genau dieser unvollkommenen Gestalt zu leben.

Aber ich nicht. Jeder, der mich ansah, wußte sofort, daß ich eine Künstlerin war: Ich selbst war das Bindemittel; Luft, Knochen und Willen mein Material.

Beim Mittagessen kommt es zu einem kleinen Zwischenfall, einem kleinen Spektakel. (Das Handbuch sieht gewiß kein Spektakel vor: »Jedes Spektakel wird vom Personal unterbunden«?) Seitdem Dr. Frosch mir gesagt hat, ich sähe dick aus, habe ich nichts anderes getan, als mich wie eine Irre zu zwicken: Bauch, Oberschenkel, Wangen. Ich schlage gegen meine Schenkel, um zu fühlen, wie sie erzittern (sie tun es), ich schlage mir ins Gesicht, um zu sehen, ob das Fleisch sich lose anfühlt (tut es). Wenn ich etwas Heißes hätte – ein Bügeleisen, ein Streichholz, einen Lockenstab –, würde ich damit meine Haut berühren: nur berühren.

Als sie mir das Tablett mit dem Mittagessen bringt und sich wie üblich ans Fußende setzt, sehe ich mir das dicke Zeug an, das sie auf den Teller gehäuft haben – Hummus mit Pitabrot, nur die exquisiteste internationale Küche für uns Insassen, eingepfercht zum Mästen wie Hühner in einer Legebatterie –, und etwas in mir revoltiert, wie es das schon vor Wochen hätte tun sollen. Meine Knie schnellen konvulsivisch in die Höhe und lassen das Tablett auf den Boden krachen.

Es scheppert mit einem befriedigenden Getöse auf die Fliesen; Apfelsaftbögen überziehen die Wand; der Hummus plumpst wie Scheiße auf einen Haufen; Porzellanstücke und Glasscherben springen hoch. Diese plötzliche Aufwallung von Macht versetzt mich in Hochstimmung – warum habe ich das nicht schon längst getan? Ich sehe mich nach etwas anderem zum Zerstören um – aber ein Teil von mir ist entsetzt, tief betroffen. Schau, was für ein Chaos du verursacht hast: überall braune Flüssigkeit und pappiges Zeug und zerbrochenes Glas.

Sie sah es kommen, sah mich zustoßen und sprang mit einem kleinen Grunzen auf, konnte sich aber nicht mehr rechtzeitig des Tabletts bemächtigen. Eine Sekunde lang verharrte sie in der Bewegung, der Mund offen, die Hände zum Fang ausgestreckt. Nun entweicht die Luft aus ihr, sie sackt in sich zusammen, ihr Rückgrat klappt zusammen, die Arme fallen herab. Sie schüttelt leicht den Kopf, und die Farbe – zuviel Farbe, sie ist sauer – strömt in ihr Gesicht zurück.

»Warum zum Teufel haben Sie das getan?« ruft sie aus, aber

dann fängt sie sich wieder und schaltet auf professionellen Tonfall um. »Na schön, Josephine, ich möchte, daß Sie dieses Chaos hier beseitigen, jetzt gleich bitte, und dann hole ich Ihnen ein neues Mittagessenstablett, genau das gleiche, und ich werde hier sitzen, während Sie es friedlich aufessen.«

Ich sage nichts.

»Wenn Sie sich beruhigt haben, können wir darüber sprechen, warum Sie das getan haben.«

»Ich bin ruhig«, sage ich, obwohl mein Herz hämmert.

»Gut«, sagt sie. »Dann kommen Sie aus dem Bett und putzen das hier auf.«

»Putzen Sie's doch selbst auf«, sage ich bockig, ohne große Überzeugung. Ich spüre, daß ich dieses übergeschnappte Verhalten so lange wie möglich beibehalten sollte, es so weit wie nur möglich damit treiben sollte, auch wenn der ursprüngliche Impuls schon längst verpufft ist. Ein kalter Trieb beherrscht mich nun – alte Neuigkeiten, Licht von einem weitentfernten Stern –, den ich von Freßorgien her kenne.

»Das werde ich ganz bestimmt nicht tun«, sagt sie kurz.

Ich sage nichts, konzentriere mich auf meine Nagelhaut, lasse meine Haare ins Gesicht fallen. Sie sieht mich einen Augenblick lang eindringlich an und geht dann aus dem Zimmer, ich bleibe zurück, als hätte man mir die Luft herausgelassen: Das war zu einfach. Aber nach wenigen Sekunden ist sie mit einem Knäuel Papiertücher in der Hand wieder zurück. Sie hält sie mir hin, aber ich weigere mich, ihr in die Augen zu sehen, sondern kaue wie besessen auf einem Fetzen Nagelhaut herum. Sie macht einen Schritt auf mich zu und reißt die Bettdecke zurück, entblößt meine Stangenbeine mit ihren violetten und elfenbeinfarbenen Runzeln.

»Stehen Sie jetzt auf und putzen Sie das hier auf«, sagt sie und artikuliert dabei jedes Wort überdeutlich, als wäre sie im Sprechunterricht.

»*The rrrain in Spain falls mainly on the plain*«, erwidere ich mit einem hochnäsigen britischen Akzent. Ich halte das für witzig und kichere mit halbunterdrückter hämischer Freude, während sie mich ratlos anstarrt.

Eine Weile steht sie so da, hält ihr Knäuel schmutzigweißer Krankenhauspapiertücher wie ein Schild vor sich, dann läßt sie es halb fallen, halb wirft sie es aufs Bett. »Mannomann, ich hab wirklich die Schnauze voll von Ihnen«, knurrt sie, hebt das leere Tablett und einen nicht zerbrochenen Teller vom Boden auf und bahnt sich vorsichtig ihren Weg durch die Scherben zur Tür. Ich bemerke, daß auf ihren dicken weißen, normalerweise makellosen Schuhen klebrige braune Spritzer sind.

Kaum alleine, fühle ich, wie die krampfartige Heiterkeit wie ein Schluckauf aus mir entweicht. Leere strömt wieder in mich. Was meint sie damit, sie habe die Schnauze voll von mir? Das darf sie nicht, sie muß mit mir auskommen, so tun, als sei sie besorgt um mich: Das ist schließlich ihr Beruf. Wird sie sich darum bemühen, eine andere Patientin zu bekommen, eine liebenswertere, eine, die keinen solchen Hang zu schwarzer, gewalttätiger Bösartigkeit zeigt? Wenn ich sie wäre, würde ich das tun; ich könnte es auch nicht ertragen, mich um mich herum zu haben.

Ich klettere aus dem Bett, muß mich aber sofort wieder hinlegen, denn das plötzliche Aufstehen macht mich schwindlig, läßt den Raum hin und her wanken und schlingern. Nach ein paar Minuten versuche ich es erneut; vorsichtig strecke ich mich aus, spanne meine Bauchmuskeln an, damit das Blut nach oben strömt. Es funktioniert, und eine Sekunde lang stehe ich wacklig auf den Beinen, vergewissere mich, daß alles wieder an seinem Platz ist. Ja, sogar die Schweinerei auf dem Fußboden ist wieder da, wo sie hingehört, als hätte sie sich nicht noch vor wenigen Sekunden im Kreis gedreht (als würde sie sich nicht, ebenso wie ich, auch jetzt mit der unablässigen Rotation der Erde drehen).

Bußfertig knie ich mit meiner Papierrolle nieder und fange an, den Saft aufzutunken, den gelblichen Brei, die schlappen Überreste des Salats. Ich deponiere eine unversehrte Orange auf meinem Nachtkästchen und hole unter dem Bett ein Messer und eine Gabel hervor (dieser Staub! Es ist eine Schande). Dann mache ich mich daran, die Glasscherben einzusammeln, lege sie, eine nach der anderen, vorsichtig in meine hohle Hand. Ich benutze Daumen und Zeigefinger als Zange, aber ein Splitter, so klein, daß ich ihn kaum sehen kann, bohrt sich in meine Haut, jagt einen kurzen heißen Schmerz durch meinen Körper. Ich presse das fleischige Polster der Fingerkuppe und quetsche eine einzige, vollkommene Blutperle heraus, und dann balle ich, ohne die Augen abzuwenden, meine Faust fest, entschlossen über der ganzen Handvoll Scherben.

Zuerst waren da nur ein paar Tropfen Blut, mit denen ich auch gerechnet hatte, nach diesem trockenen, glühenden Schmerz, der mich hatte aufschreien lassen, und nach allem, was ich an volkstümlichen Überlieferungen kannte – die über den Balkon gehängten Hochzeitslaken, auf denen die nachts erblühten roten Blumen zur Schau gestellt wurden. Dann, als ich steifen Schrittes die Treppe hinauf in mein Zimmer ging, nachdem ich ihn (befriedigt, aber verlegen) seiner Wege geschickt hatte, spürte ich plötzlich eine brennende Nässe zwischen meinen Beinen. Doch erst als ich ins Bad ging und meine Unterwäsche auszog – wobei ich sie vorsichtig von meinem zarten, wundgeriebenen Körper löste –, wurde mir klar, was los war.

Ein leiser Schauer der Furcht überlief mich, aber ich konzentrierte mich zunächst auf die lästigen Aspekte: Unterwäsche, die zu dieser nächtlichen Stunde ausgewaschen und vor den Augen meiner Mutter verborgen werden mußte; ein Packen Klopapier, den ich mir zwischen die Beine klemmen mußte, während ich in mein Zimmer watschelte und einen anderen Schlüpfer sowie vorsichtshalber eine Binde suchte, obwohl ich eigentlich keine weiteren Blutungen erwartete. Das Klopapier hatte sich bald vollgesaugt; als ich es, rotgefärbt, wegzog, hatte es die Form der Höhlung angenommen, der es als Stöpsel gedient hatte. Mit der Binde zum Blutstillen kehrte ich zur Toilette zurück und hinterließ dabei auf dem Boden einige dunkle Kleckser.

Die Binde war binnen weniger Minuten matschig und vollgesogen, mir wurde immer schwindliger, und als ich sie entfernte, rann ein brühwarmer Schwall pulsierend meine Beine hinab. Panik ergriff mich – in keinem der Bücher war von dergleichen die Rede gewesen, von einem heißen, unstillbaren Auslaufen –, und ich packte ein Handtuch (die Flecken! Zu spät, das hier war ein Notfall) und schob das gesamte, rauhe Knäuel zwischen meine

Beine. Mir wurde klar, daß es dort nur bleiben würde, wenn ich mich hinsetzte, also schloß ich den Klodeckel und preßte mich gegen das zusammengeknüllte Handtuch, die Füße auf den Badewannenrand gestützt und den Kopf zwischen den Knien. Ungläubig beobachtete ich, wie die dichte Nässe durch den Dschungel winziger Schlingen kroch, von denen sie, wie mir jetzt aus dem Biologieunterricht wieder einfiel, durch die Kapillarattraktion aufgesogen wurde.

Als das Handtuch fast durchgeweicht war, saß ich noch immer da, gekrümmt vor mich hin starrend, und konnte an nichts anderes denken als an das Wort *Kapillarattraktion*. Langsam, eher abstrakt, kam mir der Gedanke, daß ich womöglich verbluten könnte, wenn ich noch lange hier sitzen bliebe.

»Oh, Josie, was haben Sie sich nur *angetan*?« Die vorwurfsvolle Maske, die sie aufgesetzt hat, als sie mit einem neuen Mittagessenstablett hereinkommt – genau das gleiche wie das erste, pedantisch rekonstruiert –, fällt auf der Stelle von ihr ab, und nachdem sie das Tablett hastig auf dem Nachtkästchen abgesetzt hat, kauert sie sich neben mich auf den Boden.

Ich sitze mit gekreuzten Beinen da, halte die geballte Faust vor mich und sehe zu, wie das Blut durch die Rinnen im gefurchten Fleisch der Handfläche heraustropft (selbst jetzt ist dort Fett, sonst wäre sie nicht so runzlig). Der Weg, den das Blut nimmt, veranschaulicht einige Grundgesetze der Physik.

Sie nimmt meine spröde Hand in ihre warme, lebendige und faltet sie sanft auseinander. Wir blicken beide interessiert auf die verstümmelte Handfläche: Die Scherben haben die Haut meist kaum durchbohrt und stehen nun in einem prekären Gleichgewicht auf ihrer Spitze. Andere allerdings haben sich gut hineingekeilt und purpurfarbene Münder geöffnet.

Sie macht sich mit einer Pinzette an die Arbeit, stößt dabei kleine Laute des Mitgefühls aus. Bevor sie das Antiseptikum aufträgt, warnt sie mich: »Das wird brennen«, aber auch so kann ich ein scharfes Zischen, ein paar heiß brennende Tränen nicht unterdrücken. Sie blickt auf und tupft eine mit einem Wattebausch ab.

Ich ließ das vollgesogene Handtuch liegen und kletterte vom Klositz herunter; an einem herabhängenden Zipfel fing es an zu tropfen. Das dazupassende Badetuch (tut mir leid, daß ich das »Designerset« ruiniere, Mom) stopfte ich, so gut es ging, zwischen meine Beine. Ich bemerkte, daß ich benommen war (ob aus Angst oder wegen des Blutverlusts, konnte ich nicht sagen), aber vollkommen ruhig.

Anstandshalber zog ich ein kurzes Nachthemd an, obwohl mir klar war, daß es in Kürze ruiniert sein würde, und machte mich, während das Wort *Kapillarattraktion* noch immer monoton durch meinen Kopf ging, auf den Weg treppab, wobei ich mit einer Hand das Badetuch zwischen meinen Schenkeln festhielt.

Im Schlafzimmer meiner Eltern war es dunkel, und ich stieß an eine Lampe in der Nähe der Tür, was meine Mutter, die einen leichten Schlaf hatte, sofort aufweckte. Mein Vater war, wie ich wußte, auf einer Geschäftsreise (er hatte endlich eine neue Stelle und machte das Beste daraus); vielleicht hatte das den Ausschlag gegeben, warum ich ausgerechnet diese Nacht wählte, ohne weiteren Grund.

»Was ist los? Wer ist da?« bellte sie, Angst ließ ihre Stimme rauh werden (Diebe, Mörder, Perverse, Schwarze: Sie wußte, daß die da draußen lauerten, sie wußte, daß es nur eine Frage der Zeit war, bis sie sie erwischten).

»Ich bin's, Mom.«

»Josie? Was ist passiert?«

»Ich blute, Mom.«

»Du blutest? Was soll das heißen?« fragte sie, setzte sich hin und machte das Licht an.

Wir bedeckten beide unsere Augen, blinzelten und tränten in der plötzlichen Helligkeit. Was sie zu sehen bekam, war ihre sechzehnjährige Tochter, die sich ein Badetuch zwischen die Beine preßte.

»Mom, Peter und ich haben versucht... miteinander zu schlafen. Und jetzt blute ich.«

Es war offensichtlich, daß ihr Gehirn nicht fähig war, diese Information zu verarbeiten. Sie starrte mich an. Ich versuchte es von neuem.

»Mom, ich blute sehr stark. Ich glaube, ich brauche einen Arzt.«

»Du blutest? Peter... hat er dich...« (flüsternd) »vergewaltigt?«

Hätte es das annehmbarer gemacht?

»Nein, nein. Ich... blute einfach. Ich weiß nicht, warum, aber es ist eine Menge.«

Keine Antwort.

»Mom, ich brauche einen Arzt. Ich habe Angst, daß ich verblute.«

Nun wurde sie langsam wacher, rieb sich zerstreut die Augen und die Schläfen. »Josephine, ich kann unmöglich Dr. Arnold rufen« – unseren Hausarzt. »Was um Himmels willen soll er von uns denken?«

Ich wußte, daß ich ruhig bleiben mußte. »Es ist mir egal, was er denkt. Ich verblute.«

»Aber wo habt ihr... es gemacht?«

»Was spielt das für eine Rolle, Mom? Ich blute.«

»Wie *konntest* du nur! Ach, Josie, wenn nur dein Vater hier wäre.« Klagende, hilflose Panik ließ ihre Stimme höher werden.

»Mom, bitte ruf Dr. Arnold an.«

Ich weiß nicht, wieso es mir nie in den Sinn kam, ihn selbst anzurufen: Irgendwie hatte ich nur ein einziges Ziel, und das war, meine Mutter davon zu überzeugen, daß sie mir helfen sollte. Anscheinend reichte es nicht, mit einem Blutsturz vor ihr zu stehen.

»Er war ganz süß«, erzähle ich ihr, »aber nichts wirklich Ernstes. Ganz bestimmt war er es nicht wert, daß ich fast verblutet wäre.«

»Wie sah er aus?« will sie wissen.

»Groß, schlank, drahtig, ganz mein Typ«, sage ich, im Bemühen, wie eine Frau von Welt zu klingen. Obwohl es so lange her ist, daß ich das leiseste Interesse an Sex verspürt habe, daß ich nicht einmal weiß, ob diese Behauptung wahr ist. War er mein Typ? Ich glaube nicht: Jeder Körper scheint mir abstoßend fremd – bloße Materie, Fleisch auf Beinen.

»Was für eine Augenfarbe hatte er?« fragt sie. Ich wundere

mich, warum sie sich so für diese unbedeutende Figur interessiert, für diesen längst verflossenen Eindringling.

»Grün, und dunkle Haare. Und er hatte volle, sinnliche Lippen. Ich fand ihn umwerfend. Ich glaube, ich schrieb sogar ein Gedicht über seine Haut, ganz unvorstellbar.«

Er ging aufs College und schien den größten Teil seiner Zeit damit zu verbringen, sich mit seinen Freunden zu bekiffen und den Rest damit, mit mir ins Kino zu gehen. Dazwischen bearbeitete er mich nach Kräften, um mich dazu zu bringen, mit ihm zu schlafen. Ich fragte mich nie, warum er lieber mit einem Schulmädchen ausging als mit einer Frau seines Alters: Mit achtundvierzig Kilo und fallender Tendenz fühlte ich mich mächtig begehrenswert, und meine noch ungewohnt nackten Rippen und Hüftknochen genügten mir vollkommen als Erklärung. Als ich ihn über den Bruder einer Freundin kennenlernte, war ich hauptsächlich von seiner wilden, ungezähmten und ungekämmten Erscheinung fasziniert. Ältere Leute sahen ihm, wie ich bemerkte, mißbilligend nach, wenn sie ihn erblickten; er nahm LSD, las Hermann Hesse (oder schleppte zumindest die Paperbacks mit sich herum) und praktizierte transzendentale Meditation (wenn er Zeit dazu fand). Er zeigte mir, wie man einen Origami-Schwan macht.

»Waren Sie in ihn verliebt?«

»Was auch immer das bedeuten mag. Wahrscheinlich habe ich es mir eingeredet, weil ich einen Freund haben wollte.«

Selbst mit sechzehn war ich nicht so dumm, ihm zu glauben, wenn er leidenschaftlich seufzte und ein »Oh, ich liebe dich« in mein Ohr hauchte. Aber es entsprach meiner Vorstellung davon, wie solch ein Dialog abzulaufen hatte.

Ich genoß es, seine Leidenschaft zu wecken, und war stolz zu spüren, wie seine Hände drängend meine neuen Knochen nachzeichneten. (Aber es gab immer noch zuviel Weichheit, am Bauch und an den Schenkeln: Ich wollte vollkommen hart sein, keinerlei Halt bieten.) Manchmal fühlte ich, wie ich nach ausgedehntem Küssen schwach und glitschig wurde, meistens aber ließ ich es nur über mich ergehen.

Manchmal, wenn er mich falsch anfaßte – ein Druck im Kreuz,

ein heißer Atem im Nacken –, ging alles unter im Klang tosenden Wassers, weißes Rauschen schwoll an zu schriller Panik. Dann mußte ich aufhören, die Augen öffnen, wild um mich blicken – denn wie kann man sicher sein, wer da ist?

»Hat er dich gezwungen, mit ihm zu schlafen?«

»Nein, überhaupt nicht. Ich habe einfach beschlossen, daß es an der Zeit wäre, nachdem wir neun Monate miteinander gegangen sind. Es hat höllisch wehgetan.«

Ich kann nicht glauben, daß ich ihr das erzähle.

Als ich ihr schließlich das ruinierte Handtuch zeigte, schien sie überzeugt. Unter Tränen und Kopfschütteln rief sie den Anrufdienst des Arztes an, und kaum fähig, die Worte hervorzuwürgen, flüsterte sie, ihre Tochter hätte »mit ihrem Freund herumgemacht« und würde nun am, äh, Intimbereich bluten. Fünfzehn Minuten später rief er zurück und wies mich an, ich solle mich mit übereinandergeschlagenen Beinen hinlegen und die Füße auf einem Kissen hochlagern. Falls die Blutung nicht aufhören würde, sollte ich zur Notaufnahme fahren. Ich legte mich mit gekreuzten Beinen und hochgelagerten Füßen hin. Nach einer Weile hörte die Blutung auf.

Den nächsten Tag verbrachte ich im Bett.

Sie schickte meinen Vater zu einer kleinen Unterredung nach oben, als er vom Flughafen kam. Ich lag mit einem Kissen unter den Füßen unter meiner Decke und ackerte einen Stapel Zeitschriften durch, benommen und mit Kopfweh vom Herumliegen. Es war ein merkwürdiges Gefühl, ihn bei Tageslicht im Anzug in mein Zimmer stapfen zu sehen.

Er setzte sich auf den Bettrand – ein vertrautes Knarzen mit nachfolgender Schlagseite –, überlegte es sich dann aber anders und zog in den Korbsessel um. Er legte seine Arme sorgfältig auf die Lehnen. Er fragte mich, wie es mir ginge. Ich sagte, gut. Er fragte mich nach der, ehm, Blutung. Ich sagte, sie habe aufgehört. Er sagte: »Deine Mutter hat mich gebeten, mit dir zu sprechen.«

Ich sagte: »Oh.«

Er sagte: »Ich weiß nicht recht, wie ich es sagen soll, Josephine.«

Er sagte: »Du bist noch sehr jung.«

Er sagte: »Deine Mutter und ich machen uns ein wenig Sorgen über deine Beziehung zu Peter.«

Er sagte: »Wir sähen es nicht gerne, wenn die Sache so weiterlaufen würde.«

Ich sagte ihm, er bräuchte sich keine Sorgen zu machen, ich hätte ohnehin keine Lust, je wieder mit jemand zu schlafen.

Er sagte: »Oh, in einiger Zeit wirst du das sicher anders sehen.«

Er sagte: »Deine Mutter hat mich gebeten, auch mit Peter zu sprechen.«

Ich schnaubte.

Aber einige Tage danach wurde Peter ins Arbeitszimmer meines Vaters befohlen; es war schwer zu sagen, wer von beiden unbehaglicher dreinblickte. Während der fünfzehn langen Minuten, die sie dort blieben, versteckte ich mich oben, warf mich auf dem Bett hin und her, hielt die Decke an meine Gedärme geklammert, die sich vor Demütigung zusammenkrampften, und gackerte ins Kissen, wenn ich versuchte, mir den Dialog vorzustellen.

Danach spazierten Peter und ich durch den Garten, machten in stillschweigender Übereinstimmung einen Bogen um einen bestimmten Fleck. Mein Vater hatte gemeint, ich sei vielleicht noch ein wenig zu jung für regelmäßigen Geschlechtsverkehr, und es wäre wahrscheinlich das Beste, wenn Peter mich nicht mehr treffen würde. Obwohl Peter ernsthaft versprochen hatte, seine Anhängsel von meinen sechzehn Jahre alten Öffnungen fernzuhalten, gab sich mein Vater damit nicht zufrieden. Er verlangte, wir sollten uns »eine Weile lang« nicht mehr sehen. Es machte mir nicht wirklich etwas aus, da ich sowieso keine Lust darauf hatte, wieder irgend jemands drängendes, purpurrotes Organ in meiner Nähe zu haben, aber ich ärgerte mich, daß Peter so widerstandslos zugestimmt hatte.

Das war das Ende von Peter.

Ich beschloß, mich statt dessen auf die Schule und die Vervollkommnung meines Körpers zu konzentrieren.

Amanda Jane heiratete (in jungfräulichem Zustand) mit achtzehn, nachdem sie halbherzig ein halbes Jahr lang französische Literatur studiert hatte. Bruce, der Freund ihres Bruders, dem schon vor langer Zeit die romantische Hauptrolle zugedacht worden war, trat auf sein Stichwort hin im Cut aus den Kulissen hervor. Monate zuvor war er in meinem Wohnheim unter der Post gewesen: ein cremefarbener Umschlag, den ihre kringelige, runde Handschrift zierte (ich hatte nicht Geburtstag, Weihnachten war schon lange vorbei...). Ein Ruck ging durch mich, aber ich kam bald wieder zur Vernunft. An der Hochzeitsfeier teilnehmen, Miss A., hast du denn den Verstand verloren? Wahrscheinlich wieder eine dieser unergründlichen Etikettevorschriften, die ihr vertraut, mir aber fremd waren: *Die Braut sollte in Begleitung ehemaliger Busenfreundinnen sein, auch wenn sie ihr nicht mehr nahestehen – außer natürlich, wenn sie gerade Europa bereisen.*

Während ich auf die Einladung starrte, wurde mir klar, was das alles hieß. Ich müßte irgendein Kleid anziehen (das womöglich meine Arme zeigte: wieviel Zeit hatte ich noch?). Ich müßte mich fotografieren lassen, immer wieder, würde jede Aufnahme ruinieren, wie eine Kröte, die irgendwie ins Bild gekrochen war. Und womöglich würde gar von mir erwartet – Angst bäumte sich auf wie eine Flutwelle –, daß ich vom Hochzeitskuchen aß?

Ich hungerte zwei Monate, um rosa Crêpe de Chine zu tragen, ohne Ärmel, mit enganliegender Taille. Die anderen Brautjungfern, schlanke Cousinen, hatten Hälse wie Schwäne. In elfenbeinfarbener Seide sah sie zerbrechlich, antik aus. Ich tanzte Walzer mit ihren Brüdern, die einander über meinen Kopf hinweg zuzwinkerten.

Das war das letzte Mal, daß ich sie sah.

Sie zog um, und ich auch.

(Das einzige, was ich von Bruce in Erinnerung behalten habe, ist ein dümmliches Grübchenkinn.)

Mit sechzehn sah alles so einfach aus. Wenn ich nur genug Fleisch loswurde, konnte ich jeden Körper haben, den ich wollte, aussehen, wie immer ich wollte. Ich erinnere mich an einen Werbespot für irgendein Mineralwasser, in dem eine Reihe muskulöser, geschmeidiger Typen gezeigt wurde, die lässig in einem Umkleideraum herumstanden, und der den Zuschauer tatsächlich dazu aufforderte, sich den Körper, den er sich wünschte, auszusuchen. Vollkommenheit war einfach: sie war gleichbedeutend mit Nichtdicksein. *So wie eine Pflanze sich, egal, wo sie im Raum steht, nach dem Licht dreht, so wird auch Ihr Körper für immer nach Vollkommenheit streben.*

Beim Betrachten dieser sauberen, wohlgefügten Gliedmaßen beschloß ich, daß ich noch weniger essen und vor allem mit Gymnastik beginnen mußte – ich, die ich immer zu faul gewesen war, auch nur zum Ende der Auffahrt zu gehen, um die Post zu holen, die ich mich die meiste Zeit, hauptsächlich durch Lügen, selbst vom Sportunterricht befreit hatte. Aber mein Körper schrie nach Bewegung (*Bewegung ist ein Zaubertrank*, verkündeten die Zeitschriften): Es fiel mir immer schwerer, länger als eine Viertelstunde still zu sitzen, und ich erwachte jeden Morgen um fünf Uhr, in eine angstvolle Wachheit katapultiert.

Nachdem ich ohnehin wach war, konnte ich ebensogut aufstehen und etwas tun. Also stellte ich ein ausgeklügeltes Gymnastikprogramm aus verschiedenen Zeitschriften zusammen, eine brutale Züchtigung aller Muskeln, besonders der Bauchmuskulatur. Dieses Ritual mußte in absoluter Stille vollzogen werden und im Winter zudem bei Dunkelheit, denn ich wollte nicht, daß irgend jemand davon erfuhr. Meine Mutter hätte darin einen Beweis für meine zunehmende Verrücktheit gesehen – sie, die nie einen Schritt ging, wenn sie fahren konnte, die in einer so erbärmlichen körperlichen Verfassung war, daß sie sich, als sie über eine Pfütze hüpfte, einen Bänderriß zuzog.

Amanda Jane hatte mir einst eine Übung für die Taille gezeigt, die sie jeden Tag machte und bei der man abwechselnd rechts- und linksherum kreisen mußte. Ich begann ebenfalls damit, doch mein Taillenumfang blieb lange Zeit bei dreiundsechzig Zentimetern. In den historischen Romanen, die ich von meiner Mutter auslieh, lag die Norm bei sechsundvierzig. Damals hatte ich noch nichts von Korsetts gehört, die von Kindesbeinen an getragen wurden, von deformierten inneren Organen, von zerquetschten, unbrauchbaren Lungen.

Aber wenn ich ein solches Korsett gehabt hätte, ich hätte es klaglos getragen.

Statt dessen wickelte ich vor meinen Übungen die Körperteile, die ich am meisten verabscheute (meine Taille, meinen Bauch, meine Brüste, meine Schenkel), in Plastikfolie ein. Dadurch sollte das Fett wegschmelzen. Die Plastikfolie klebte nicht richtig, so daß ich in großen Schlaufen Garn darum wickeln mußte, damit sie hielt.

Die Stille, die Kälte, die Dunkelheit, die sture, vom Willen diktierte Wiederholung, die völlige Leere im Kopf, das alles hatte etwas Tröstliches an sich; nichts war von Bedeutung als die nächste Zahl.

Gehen Sie auf Hände und Knie.

Eselstritt. Katzenbuckel. Wurmschlängeln. Hund-am-Hydranten.

Legen Sie sich auf den Rücken.

Bewegen Sie die Hanteln mit seitlich ausgestreckten Armen langsam auf und ab. Dann das gleiche mit angewinkelten Armen. Nun die Oberarme an den Körper anlegen und die Hanteln nach unten drücken.

Stehen Sie mit leicht angewinkelten Knien.

Heben und senken Sie die Schultern. Spreizen Sie die angewinkelten Arme seitlich vom Körper, und beschreiben Sie mit den Hanteln langsam Halbkreise. Dann das gleiche mit an den Körper angelegten Oberarmen.

Gehen Sie in die Hocke.

Stellen Sie sich auf die Zehenspitzen.

12

DIAGNOSTISCHES PROFIL

Anamnese

Haben Sie je an einer schweren Krankheit gelitten? Nein.

Hatten Sie je eine schwere Verletzung? Nein.

Treiben Sie regelmäßig Sport?

Falls ja, schildern Sie bitte Ihre übliche körperliche Betätigung: Zu weit gehen.

Stehen Sie momentan unter medikamentöser Behandlung? Ja.

Leiden Mitglieder Ihrer Familie an einer der folgenden Krankheiten?

Herzerkrankung	Bluthochdruck	Diabetes
Epilepsie	Brustkrebs	Fettleibigkeit
Skotom	Sklerodermie	Gargoylismus

Gibt es in Ihrer Familie Fälle von Geisteskrankheit?

Führen Sie alle noch lebenden Familienmitglieder auf:

Kinderkrankheiten: Die üblichen.

Eintritt der Menstruation: 11.

Hat Ihre Menstruation je länger als zwei Monate ausgesetzt? So oft wie möglich.

Derzeitige Körpergröße: ein Meter siebenundfünfzig.

Derzeitiges Gewicht: Keine Ahnung.

Idealgewicht: g gleich null.

Höchstes Gewicht seit dem Alter von 18 Jahren (ausgenommen Schwangerschaften): 55 Kilo.

Niedrigstes Gewicht seit dem Alter von 18 Jahren: 30 Kilo.

Wie lange haben Sie Ihr niedrigstes Gewicht gehalten? 3 Tage.

Gehen Sie einer regelmäßigen Beschäftigung nach (z. B. Tanzen, Modellstehen, Ringen), die es erforderlich macht, ein bestimmtes Gewicht zu halten? Ja, der Beschäftigung, ein bestimmtes Gewicht zu halten.

Wie wirkt sich eine Gewichtszunahme von einem Kilo auf Ihr seelisches Wohlbefinden aus? *Überschüssiges Fett provoziert Verhaltens- und Sichtweisen, die dazu führen können, daß Sie Ihre ungesunde Lebensweise fortsetzen. Wenn Sie daran* glauben, *daß Sie dick und ungesund sind, dann werden Sie auch dick und ungesund* bleiben.

Wie wirkt sich ein Gewichtsverlust von einem Kilo auf Ihr Wohlbefinden aus? *In Wirklichkeit werden Sie jedesmal, wenn Sie ein Pfund verlieren, ein anderer Mensch.*

Haben Sie je psychiatrische Hilfe gesucht? Nein.

Bitte geben Sie an, wie häufig Sie unter den folgenden Symptomen leiden:

Angst
Depression
Appetitmangel
Müdigkeit
Reizbarkeit
Schlaflosigkeit
Höhenangst
Angst vor geschlossenen Räumen
Angst vor offenen Räumen
Angst vor fließendem Wasser
Schwierigkeiten beim Aufstehen am Morgen
Schwierigkeiten, den Tag durchzustehen
Schwierigkeiten, den nächsten Tag durchzustehen
Gefühl, durch den dunklen Weltraum zu treiben

Haben Sie jemals einen Selbstmordversuch unternommen?

Alle Informationen werden streng vertraulich behandelt und sind ausschließlich Ärzten, Schwestern, Endokrinologen, Diätisten, Sozialarbeitern, Psychologen, Beschäftigungstherapeuten, Krankengymnasten, Mitpatienten, Eltern, anderen wichtigen Personen, Lesern von Fachzeitschriften, Versicherungsgesellschaften und/oder all denjenigen, die die Rechnung bezahlen, zugänglich.

Einen schönen Tag noch.

»Das ist überhaupt nicht komisch«, sagt sie, während sie auf das Formular blickt, wenn ich auch nicht sagen könnte, ob sie damit die Lücken meint oder die Fragen, die ich beantwortet habe. »Und Sie bekommen *keine* Medikamente, obwohl wir etwas Lorazepam gegen Ihre Angstzustände verordnen könnten.«

»Was für Angstzustände?«

Schon beim Aufnahmegespräch versuchten sie, mich dazu zu bringen, daß ich dieses Formular ausfülle – »Füllen Sie dieses Formular aus«, hieß es –, aber ich starrte nur darauf, und so nahmen sie es weg und brummten dazu etwas von »Auszehrung«. Jetzt ist es wieder da, für die Unterlagen. Wessen Unterlagen? Und warum?

»Diese Dinge gehen niemanden etwas an«, sage ich zu ihr. Das ist der Punkt, an dem all meine früheren Begegnungen mit »Psychotherapie« scheiterten: Wann immer der Therapeut (der Vertrauenslehrer an der High School, der Familientherapeut, der Psychoanalytiker mit Billigtarif, Herr Dr. Frosch) eine Frage stellt, schreckt etwas in mir zurück, verschließt sich. Steif, als handelte es sich um eine Frage des guten Benehmens, sage ich dann zu ihnen: »Das geht Sie gar nichts an.«

(»Ich zahle doch nicht achtzig Dollar die Stunde, nur damit du diesem Mann, diesem Experten, diesem Doktor der Psychologie erzählst, daß ihn das alles nichts angeht«, schimpfte meine Mutter, als der Familientherapeut schließlich seine Niederlage eingestand.)

Therapeut und Vergewaltiger – es gibt graduelle Unterschiede, aber ihr Ansatz ist der gleiche. Die Psychologiestudentin mit ihren gallertigen Elektroden. Die Endokrinologin mit ihren Vampirstichen. Der Arzt mit seinem drohenden Schlauch.

»Das geht Sie einen Scheißdreck an«, wiederhole ich.

»Das geht uns sehr wohl etwas an«, erwidert sie süffisant, »denn wir versuchen, Ihnen dabei zu helfen, sich besser zu verstehen, um Ihnen helfen zu können.«

Ich gestatte mir ein trockenes Lachen.

»Deine Mutter und ich«, sagte er und vermied es dabei, mir in die Augen zu sehen, offensichtlich gehorchte er gewissen Anordnungen, im Grunde aber war ihm diese Diskussion zuwider, »machen uns ein wenig Sorgen um dich.«

»Warum, um Himmels willen? Ich schreibe einen Einser nach dem anderen, ich mache nichts anderes als lernen, ich gehe überhaupt nicht mehr aus, ich habe seit sechs Monaten keinen verdammten Freund mehr...« Ich ließ diesen Gedanken zwischen uns in der Luft schweben, formte den Raum mit dem Unaussprechlichen, benutzte es als Schild. Sechs Monate waren ungefähr seit dem öffentlichen Bluten vergangen; seit Peters Abgang hatte keiner von uns es je wieder erwähnt.

»Schon«, sagte er an den Boden gewandt, »aber wir sind ein wenig beunruhigt über deine, äh, Eßgewohnheiten und über die vielen Stunden, die du mit Trainieren verbringst. Mom meint, du würdest es ein bißchen zu weit treiben. Und sie glaubt, dich zu den seltsamsten Nachtzeiten oben herumwerken zu hören – ich weiß es nicht, du weißt ja, wie sie ist...?« Er flehte jetzt fast, verstummte dann aber, als ein ähnliches Bild uns beiden in den Sinn kam.

Diese Dinge gingen niemanden etwas an, nichts davon stand auch nur zur Debatte. Dieser spezielle Zeitabschnitt (siebzehn Uhr dreißig bis achtzehn Uhr fünfundvierzig) war zum Lernen bestimmt, und ich konnte es mir nicht leisten, die zehn Minuten zu vergeuden, die diese »Unterhaltung« mich bereits gekostet hatte. Andere Leute verschwendeten so viel Zeit, Unmengen davon, ließen sie ungenutzt, uneingelöst verstreichen. Aber seitdem ich mich selbst zur Produktivität verpflichtet hatte, praktizierte ich Sparsamkeit im großen Stil. Ich sorgte dafür, daß jede Sekunde zählte: Von sechs bis sieben Uhr dreißig joggte ich, schwamm meine Runden zwischen sechzehn und siebzehn Uhr und trainierte vor dem Zubettgehen eine Stunde lang mit Gewichten; um diese Fixpunkte herum (hinzu kam selbstverständlich noch die Schule) mußte ich meine Hausaufgaben und die allabendliche Demonstration meiner Selbstbeherrschung beim Abendessen planen. So blieb mir nur noch eine Stunde für das Enthaaren der Beine, für Augenbrauenzupfen, Kosmetik, Maniküre und eine wöchentliche Extrabehandlung, zu der Eigelb gehörte (für die Haare), Gurke (für die Augenlider) und Zitronenhälften, die wie kleine Münder an jedem Ellbogen saugten.

Ich wurde zapplig und tastete nach meinem linken Triceps. Es war siebzehn Uhr dreiundvierzig. »Ja, also dann«, sagte ich. »Ich muß meine Hausaufgaben machen.«

Der Schreibtisch in meinem Zimmer war ein schmaler, weißer Sekretär, in dessen Innerem sich eine Reihe zierlicher Nischen auftat, die die Korrespondenz einer Dame beherbergen sollten. Nichts von dem, was ich brauchte, paßte je in diese eleganten, rotgefütterten Innenfächer, also ließ ich sie leer und stapelte Bücher und Hefte auf dem Boden. Wenn ich beim Schreiben zu fest auf den Klappdeckel drückte, dann erzitterte er und ermahnte mich so zu einem sanfteren Verhalten.

Meine Hausaufgaben machte ich, indem ich alles dreimal abschrieb und damit auswendig lernte. Später konnte ich alles, was ich brauchte – Latein, Chemie, Gedichte, Mathe –, abrufen, indem ich es von meinem inneren Bildschirm ablas, ohne je zu zeigen (so hoffte ich), daß ich keinerlei Sinn damit verband: Wie von einem fernen Stern starrte ich auf die Seite, nichts als schwarze Spuren über einer Leere, ein Code, zu dem ich irgendwie den Schlüssel verloren hatte.

Diese Art des Lernens ermöglichte es mir, einen Einser nach dem anderen zu schreiben. Dieser Art des Lernens verdankte ich Stipendienzusagen von drei angesehenen Universitäten, von denen ich diejenige wählte, die am weitesten von zu Hause entfernt war. Ich hatte ein wichtiges Ziel erreicht – die Fünfundvierzigkilomarke geknackt – und setzte mir sofort ein neues: sie bis zu meiner Abreise ans College um zwei Kilo zu unterbieten. Dort, tausend Meilen von eifersüchtiger Überwachung entfernt, konnte ich darangehen, mich zu vervollkommnen.

»Das esse ich nicht«, sage ich. »Das ist doch Garnierung.«

»Josephine«, sagt sie, »Sie kennen die Regeln. Sie müssen von allem, was auf dem Teller liegt, ein bißchen was essen. Jetzt essen Sie diese Orangenscheibe und hören Sie auf, Zeit zu schinden.«

»Aber Suzanne«, sage ich und äffe ihren Ton nach, »es wäre

ein grober Verstoß gegen die Etikette, wenn ich das essen würde. Hat Ihre Mutter Ihnen nie gesagt, daß man die Garnierung nicht essen darf? Das ist sehr tölpelhaft, sehr *déclassé*, sehr *je ne sais quoi*. Sehen Sie in Emily Post nach, wenn Sie mir nicht glauben.«

»Ich brauche nicht in Emily Post nachzusehen, junge Frau«, sagt sie, und ihr Tonfall, ihre Genervtheit verraten mir, daß ich gewinnen werde. (Als nächstes wird sie rot werden, zeigen, daß ich ihr unter die Haut gekrochen bin, daß ich wie ein Surfer auf der Blutwoge reite.) »Ich brauche nicht in Emily Post nachzusehen, weil ich unsere Vorschriften kenne: Zitronenscheiben müssen nicht gegessen werden, Orangenscheiben schon. Also essen Sie jetzt auf, damit ich Ihr Tablett wegbringen kann. Ich hab schließlich noch was anderes zu tun.«

»Jetzt hören Sie aber auf«, sage ich, »wollen Sie mir weismachen, Sie würden den Unterschied zwischen Essen und Garnierung nicht kennen? Wenn zum Beispiel ein Kopfsalatblatt *unter* etwas serviert wird, zu Präsentationszwecken, dann ist es nicht zum Verzehr bestimmt. Ähnlich ist es mit Petersilie, obwohl manche Leute anscheinend glauben, sie sei gut für sie und sie schnurstracks hinuntermampfen, ohne auch nur daran zu denken, daß der Küchenchef sie vielleicht gar nicht gewaschen hat.«

Ich schwafle, schinde Zeit, improvisiere, denn während wir über sie sprechen, hat die Orangenscheibe – die Garnierung auf meinem Teller mit Sandwichen – sich verwandelt, ist heimlich aus dem Reich eßbarer Dinge entschwunden. Das kommt vor. (Manchmal ständig – wie zum Beispiel bei Fleisch, Fisch, Eiern und dieser trüben Flüssigkeit, die die Brustdrüsen von Kühen sekretieren.) Diese... Scheibe sieht mittlerweile so grotesk, so außerirdisch fremd aus wie ein Papierschirmchen in einem Glas Punsch (würden Sie das denn essen, Schwester, hölzernes Fruchtfleisch heraufwürgen, billigen Farbstoff aussabbern?). Je länger ich sie ansehe, mit ihrer schuppigen, reptilienartigen Schale und ihrer Kolonie pustliger Staubbeutel, um so mehr ähnelt sie einem Präparat aus dem Sezierraum. Sie sollte ins Labor geschickt und nicht mir auf einem Teller serviert werden.

Ich kann dieses Ding nicht in meinen Mund schieben.

Ich kann es wirklich nicht, keine Show mehr.

Aber sie versteht nicht, sie ist noch verärgert über die Geschichte mit Emily Post, sie steht einfach da, die Hände in ihre (beachtlichen) Hüften gestemmt, und wartet auf mich.

»Ich kann nicht«, sage ich.

»Sie müssen«, sagt sie.

»Tja, ich kann aber nicht.«

»Um Himmels willen, Josie, Sie haben gerade fast ein ganzes Sandwich mit Erdnußbutter, ein Glas Orangensaft und eine halbe Banane geschafft, und jetzt veranstalten Sie ein solches Affentheater wegen einer Orangenscheibe! Das ist doch lächerlich! Essen Sie nur ein winziges Häppchen davon, und ich bringe Sie in den Waschraum.« (Sie weiß, daß ich immer dorthin will, damit ich mich waschen und nochmals waschen, diese schmierige, ausdünstende Haut schrubben kann.)

»Was wäre, wenn es eine Olive wäre?«

»Was wäre wenn... Was zum Teufel hat das damit zu tun?«

»Na, was wäre, wenn es eine Olive wäre? Müßte ich es dann auch essen? Oliven können sowohl Garnierung wie auch Vorspeise sein, je nachdem, wie sie serviert werden.«

»WIR GEBEN UNSEREN PATIENTEN KEINE OLIVEN! SIE ENTHALTEN ZUVIEL NATRIUM!« brüllt sie, schreit mich zum ersten Mal wirklich an, verliert die Beherrschung, läuft tomatenrot an, reißt das Tablett von meinem Schoß, so daß alles darauf scheppernd gegen den Rand rutscht, und stampft hinaus, indem sie mit einer Ecke des Tabletts die Tür aufstößt, während sie die andere Ecke auf eine schlampige, gewalttätige Weise, die mir Entsetzen einflößt, in ihre Hüfte stemmt.

Sie schleift mich an den Haaren, meine Haare gehen büschelweise aus, die Fliesen versengen die Haut an meinen Ellbogen, sie versucht, mir mit der anderen Hand die Augen auszustechen, mit Zähnen und Fingernägeln schnappe ich nach ihren Knöcheln, verfehle sie und schreie, schreie und schreie, die Ambulanz ist an der Tür, falscher Alarm, ja, aber was ist das für ein Geruch? Das ist der Braten, Herr Doktor (meine Patientin, enthäutet und brennend), tut mir leid, daß ich Ihnen Unannehmlichkeiten bereitet habe. Das nächste Mal betäuben Sie sie und stopfen ihr vorher den Mund. Das werde ich tun, Herr Doktor, das werde ich tun.

Ich krieche unter die Decke (obwohl das tagsüber verboten ist) und rolle mich ganz eng zusammen, wie eine Garnele. In dieser Haltung preßt sich mein aufgedunsener Bauch gegen meine Schenkel, erinnert mich mit einer Welle schreiender Verzweiflung daran, daß ich häßlich bin, häßlich, innen wie außen. Einfach häßlich – häßlich, häßlich, häßlich, häßlich: nichts kann daran etwas ändern.

Personalhandbuch
nur für den Personalgebrauch
für Patienten unzugänglich aufbewahren

- Die Patienten dürfen ihr Essen nicht selbst auswählen. Das ist Aufgabe der Diätistin.
- Zur ernährungsbedingten Wiederherstellung der Patienten sollte die Gewichtszunahme durchschnittlich ein Kilo wöchentlich betragen.
- Die Mahlzeiten sollten ansprechend serviert werden, mit echtem Porzellan, Glas und Stoffservietten, damit die Patienten auf normale soziale Ernährungsmuster konditioniert werden. Bei jeder Mahlzeit ist ein Mitglied des Personals anwesend, das den Verzehr überwacht und bei unangemessenen Verhaltensweisen einschreitet.
- Die Patienten müssen alle für sie zubereiteten Nahrungsmittel essen (Haupt- und Zwischenmahlzeit, Flamingozungen). Überschreiten die Patienten die vorgesehene Zeit von einer Stunde, so muß der Personalangehörige bei ihnen bleiben, damit bis zur Beendigung des Essens Aufsicht und Unterstützung gewährleistet sind.
- Das Personal darf sich von den Patienten nicht in Diskussionen über Mahlzeiten, Kalorien oder ihr Körpergewicht verwickeln lassen. Jede Diskussion über Ernährung ist sofort zu beenden. Manipulativem und/oder hinauszögerndem Verhalten darf nicht nachgegeben werden.

- Die Patienten haben Anspruch auf ein Glas Wasser und im Sommer eine Portion Eis zusätzlich zu den bei den Mahlzeiten servierten flüssigen Nahrungsmitteln. Künstlich gesüßte Getränke sind nicht erlaubt; Fruchtsäfte dürfen nicht verdünnt werden; der Kaffee muß mit Milch oder Sahne getrunken werden.
- Die Patienten müssen den Sirup, in den Dosenfrüchte eingelegt sind, mitverzehren, können aber den Saft von gekochtem Gemüse übriglassen (Ausnahme: flüssige Butter).
- Die Patienten müssen Hühnerhaut essen.
- Die Patienten müssen *nicht* gemahlenes Glas essen.
- Die Patienten müssen alles auf dem Teller essen, selbst das, was in erster Linie als Garnierung serviert wird (zum Beispiel Salatblätter, geraspelte Karotten, Orangenscheiben). Zitronenscheiben sind nicht zu verzehren, sondern auszudrücken. Beachten Sie, daß Oliven infolge ihres hohen Natriumgehaltes nicht mehr Bestandteil des Menüplans auf dieser Station sind.
- Das Personal muß sich vor Gegenübertragungsreaktionen hüten. Es sollte immer eine entschiedene, professionelle, aber wohlwollende Haltung bewahren; aus Untersuchungen geht hervor, daß ein aufgebrachtes oder autoritäres Vorgehen Widerstand verstärkt und die therapeutische Allianz gefährdet.

»Es tut mir leid«, sagt sie vom Fußende des Bettes her und umklammert mit einer Hand ihren Ellbogen hinter dem Rücken. »Ich bin vor Ärger in die Luft gegangen. Wir nennen das einen ›therapeutischen Schnitzer‹.«

Ich bin noch immer wie eine Garnele im Bett eingerollt, mit dem Kopf auf den Knien, und sage nichts. Sie sagt auch nichts, und eine ungeheure Einsamkeit überwältigt mich, als ob ich in die Atmosphäre geschnellt würde, mich aber dabei noch auf dem Bett sehen könnte, immer kleiner werdend, umgeben von einer immer größeren Leere.

Die Sekunden vergehen, und der Raum dehnt sich immer weiter aus. Ich habe das Gefühl, daß ich vielleicht nie aus dieser Leere zurückfinde, in die kein Laut dringt. Aber dann höre ich jemanden sprechen.

»Na ja, therapeutisch gelungen war es wohl nicht, oder?« Das bin ich, gedämpft murmelnd löse ich mich aus meiner Erstarrung. Ein schuldbewußter Ausdruck überzieht ihr Gesicht, dann aber merkt sie, daß ich einen Scherz machen will.

»Nun, niemand ist vollkommen«, sagt sie forsch, öffnet den Klammergriff ihrer Hand, um die Decke am Fußende zu glätten, bückt sich dann, um ein Kissen aufzuheben, das ich vor Wut hinausgeschleudert hatte.

»Außer mir«, sage ich.

»Außer Ihnen«, sagt sie, und wir lächeln beide.

13

»Geben Sie mir etwas zu *tun*, um Himmels willen«, sage ich. »Ich langweile mich noch zu Tode.«

»Sie könnten lesen«, sagt sie. »Sie könnten Briefe schreiben. Sie könnten Radio hören. Die Beschäftigungstherapeutin wird später auch noch kommen.«

»Sehr witzig, ha, ha«, sage ich. Aber mir ist nicht nach Lachen zumute. Mir ist, als müßte ich jenen Laut ausstoßen, der Munchs Bild entspringen würde, dem schwarzen Trichter dieses Mundes – ein Laut, der vielleicht tatsächlich daraus entströmt, unentwegt, der nur zu hoch und zu grauenhaft ist, um vom menschlichen Ohr wahrgenommen zu werden.

Was mich jetzt umbringt, das ist die Zeit – dieses Liegen und Lauschen, Liegen und Warten, gelähmt in ihrem dicken, betäubenden Schlamm. Ich darf aufstehen, aber der Stuhl ist so hart, daß er bläuliche Dellen auf meinen Oberschenkeln hinterläßt. Ich darf fernsehen, aber ich verstehe nicht, worum es geht, worüber die Darsteller sich so aufregen; ihre Gesichter sind von einem erschreckendem Orange oder Blau, und alle paar Sekunden rückt irgendeine Art von Essen grell in den Vordergrund. Ich habe um einen Roman aus der Bibliothek gebeten, aber es fällt mir schwer, einen Sinn darin zu erkennen: »Vernon stand auf und ging zum Fenster über dem Küchenspülbecken, um hinauszusehen« – was soll das bedeuten?

So bleibt mir nichts übrig, als hier zu liegen und zu spüren, wie mein Körper sich aufbläht und verfault, verfault und sich ausbreitet, sich ausbreitet und wegschmilzt, sich auflöst. Meine Knöchel sind riesig (»Legen Sie sie hoch«, sagt sie), und ich bin sicher, meine Schenkel werden allmählich dicker als meine Knie. Ich kann den Anblick meines Bauches nicht ertragen, der aufgeschwollen wie ein gigantischer Tumor die Substanz aus dem übrigen Körper saugt. Doch selbst wenn ich nicht hinsehe, beschäftigt er mich ununterbrochen mit seinem widerwärtigen Innenleben: heftiges Grollen und Ausbrüche; heimtückische Schmerzen, als ob etwas durchstochen würde; schreckliche Kloakengerüche.

»Ich sterbe«, flüstere ich.

»Das sind Gase«, sagt sie forsch. »Gehört alles dazu. Vielleicht werden wir die Laktose ein paar Tage lang reduzieren.«

Wegen dieser ganzen Verwesung, Fermentierung und der daraus resultierenden Säure besteht der Mageninhalt aus nichts anderem als aus einem Berg verdorbener, verwesender, nach Fäulnis stinkender Nahrung.

Von Ekel übermannt, gab ich die Biologie nach den ersten zwei Vorlesungen auf und beschloß, meine Suche nach Erkenntnis auf eine breitere Grundlage zu stellen: Ökonomie, Geschichte, Kosmologie. Auch Mathematik nahm ich weiter, denn ihr von Regeln beherrschtes Universum, das die fehlerhaften Taten der Menschen gar nicht erst widerzuspiegeln beanspruchte, hatte etwas Tröstliches, Beruhigendes an sich. (Lyrik dagegen versetzte mich in Unruhe: Hatten diese Leute wirklich all diese Empfindungen, oder taten sie nur so? Und wenn sie nicht nur so taten, wie konnten sie dann aus ihrer Tränenseligkeit ein derartiges Spektakel machen?)

Ich lebte im Wohnheim, von dem meine Eltern fälschlicherweise annahmen, ich würde dort gut beaufsichtigt und ernährt; statt dessen kümmerte sich niemand auch nur im geringsten um mich. Mir wurde ein Bett in einem Doppelzimmer zugewiesen, aber meine Zimmergenossin – Miss Ellen West aus East Hampton – trat nie in Erscheinung, als wäre sie schon von weitem abgestoßen von meinem Egozentrismus, einem Feld dunkler Kräfte um einen kollabierten Stern. So lebte ich mit einer Vermißten – was mir um so mehr Platz verschaffte, um mich rar zu machen.

Jede Nacht speiste ich fürstlich, entdeckte eine Schublade voller Erdbeeren mit Sahne in meinem Büroschrank oder öffnete Tür um Tür, bis ich auf die richtige stieß, hinter der sich ein endloses Buffet darbot. Eine in Eis gemeißelte Ballerina in der

Mitte des Tisches war die einzige Zeugin meiner Streifzüge, wenn ich mit beiden Fäusten schaufelte und alles, wonach es mich gelüstete, in mich hineinstopfte: Avocadomousse, Crème caramel, Fettucine Alfredo, Sherrytrifle, Kartoffellauchsuppe, Sachertorte. Ich steckte lüstern meine Zunge in Eclairs, saugte gierig grunzend die Cremefüllung heraus, um sodann befriedigt weiterzuziehen und die Gebäckhüllen leer und vergewaltigt auf dem Teller zurückzulassen. Manchmal weinte ich beim Essen und manchmal beim Erwachen.

Doch irgendwann begann ich unmittelbar zu Beginn des Traums aus dem Schlaf zu schrecken, bevor die Tür sich öffnete.

»Ich war eine hervorragende Studentin«, erzähle ich ihm. »Ich habe in der ganzen Collegezeit lauter glatte Einser geschrieben.« Kein Wunder, da ich ein Gutteil der Nacht wach war, zwanghaft herumwanderte, lernte, im Dunkeln Gymnastik trieb, weiter herumwanderte, noch mehr lernte, meine Doppelgängerin in der dunklen Türscheibe befragte.

»Ja, das sehe ich«, sagt er, während er Papiere in einer Akte durchwühlt, eines davon in einiger Entfernung mit schief gelegtem Kopf vor sich hält, in der typischen weitsichtigen Art von Menschen mittleren Alters, die zu eitel sind, um eine Lesebrille zu tragen. (Weshalb sollte er eitel sein, mit seinen altersfleckigen, amphibienartigen Gesichtszügen, das frage ich mich?)

»Was ist in dieser Akte?« frage ich. »Kann ich mal reinsehen?«

»Äh, nein. Das ist vertraulich – ärztliche Berichte und so was.«

Einmal, als er während einer unserer Sitzungen ausgerufen wurde und weggehen mußte, wartete ich, bis er aus der Tür war, und dann beugte ich mich, getragen von einer Welle schierer Verzweiflung, nach vorne und schlug die Akte auf, die er zurückgelassen hatte. Ich hoffte, komprimiert, in wenigen hellsichtigen Sätzen das Wissen zu entdecken, das er mir vorenthielt, das sie alle mir vorenthielten: die Worte, die mich mir erklären würden.

Statt dessen war die erste Seite in einem Code abgefaßt, in raffiniert verschlüsselten Buchstaben und Zahlen – Häm-7, SMA-6, SMA-12, LH, FSH, T_4, T_3, RU, EKG, MMPI, IQ (WAIS), EDI –

und zum Schluß diese höhnische Anmerkung: ZING (oder war es ZUNG?). Ich las nicht mehr weiter, weil meine eigene Kühnheit mich zutiefst erschreckt hatte, und ich mußte mich zurücklehnen, bevor mein Herz zersprang. Bei seiner Rückkehr jedoch ließ ich listig eine Andeutung fallen. »Ein ziemlicher ZING-er, hm, Herr Doktor?« fügte ich beiläufig – und zugegebenermaßen beziehungslos – nach irgendeiner trivialen Bemerkung hinzu. Er zeigte keinerlei Reaktion, ausgenommen vielleicht ein leises Aufflackern von Verwirrung.

Jetzt sieht er mich mit hochgezogenen Brauen an.

»Wie bitte?«

Eine mitleidige Grimasse. »Ich habe Sie gefragt, Josephine, was Sie mir sonst noch über Ihre Universitätszeit erzählen können.«

»Na ja, ich hab lauter Einser geschrieben.«

»Ja, das weiß ich. Wir haben bereits darüber gesprochen.«

»Also ... weiter war da nichts.«

»Weiter war nichts? Das war bestimmt nicht alles. Was ist mit Männerbekanntschaften? Mit Aktivitäten außerhalb des Lehrplans? Waren Sie politisch oder anderweitig engagiert?«

»Bitte«, sage ich.

Unsere Gesetze müssen geändert werden, damit eine richtige Ernährung für jedermann möglich wird. Politisches Handeln kann Sie von Kohlenhydraten befreien.

Ja, ich war politisch engagiert – und ökonomisch ebenfalls –, aber nicht so, wie er es meinte. Ich lebte in einer totalen Diktatur, in der ich gleichzeitig Opfer und Tyrann war. Es bedurfte meiner gesamten Aufmerksamkeit, die Gesetze zu befolgen, so daß ich keine mehr für die Scharen lärmender, ungepflegter Studenten aufbringen konnte, die an den Rändern meines Bewußtseins ihr Dasein fristeten. Einige von ihnen schienen immer über irgend etwas außer sich zu sein, versammelten sich in Horden, schrien durch Lautsprecher, sangen und wedelten mit Transparenten, die hauptsächlich ihre jämmerlichen Rechtschreibkenntnisse und ihre noch erbärmlichere Ausdrucksweise bezeugten. Sie schienen mir kaum real, unterschieden sich durch nichts von ähnlichen Bildern, die ich im Fernsehen sah (neunzehn bis neunzehn Uhr dreißig, allerdings gab ich das bald wieder auf); im übrigen hatte ich nie Zeit zu vertrödeln. Ich ging eiligen Schrittes voran, voll Verachtung für das lahme Tempo meiner Kommilitonen. Da meine ganze Aufmerksamkeit dem Trommelwirbel in meinem Kopf galt, nahm ich ihren obskuren Aufruhr nur wie in einem Aquarium wahr, durch dickes, gedämpftes Glas hindurch.

Hin und wieder erregte etwas meine Neugier: eine Fotoausstellung der Studentenvereinigung über die notleidenden Menschen in Äthiopien (oder war es Indien? Biafra? Angola? Ich vergesse es – es herrscht kein Mangel an Hungersnöten). Ich betrachte die Bilder sehr aufmerksam: Wieviel einfacher das Leben für diese Menschen sein mußte. Wie einfach für sie, die Vollkommenheit zu erlangen, um die ich so hart kämpfen mußte; wie frappierend rein ihre Körper waren, wie leuchtend, wie wissend ihre Augen. Wie schön das Gerippe einer Mutter war, die in der Schlinge ihres Tuchs den fleischlosen Leichnam ihres Kindes barg.

Dann war da noch Bobby Sands, dessen Fortschritte ich mit Interesse verfolgte und durch den ich zum ersten Mal präzise Daten darüber erhielt, wie lange ein menschlicher Körper ohne das eine oder andere (Nahrung, Wasser, Salz) überleben kann – zuletzt aber tat er des Guten zuviel und starb.

Ich fand es in Ordnung, einmal im Jahr mein Mittagessensgeld in die Oxfam-Dose am Eingang zur Cafeteria zu stecken, so wie alle anderen, und auf mein tägliches Joghurt (oder halbes Joghurt) zu verzichten. Es war ein guter Vorwand, um meinen Willen zu erproben. Aber ich weigerte mich, der stämmigen jungen Frau, die für – was war es gleich? ERA? NOW? – sammelte, auch nur einen Penny zu geben. »Ich bin keine Feministin«, sagte ich entschieden. »Ich habe nie darunter gelitten, daß ich eine Frau bin. Ich habe die Leute satt, die das immer als Ausrede benutzen.«

»Suzanne«, frage ich unvermittelt, »haben Sie einen Freund?«

Sie spitzt die Lippen und reißt die Augen auf, spielt geziert die Überraschte. »Ob ich einen Freund habe? Heute sind wir aber neugierig...«

»Nein, aber haben Sie einen?«

»Wer wird denn so neugierig sein«, erwidert sie und wackelt

schulmeisterlich mit dem Zeigefinger, während sie mit der anderen Hand beiläufig einen Stuhl heranzieht.

»Ach, kommen Sie schon, erzählen Sie's mir.«

»Aber warum fragen Sie mich danach?«

»Ich will es einfach wissen. Ich will einfach wissen, wie es ... wie er ist.«

Sie studiert ihren Daumennagel – er hat Rillen –, und ich kann beinahe Dr. Froschs Stimme in ihrem Kopf hören: Unangemessenes Verhalten. Manipulation. Dann blickt sie zu mir hoch, ohne weitere Grimasse, und entschließt sich zu einer Antwort.

»Es gibt da jemanden ...«, sagt sie mit abwesendem Blick, als hätte sie ein Gesicht vor Augen.

Ich wußte es. »Ich kann mir das nicht einmal vorstellen«, unterbreche ich sie kopfschüttelnd.

»Was vorstellen?«

Dich, nackt und scharf. »Ach – Sie wissen schon. Freunde. Das ganze Trara.«

»Es ist nicht so übel«, sagt sie, »jemanden um sich zu haben.«

»Deine Luft atmen ...«, antworte ich, während ich mit den Händen ein Erwürgen andeute.

Sie öffnet ihren Mund, dann ihre Hände, um zu antworten, aber eine Weile lang kommt nichts heraus. Ich warte, hoffe auf irgendeinen Hinweis – wie lebt sie? Wie leben alle anderen? –, aber dann komme ich mir langsam lächerlich vor: Wer bin ich eigentlich, der Familienhund beim Abendbrottisch, der gespannt wartet, die Augen starr auf ihr Gesicht geheftet?

Ich lehne mich zurück und sehe mich nach einer anderen Beschäftigung um. Auf dem Nachttisch liegt meine Post, sie hat sie mir vorhin mitgebracht – ein neues »Privileg«, für das ich in Pfunden gezahlt habe. Ein Brief von der Universität, eine Anfrage, ob ich, Matr. Nr. 071 158, meine Beurlaubung bis zum Frühjahr verlängern möchte (bitte füllen Sie das beiliegende Formular aus). Eine Mitteilung über die Verlängerung meiner Mitgliedschaft im Fitnesscenter. Eine Bücherrechnung, letzte Mahnung. Eine Karte mit einer Adreßänderung, nachgesandt von meiner Mutter (allerdings hat sie, wie ich feststelle, den Namen der Einrichtung natürlich falsch geschrieben).

Amanda Jane möchte dich über ihre neue Adresse in der Stadt informieren; sie und Bruce haben sich in gegenseitigem Einverständnis zu einer »Trennung auf Probe« entschlossen. (Aber die blonden Babys: Was wird aus ihnen?) Ich versuche es zu glauben. Ich versuche, sie mir nach all den Jahren alleine vorzustellen; ich stelle sie mir vor, wie sie in der langen, schwarzen Schlaflosigkeit der Nacht in den Spiegel starrt, als könnte er ihr etwas verraten (ist sie noch immer schlank und golden, frage ich mich, oder hat sie – nein, unmöglich). Ich stelle mir vor, sie sei wie ich jetzt, ringsum umgeben von Leere, so unabhängig, daß nichts mehr übrig ist, was sie auf der Erde halten könnte. Tu's nicht, will ich herausschreien; ich habe die Trennung ausprobiert, und es hat nicht funktioniert.

Vielleicht könnte ich sie anrufen. Nein; was sollte ich ihr sagen?

Ich wende mich wieder meiner Post zu (wie lange habe ich auf diese winzige Drahtschlinge gestarrt, wo das Maschennetz des Fenstergitters sich aus dem Rahmen gelöst hat?). Im selben Umschlag – als wäre es der pure Zufall – finde ich fünf Fotos und ein Briefchen: »Für unsere über alles geliebte Josephine; wir hoffen, daß Dich diese Fotos an glücklichere Tage erinnern und daß Deine Genesung Fortschritte macht. Hast Du die Blumen bekommen? In Liebe, Mom und Dad.« Ich bin sicher, Dr. Frosch hat sie als Teil des »therapeutischen Prozesses« angefordert, sie zeigen mich alle in meinem groteskesten Zustand – zwei davon, mit über fünfundvierzig Kilo, weigere ich mich anzusehen.

»Sind Sie das?« fragt Suzanne, durchwühlt sie, hält eines hoch.

»Zeigen Sie mal her.« Ich muß es sorgfältig inspizieren, denn ich erkenne mich nie auf Fotos (tut das überhaupt jemand?). Auf diesem hier ist ein blasses Mädchen mit langen, dunklen Haaren und schwarz umrandeten Augen zu sehen, das keinerlei Ähnlichkeit mit mir aufweist; sie trägt eine schokoladenbraune Kordsamtjacke über abgewetzten Jeans und hochhackigen Stiefeln. »Erstes Studienjahr, noch ziemlich am Anfang: zweiundvierzig Kilo«, entscheide ich. »Sehen Sie nur, wie fett mein Gesicht ist!«

»Sie sehen schön aus«, sagt sie. »Hatten Sie bei diesem Gewicht Ihre Periode?«

»O Gott, nein.«

Es war der Gestank, den ich nicht ertragen konnte, der Geruch des dunklen, roten, fauligen Inneren. Das Äußere ließ sich – mit etwas Mühe – in den Griff bekommen.

Ich brauchte jeden Morgen zwei Stunden, bis ich fertig war, einer der Gründe, warum ich sehr dankbar war, daß ich keine Mitbewohnerin hatte. Fünfundvierzig Minuten dauerte es, bis ich mein Haar so geföhnt hatte, daß es nachlässig windzerzaust wirkte; weitere vierzig Minuten, um mich dem teigigen, fettigen Fratzengesicht im Spiegel zu stellen und es mit einer perfekten Farbschicht zu maskieren; dreißig Minuten für die Wahl meines Outfits und die prüfenden Blicke in den Spiegel beim Anziehen, die Panik in mir aufsteigen ließen. Aus welchem Winkel auch immer ich mich betrachtete, alles, was ich sah, war Fett – ein fettes Gesicht, ein fetter Bauch, fette, bebende Schenkel, fette, abstoßende Titten. Wie konnte ich in die Welt hinaustreten und mich anderen Menschen zeigen, wenn sie alle mit einem einzigen Blick auf mich wissen würden, wie schwach ich war, wie hemmungslos?

Wie konnte ich den Raum, den ich in der Welt beanspruchte, rechtfertigen?

Nur indem ich mich entschloß, mehr Stärke zu beweisen; indem ich an das nächste dachte, was ich nicht essen würde, und an das nächste und an nichts sonst.

Es verstopft einem das Gehirn, wenn man die ganze Zeit daran denkt, an was man nicht denken wird, was man nicht tun wird. Es frißt einen auf, nährt die Leere.

Ich weiß nicht, woran ich sonst denken soll.

Ich weiß nicht, was ich sonst tun soll.

Ich weiß nicht, wie ich mich über den Tag retten soll.

Heute halten sie mich mit einem vollen Programm auf Trab, einer ganzen Reihe besonderer Ereignisse, präsentiert vom »Behandlungsteam«. (Mein Wimmern muß schließlich zu ihnen durchgedrungen sein, mein panisches Weinen letzte Nacht, als ich auf meine Beine sah, die Verletzungen, die ich meinen Händen und Fingernägeln zufügte. Jetzt soll ich diese lächerlichen Handschuhe tragen: Ich weiß eigentlich nicht, warum – soviel Blut war es auch wieder nicht. Ich habe früher schon Schlimmeres fertiggebracht, mit verzweifelteren Zähnen.)

Was für eine Aufmachung für diesen Ausgang: Ein neuer Krankenhausmorgenmantel, der wie meine Haut das blasse Blau von Magermilch hat; diese Frotteeslipper, die mir zwei Nummern zu groß sind; diese weißen Riesenhandschuhe. Seit Tagen habe ich meine Haare nicht mehr gewaschen, weil ich den Anblick, wie sie büschelweise den Abfluß verstopfen, nicht ertragen kann, nun hängen sie in schlaffen Strähnen in mein Gesicht. Ich stelle mir vor – immer noch kein Spiegel –, daß ich mit diesen wunden Stellen um den Mund (»Sie könnten verheilen, wenn Sie sie nicht ständig aufkratzen würden«) und diesen »Ödemtaschen« unter den Augen am meisten Ähnlichkeit mit einem exhumierten Leichnam habe. Deswegen ziehe ich mir ständig die Haare ins Gesicht – um es zu verbergen. Der andere Grund ist, daß ich mich vergewissern will, ob nicht noch mehr ausgefallen sind.

»Bitte, Josie, versuchen Sie, die Leute anzusehen, wenn sie mit Ihnen sprechen. Das ist wirklich sehr wichtig.«

Aber ich kann nicht – was würden sie sehen? –, so starre ich auf den Boden, schlage, im vergeblichen Versuch, an der Nagelhaut zu zupfen, die tauben Handschuhe hinter meinem Rücken zusammen. Sie faßt an meine Schulter (sie muß Knochen getroffen haben – wenigstens dort ist noch kein Fett), und wir begeben uns langsam durch den Korridor, diesmal zu Fuß. Doch für mich ist es zu spät, um noch irgendein Vergnügen aus diesem dürftigen Privileg zu ziehen. Ich habe jede Vorstellung von Körpertraining aufgegeben. Wozu es auch nur versuchen? Alles ist unwiderruflich zerstört, nicht mehr wiedergutzumachen.

Der Anblick einer Waage läßt noch immer Panik in mir aufschäumen – das war immer so, selbst als ich zwanzig Mal am Tag auf diese Miniaturbühne trat. Jetzt aber – hilflos, unförmig und phlegmatisch – bin ich dankbar, daß der Stand der Dinge hinter meinem Rücken geklärt wird. Ich verspüre kein Bedürfnis, mich umzudrehen und etwas zu erfahren: Sollen sie es nur aufzeichnen, sollen sie nur die Punkte zählen. Es ist schrecklich genug, diese Verunstaltung zu ertragen. Wenn ich sie auch noch benennen, ihr Zahlen zuordnen müßte, würden allein die bloßen Worte mich mit einem verlöschenden Schrei in die Dunkelheit stürzen.

»Bin ich schon soweit?«

»Wir werden es Ihnen sagen, wenn Sie die Mitte des Zielgewichtsbereichs erreicht haben. Sie müssen uns vertrauen, Josie.« Ihnen vertrauen, wenn sie mich in ein bewegliches Ziel verwandelt haben, das mit verbundenen Augen durchs Gelände taumelt? Ihnen vertrauen, wo all ihre Visiere auf mich gerichtet sind?

Hektisch vor Angst versuche ich meine Finger in den Mund zu stecken, erwische aber statt dessen eine Portion Stoff. Sie umschließt mein Handgelenk mit Daumen und Zeigefinger und zieht es sanft vom Mund weg. Ich meide ihren Blick, aber sie läßt nicht locker, ihre warmen Finger liegen noch immer um meinen Knochen, während sie mich weiterführt. Der nächste Programmpunkt: Ich soll mit der angeblichen Diätistin ein informatives Gespräch über Ernährung führen. Sie kommt mir vage bekannt vor, ich glaube, daß ich sie schon einmal gesehen habe, durch eine Art Dunstschleier (Nebel? Smog? Rauch? Konferenzraum!). Sie bittet mich fröhlich in ihr Büro, wo die Fertigteiltrennwände mit Tabellen über die »Vier Nahrungsgruppen« bedeckt sind. Die Illustrationen, die ich voll Interesse betrachte, sehen nach fünfziger Jahre aus, platt und primitiv – eine blutrote Hüfte; eine Art brauner Keil auf einem schräg geneigten Teller, der wie ein UFO durch die Luft rast; eine breitschultrige Milchflasche. *Würden Sie sich einen Weg durch die Kuhfladen bahnen und zu einer Kuh marschieren und...?* Ich kann nicht behaupten, daß mich das beeindruckt: In meinem Zimmer im Wohnheim hatte ich bis zum Jahresende eine weitaus reichhaltigere Sammlung, alles Abbildungen aus *Gourmet* und *Bon Appétit*, die ich abonniert hatte.

(Damals schwebte mir noch eine Karriere als Foodstilistin vor: diejenige zu sein, die vor den Aufnahmen den Truthahn mit dem Schweißbrenner röstet und den Beeren Farbstoff injiziert – was sie natürlich ungenießbar macht.)

Ich frage mich, was sie wohl ihrer Ansicht nach von Ernährung versteht, diese Diätistin, die Schokoladenstreuselplätzchen verordnet. *Es ist lebenswichtig, daß Sie lernen, wo diese tödlichen Kohlenhydrate lauern.* Ich frage mich, was sie glaubt mir beibringen zu können, nach all meinen Jahren systematischer Studien. Früher habe ich diesen Bestsellerstories geglaubt – *manche Leute haben zehn, zwanzig, ja sogar fünfzig Kilo verloren, und das bei zweitausend, dreitausend oder noch mehr Kalorien pro Tag. Sie haben abgenommen bei Eiern mit Schinken zum Frühstück, fettreicher Sahne in ihrem Kaffee, Mayonnaise im Salat, Buttersauce auf dem Hummer, mit Spareribs, gebratener Ente, Pastrami, mit meinem speziellen Käsekuchen als Dessert. Und bei einer solchen Ernährung sinkt der Cholesterinspiegel in der Regel* –, aber heute weiß ich es besser.

Iß gar nichts.

So einfach ist das.

Aber sie hat natürlich andere Vorstellungen. »Nehmen Sie bitte Platz!« sagt sie mit flatternden Handgelenken und zwitschert fröhlich. Ich lehne mich im Stuhl zurück, was meiner Wirbelsäule weh tut, also setze ich mich nach vorne, aber der Sitz schneidet in meine Schenkel, also stecke ich meine Hände darunter und mache mir selbst mit den Minnie-Maus-Handschuhen ein Kissen. Das alles braucht seine Zeit, und derweilen zwitschert sie unentwegt weiter, unnatürlich angeregt wie eine Figur aus der Fernsehwerbung. Aber der Ton muß abgestellt worden sein, denn nur wenig dringt bis zu mir durch; ich sitze in weiter Ferne, aufrecht, rage empor auf meinen gepolsterten Händen.

Ich fixiere mit den Augen das UFO rechts von ihrem Kopf. Mythen, sagt sie. Absolutismus. Linearperspektive. (Ich spitze einen Augenblick die Ohren: klingt mathematisch.) Tabu.

Ich höre nicht mehr hin. Ich schaue nach unten, auf meine nackten Schienbeine, die noch immer wie Stöcke aussehen. Ich schaue unter dem Schreibtisch auf ihre festen, aber kräftigen Waden, wie Würstchenfüllung in ihrer Nylonhaut. Wenn du soviel weißt, denke ich, warum bist du dann nicht vollkommen?

Ich hatte Männerbekanntschaften in jenem Jahr – warum auch nicht? Ich war sorgfältig angemalt, trug auffallende Kleidung, machte witzige Bemerkungen und investierte einiges an Zeit –, aber nur einmal regte sich in mir Verlangen. Das war in der Bibliothek, an dem Ort, den ich am meisten liebte (ESSEN UND TRINKEN IST NICHT GESTATTET). In der Handbibliothek arbeitete ein großer Mann mit einer extrem dicken Brille; wann immer er etwas lesen mußte, hielt er es direkt vor sein Gesicht, streichelte es mit seiner Nasenspitze. Oder er beugte sich tief zu dem Buch hinab, als würde er darin weiden.

»Er ist offiziell blind«, flüsterte mir jemand zu. (Im Gegensatz zu – inoffiziell?) »Ist das nicht toll? Er hat einen Doktor und alles.«

Später im Semester, als ich einen Stapel Bücher auslieh – die Chandrasekhar-Grenze bereitete mir Kopfzerbrechen –, hörte ich, wie ein anderer Bibliothekar ihm gratulierte. Seine Frau hatte anscheinend ein Baby bekommen.

Frau?

Ein stechender Schmerz, so fremd, daß ich ihn erst für Kummer hielt, überwältigte mich. Das war es, was ich mir gewünscht hätte, wenn ich mir irgendeinen menschlichen Trost hätte aussuchen können: von einem blinden Mann geliebt zu werden.

14

Die Auswirkungen von Hunger auf das menschliche Verhalten: eine klassische Untersuchung von Herrn Professor Keys, Universität von Minnesota, 1950. Er nahm sechsunddreißig »junge, gesunde, psychisch unauffällige männliche Freiwillige« – als ob es nicht genug unfreiwillige Probanden gäbe, ein ganzer Planet voll langsam dahinschwindender Individuen. Doch er fügte diesen noch sechsunddreißig hinzu und marterte sie sechs Monate lang mit Nahrungsentzug. Am Ende dieser Zeit waren sie nicht mehr so gesund und psychisch unauffällig und auch nicht mehr ganz so jung. Die anfänglich kräftigen Naturburschentypen verspürten bald den zwanghaften Impuls, in Mülltonnen zu wühlen. Kochbücher zu lesen und Rezepte zu sammeln. Ladendiebstähle zu begehen. Zu horten – alles und jedes: Krimskrams, Secondhandklamotten, Küchenutensilien. »Die Männer«, schrieb Keys, »wären ratlos, fragte man sie, warum sie solche mehr oder minder nutzlosen Gegenstände gekauft hätten.«

Ein neuer Lippenstift, ein Paar Ohrringe, Strumpfhosen in Brombeer, Pfirsich, Mandel.

Ein Mann war so verzweifelt, daß er sich drei Finger abschnitt.

Ein anderer interessierte sich für eine Frau, berichtete aber: »Eigentlich ist es zu anstrengend, sie zu sehen. Nur ihre Hand zu halten, ist mühsam. Wir können nur ganz harmlose Dinge unternehmen. Wenn wir ins Kino gehen, dann sind es die Szenen, in denen Menschen essen, die mich interessieren.« Er hatte, wie er sagte, »nicht mehr sexuelle Regungen als eine kranke Auster«. (Beachten Sie, Herr Professor, daß sich selbst dieser Vergleich auf etwas Eßbares bezieht.)

Als die Männer wieder mit Essen konfrontiert wurden, verloren sie die Beherrschung. Einer mußte hospitalisiert werden – wegen »Aspiration«, was immer das sein mag. (Vielleicht bin ich deswegen hier: Aspiration.)

Das war die Geschichte, die mir die Diätistin erzählt hat.

»Schon, aber das war vor Jahrzehnten«, sage ich.

Sie sieht mich verständnislos an, als ob das, was ich gesagt habe, keinen Sinn ergäbe.

Abendessen: eine Schüssel Linsensuppe (dreihundert Kalorien). Ich schaffe ungefähr ein Viertel – *Essen ist Medizin* –, bis ein Bild durch meinen Kopf schießt: Durchfall. Klumpig. Danach bringe ich nichts mehr hinunter.

Ein kleiner angemachter Salat (hundert Kalorien). *Zuviel Salat kann Ihren Stoffwechsel verlangsamen.* Er schwimmt in Dressing, aber indem ich jedes Blatt schüttle, bevor ich es in den Mund schiebe – sie blickt auf; ist das »unangemessenes Verhalten«? –, zwinge ich einen Teil davon hinunter. *Medizin.*

Unmengen wurmartiger Pasta mit rotem Zeug obendrauf. Ein nässender Haufen.

»Was soll das darstellen?« frage ich, spiele um Zeit. Sie sieht wieder von ihrem Papierkram hoch.

»Ich weiß nicht: irgendwelche Nudeln mit Tomaten-Basilikum-Sauce vielleicht?«

»Soso, echt schick«, sage ich und schubse eine mit der Gabel herum.

»Sie sollen nicht damit spielen, Josie, sondern sie essen.«

Ich schubse fester, spieße eine dieser beiden Larven auf, schüttle etwas Sauce ab, sehe sie mir genauer an und frage: »Aber was ist das weiße Zeug obendrauf?«

»Großer Gott, das ist Parmesan, was denn sonst?«

Schimmel.

Sie beobachtet mich jetzt. *Die Schwester wird während der Mahlzeiten bei der Patientin sitzen und sie zum Essen ermuntern.* Ich schiebe die Nudel in den Mund. Sie ist in Ordnung. Sie senkt den Blick wieder. Ich esse noch ein paar, rolle jede langsam und bedächtig erst am Tellerrand ein, so daß sie nichts berührt. Bald sind sie nur noch lauwarm, also höre ich auf.

Ein Stück Karottenkuchen.

Drei Donuts, ein Glas Milch, ein Stück Pizza, den größten Teil eines Päckchens Schokoladenplätzchen, eine Schachtel Doritos, ein Glas Orangensaft, ein Muffin mit Butter und Marmelade, noch eines, eine große Portion Mokkaeis mit Schokoladenstückchen, noch mehr Plätzchen, Brezeln, eine Schale Raisin-Bran-Flocken.

Zwei Stunden Arbeit. Kalorien insgesamt: mehrere Millionen.

Ich wollte erbrechen, aber ich konnte nicht.

Ich wollte weinen und mit den Zähnen knirschen, aber ich konnte nicht.

Das war das Schlimmste, was mir je widerfahren war.

Es war sein Fehler: Wenn er nicht darauf bestanden hätte, die Nacht bei ihm zu verbringen anstatt bei mir, was mir immer lieber war, weil ich sie dann vor dem Frühstück hinausbefördern konnte; wenn er nicht am nächsten Tag wegen der großen Visite so früh hätte weggehen müssen (er war Medizinstudent, mager und intelligent, und neigte ständig den Kopf zur Seite, als würde er erwarten, im nächsten Moment etwas Amüsantes zu hören); wenn ich nicht von seinem begeisterten, die ganze Nacht andauernden Angriff auf mich so ausgehöhlt gewesen wäre; wenn er mich nicht allein in seinem Bett zurückgelassen hätte.

Wenn er nur eine Packung Special K im Haus gehabt hätte.

Aber das hatte er nicht, und ich war unruhig, nervös, während ich in einem seiner übergroßen T-Shirts (die mir ein angenehmes Gefühl der Zerbrechlichkeit und Winzigkeit vermittelten) durch seine Wohnung trabte.

In der Wohnung eines anderen Menschen zu sein, wenn dieser nicht anwesend ist, weckt immer ein Gefühl von Zügellosigkeit, ein unbeherrschtes Verlangen, die Schubladen herauszuziehen, die Post zu lesen.

Etwas Lauwarmes rann meine Beine hinab, aber ich wollte nicht in einem fremden Bad duschen. Also ging ich in die Küche und fing an, die Wandschränke aufzumachen, nicht weil ich vorhatte, etwas zu essen, nein, aus einer rein voyeuristischen Absicht heraus. Eine Dose Chili con Carne, Nescafé, Erdnußbutter (Familienpackung, weich), Kartoffelchips, Oreos – und in dem muffigen Kühlschrank Reste von moo shu, vertrocknete Pizza, Bier, Milch, Senf und ein schlapper Kopfsalat, der die Blätter hängenließ. Auf der Theke stand eine Schachtel Raisin Bran, eine mit Cherios und eine fast leere mit Cap'n Crunch.

Ich hätte mich einfach anziehen und nach Hause gehen sollen. Statt dessen griff ich nach der Schachtel Raisin Bran, öffnete sie und nahm mir eine Handvoll heraus. (Ich wußte nicht, ob ich ihn je wiedersehen würde, was machte es also, wenn ich meine Hand, die immer noch nach Sex stank, in sein Essen steckte?) Ich schob die Portion in den Mund, und in einem angsterregend ekstatischen Sinnesansturm wurde mir bewußt, daß es das Süßeste war, was ich seit Monaten, vielleicht gar seit Jahren, zu mir genommen hatte. Es schmeckte anfänglich wie Sägemehl, zerschmolz auf der Zunge aber bald zu einer wohltuenden Paste.

Bevor ich noch recht wußte, was ich tat, hatte ich die Hand in der Schachtel und holte die nächste Ladung heraus.

Ein Warnsignal durchzuckte mein Gehirn, ein Bild von mir, wie ich den gesamten Schachtelinhalt in den Mund stopfte, eine Handvoll nach der anderen. Tu etwas, sagte das Signal.

Was ich tun sollte, dachte ich, ich sollte etwas essen – etwas Erlaubtes. Das hier passiert mir nur, weil mein Tagesplan durcheinander geraten ist. Vielleicht wird sich mein Körper übertölpeln lassen, wenn ich zwanzig Gramm Getreideflocken esse, mit hundert Milliliter Milch, verdünnt auf hundertfünfundzwanzig Milliliter, wird denken, er bekäme das Übliche, und sich beruhigen, still werden. (Aber die Getreideflocken enthalten Zucker, und die Milch ist Vollmilch! Macht nichts: Das kann ich später wieder kompensieren.)

Nachdem ich die Schränke nach einem Meßbecher durchsucht hatte, vermengte ich also die Milch und das Raisin Bran und kletterte mit der Zeitung vom Vortag zurück ins Bett. Gemäß meiner Politik der verzögerten Belohnung stellte ich die Schüssel beiseite, bis ich den gesamten »Stadt«-Teil gelesen hatte. Als ich anfing, sie auszulöffeln, zuerst noch vorsichtig, war ihr Inhalt zu Brei geworden – ein süßer, milchiger Brei, der so leicht, so zart hinabglitt, daß ich mich in Kürze in der Küche wiederfand, wo ich, zuerst mit Meßbecher, dann ohne, benommen eine weitere

Schüssel füllte, diesmal ohne mir auch nur die Mühe zu machen, die Milch zu verdünnen.

Ich hatte so etwas noch nie zuvor getan. Ich beobachtete mich mit ungläubigem Entsetzen. Hör auf jetzt, bevor es zu spät ist, schrie eine gequälte Stimme tief in meinem Gehirn, aber ein wildes, taubes Brüllen, das aus meinem Brustkasten aufstieg, übertönte sie.

Ich stieg wieder ins Bett – vielleicht war das der erste Fehler gewesen, daß ich mir gestattet hatte, im Bett zu essen, ungewaschen, unangezogen, inmitten der verkrusteten Laken – und schlang alles hinunter, dieses Mal ohne auch nur die Andeutung eines Hinauszögerns. Mein Bauch fühlte sich gespannt an, aber nicht voll: Ich hatte so schnell gegessen, daß noch keine chemische Botschaft das Gehirn erreicht hatte. Diese Zeitdifferenz galt es zu nutzen. Wie von fremder Hand gesteuert, sprang ich wieder aus dem Bett, trug die leere Schale in die Küche und sah mich, während ich sie schlampig abspülte, nach weiteren eßbaren Materialien um. Etwas in mir hatte sich aufgetan wie ein Trichter, und die einzige Möglichkeit, Frieden zu finden, bestand darin, meinen Mund zuzustopfen.

Das hat nichts mit Hunger zu tun. Es hat damit zu tun, daß man sich den Mund zustopft, damit der Schrei nicht hervorbrechen kann.

Als ich nach dem Päckchen Oreos griff, bemerkte ich, daß es nicht ordentlich verschlossen war, nur irgendwie zusammengekrumpelt. Es gibt zwei Arten von Menschen auf der Welt: diejenigen, die Plätzchen- und Crackerpackungen sorgfältig verschließen, damit sie nicht muffig werden, und die, die es nicht tun. Ich habe wenig Nachsicht mit denen, die es nicht tun. Es wurde zunehmend offenkundig, daß ich diesen Menschen nicht würde wiedersehen wollen, also aß ich, an der Theke lehnend, seine ganzen Oreos auf – was meinen Entschluß besiegelte, denn danach würde ich ihm nie wieder unter die Augen treten können –, schob eins nach dem anderen in den Mund, bevor ich noch das letzte zerkaut hatte, und dachte die ganze Zeit über an nichts anderes als daran, was ich als nächstes essen könnte.

Kein Vergnügen: nur schreckensstarre Selbstbeobachtung,

alles übertönender Ekel und ein einziger machtvoller Drang, den Mund für immer zuzustopfen.

Ich stecke einen kleinen Bissen in den Mund, aber – es ist so süß, so feucht – Grauen steigt in mir auf und zwingt ihn wieder hinaus: *pfft*, ein matschiger, bräunlicher Klumpen.

»Nein!« sagt sie. »Was soll denn das?«

»Ich kann nicht. Ich kann einfach nicht. Kein... Kuchen.« Ich bringe das bloße Wort kaum über die Lippen: *Plätzchen, Kuchen, Schokolade und andere Süßigkeiten müssen Sie meiden wie den Teufel!*

»Das ist auch Nahrung, Josephine. Es gibt nicht ›gute‹ Nahrung und ›schlechte‹ Nahrung.«

Ich weiß, daß das nicht stimmt. Aber wie kann ich sie überzeugen? Es gibt bestimmte... Dinge..., die einen, wenn man sie erst einmal in den Mund gesteckt hat, zwingen, in einem rasenden grauenerfüllten Wahnsinn immer weiterzumachen, immer mehr hineinzustopfen, immer weiterzukauen.

»Und Sie wissen, daß Sie den Zuckerguß nicht so abkratzen dürfen«, sagt sie zu mir und sieht genauer auf den geplünderten Teller (auf dem einmal ein Stück Karottenkuchen lag – vierhundert Kalorien –, nunmehr reduziert auf ein Durcheinander aus Bröseln und zerlaufenem Butterfett).

»Ich kann nicht«, sage ich, lauter jetzt. »Ich kann einfach nicht. Verdammt noch mal, das geht wirklich zu weit.« Wie kann ich ihr die Sirene erklären, die in mir ertönt, das krampfhafte Würgen, das meine Kehle zudrückt? (Und die ungebetene Vorstellung von drei dicken, wabbligen Wülsten: mein Bauch.)

Ich habe zuviel Angst, um etwas von... diesem... in meinen Mund zu stecken. In diesem Augenblick würde ich lieber sterben als essen. Etwas stimmt hier nicht, irgendeine maßlose biologische Blockade ist hier am Werk: Ich habe an der Brust liegende Babys gesehen, und ja, ich weiß, wie der Organismus funktioniert – daß er das Leben durch den Mund erfährt, daß er alles zuerst dort hineinsteckt und es später mit anderen Öffnungen versucht, als kläglichem Ersatz. So lernen wir die Welt kennen, durch das ekstatische Werk von Lippen und Zunge, aber jetzt hat sich irgendeine Strömung in mir verkehrt, und ich überwinde die Welt, indem ich sie aussperre. Denn wenn man erst einmal anfängt, Dinge in sich aufzunehmen, woher weiß man dann, wann man wieder damit aufhören soll?

Was mich an diesem Morgen schließlich zum Aufbruch trieb, war die Tatsache, daß nichts Eßbares mehr auffindbar war. Nach den Oreos machte ich mich an die Kartoffelchips (sie waren alt, aber das störte nicht), stopfte sie mir mit vollen Händen in den Mund, während meine Augen auf die Tapete fixiert waren (mit blauen Bändern zusammengebundene Weizengarben) und mein Bewußtsein bar jedes Gedankens war, abgesehen von der Frage, was ich als nächstes essen könnte. Bevor ich noch den Grund der Chipstüte erreichte, während ich die letzten fettigen Krümel aus den Falten schleckte, hatte ich bereits das Glas mit der Erdnußbutter und einen Löffel griffbereit, so daß ich übergangslos fortfahren konnte.

Ein blinder Trieb hatte von meinem Gehirn Besitz ergriffen.

Ich mußte weg, mehr zum Essen auftreiben. *Während ein Affe annähernd siebzig Prozent seiner Zeit täglich auf die Nahrungssuche verwendet, benötigen Jäger und Sammler nur wenige Stunden pro Tag dafür.*

Doch zuerst mußte ich mich dem Schaden stellen. Als ich sein T-Shirt auszog, war mein gewöhnlich nach innen gewölbter Bauch so angeschwollen, als ob die besessene Besamung der letzten Nacht unmittelbar Früchte getragen hätte. Hilflos blickte ich weg. Ich zog mich an, so schnell ich konnte, ohne mich dabei anzusehen – ich, die ich normalerweise so lange vor dem Spiegel posierte. Mein Rockbund saß zu eng, meine Haare waren ölig und ungewaschen, ich stank nach Sex. Ich widmete ein paar knappe Minuten meinem Gesicht, als ob es jemand anderem gehörte, dann zerknüllte ich die leeren Tüten, stopfte sie in meine Handtasche und verließ das Haus – unsichtbar.

Das war nicht ich. Meine Identität war vorübergehend aufgehoben worden. Bis ich wieder ich selbst sein würde – leer und makellos und beherrscht –, war nichts mehr von Bedeutung, waren alle normalen Regeln außer Kraft gesetzt.

»Erzählen Sie mir mehr über ihn«, sagt sie.

Ihn? Ich habe ihr gerade von dem beschämendsten Erlebnis in meinem Leben erzählt – stockend, gequält, mit einigen Auslassungen, zugegebenermaßen –, und sie sagt: »Erzählen Sie mir mehr über ihn.«

»Wen?«

»Den, dem die Wohnung gehörte – was haben Sie ihm gegenüber gefühlt?«

Gefühlt? Daß ich nicht lache! (Wann habe ich das letzte Mal gelacht, spontan, fröhlich, aus reinem Vergnügen? Ein Erinnerungsfetzen saust durch mein Gedächtnis – Styroportasse, dunkles Glas, wildes Gegacker – und löst sich auf, hinterläßt einen Nachgeschmack von Scham.)

Gefühlt? Wie kann ich ihr erklären, daß ich seit Jahren nichts fühle, daß ich hinter meiner gläsernen Wand betäubt und leer bin? Ich habe ihr alles über ihn erzählt, woran ich mich erinnern kann – Medizinstudent, mager, schräg geneigter Kopf (war es am Ende seiner, der breite, gequetschte Pilz?, frage ich mich plötzlich). Ich weiß weder seinen Namen noch ob ich ihn je wiedergetroffen habe, aber ich sehe noch immer jede Schachtel auf seinem Regal vor mir, jede Ähre auf der Tapete, jedes einzelne Salatblatt.

»Gefühlt?«

»Ja, gefühlt«, wiederholt sie (ein bißchen in die Ecke gedrängt, meinen Sie nicht auch, Herr Doktor?). »Glauben Sie nicht, daß es vielleicht einen Zusammenhang gab zwischen Ihren Empfindungen für ihn und dem Gefühl am nächsten Tag, sich nicht beherrschen zu können?«

Ich schnaube. »Verschonen Sie mich mit Billigpsychoanalyse. Mein Bedarf ist durch den Arzt zur Genüge gedeckt.«

Sie steht auf und fängt an, mein leeres Glas, meine zerknüllte Serviette einzusammeln, damit sie das Tablett wegbringen kann. Ich habe schließlich und endlich drei Gabeln voll Kuchen hinuntergezwungen: Als ich soweit war, schmeckten sie nur nach Tränen.

Ich will nicht, daß sie geht.

»Ich habe wirklich überhaupt nichts gefühlt«, sage ich schnell (und biete ausnahmsweise einmal das an, was ich für die Wahrheit halte: Ob sie es ist, kann ich nicht wissen. Ich erinnere mich an diese Dinge, als wären sie jemand anderem zugestoßen, als würden sie sich in weiter Entfernung auf einem kalten, stummen Stern abspielen).

»Ich weiß«, sagt sie, hält inne und betrachtet mein Gesicht, »ich weiß.«

Einen Augenblick lang glaube ich ihr. Dann bringt sie das Tablett hinaus, läßt mich alleine, und ich lehne mich zurück, um nach der aufgeblähten Trommel meines Bauchs zu greifen.

Das erste, was mir beim Verlassen des Gebäudes (ein ehemals schöner Sandsteinbau, der nun irreparabel heruntergekommen war) in die Augen sprang, war das Wort DONUTS. Plötzlich war die Welt in zwei Kategorien zerfallen: in Eßbares, und in alles andere. Und als ob auch ich in diesem bipolaren Feld magnetisiert wäre, war alles viel einfacher geworden. Es gab keine Entscheidung zu fällen, keine Wahl zu treffen, keinen Widerstand zu überwinden. Ich schritt durch die DONUTS-Tür und näherte mich, mit der Abgeklärtheit eines Schlafwandlers, der Verkaufstheke, ohne von dem erwachenden Bewußtsein, das hinter schalldichtem Glas wilde Alarmsignale ertönen ließ, im geringsten Notiz zu nehmen.

Ich hatte schon so lange keinen Donut-Laden mehr betreten, daß die schiere Vielfalt mich überwältigte, mich erstarren ließ unter den Blicken der pink-uniformierten, pubertierenden Verkäuferin, die unruhig zappelnd auf meine Bestellung wartete. Schließlich murmelte ich aus reiner Verlegenheit den Namen der ersten Sorte auf der Liste, »Apple 'n' Spice«, aber sobald ich es gesagt hatte, wußte ich, daß es nicht das war, was ich wollte (kein Obst, nichts auch nur im entferntesten Natürliches, nichts, das eine Ähnlichkeit mit irgend etwas hatte, was ich sonst essen würde), also flüsterte ich den nächsten Namen in der alphabetischen Reihenfolge.

»Was?« sagte sie laut.

»Crème Bavaroise«, flüsterte ich nochmals.

Sie ließ die Donuts in eine Tüte fallen, ich bezahlte und war schon auf dem Weg zur Tür, als mir klar wurde, daß ich nicht bis zu Hause warten konnte – mindestens fünfzehn Minuten Fußweg. Aber konnte ich diese sündhaften, wie das Fleisch einer üppigen Frau gepuderten Kringel vor aller Augen verzehren? Es fiel mir schon schwer genug, überhaupt etwas, und sei es nur eine Selleriestange, vor anderen Menschen zu essen. Wie sollte ich diese obszön süßen und öligen Kreationen (zweihundertfünfzig, vielleicht sogar dreihundert Kalorien pro Stück) in meinen Mund stopfen, ohne daß jedermann sich nach mir umdrehen und mich anstarren würde?

Ich unterzog die anderen Kunden im Donut-Laden einer kurzen Prüfung: ein fleckiger Siebzigjähriger, der in sein Revolverblatt vertieft war, und eine stämmige junge Frau mit einer krausen Dauerwelle und Turnschuhen anstelle der Pumps, die sie vorsichtshalber in einer Plastiktüte bei sich trug. Sie rauchte und starrte mit leerem Blick auf die Wand. Keiner von beiden achtete auch nur im geringsten auf mich. Ich beschloß, das Risiko einzugehen: Die schreiende Gier meines Mundes, meiner Zunge war zu übermächtig. Ich setzte mich mit dem Rücken zu ihnen hin, und nachdem ich blindlings mit beiden Händen in die Tüte gegriffen hatte, schob ich den mit der Crème Bavaroise in meinen Mund.

Der rhythmische, mechanische Akt des Kauens half mir, die beinahe unerträgliche Angst zu lindern, die dabei aufkeimte.

Das Donut war bald verspeist, ohne daß ich etwas geschmeckt hätte: Ich konnte nur daran denken, was die Leute um mich herum über mich denken würden. Vielleicht würden sie mich für eine dieser von Natur aus dünnen Frauen halten, die alles essen konnten und es deswegen auch mit völliger Unbekümmertheit taten. Wie eine Wahnsinnige schlingend, versuchte ich, eine sorglose Miene aufzusetzen. Ich machte mich an »Apple 'n' Spice«, in Gedanken bereits damit beschäftigt, was ich als nächstes essen würde.

Etwas Salziges: Mir war schlecht vor Zucker. Doch auf dem Weg nach draußen kaufte ich vor Angst, auch nur wenige Minuten auszusetzen, ein weiteres Donut – »Choc D'Lite« – und aß es, jede Scham über Bord werfend, beim Gehen, beschmierte Gesicht und Hände mit Schokolade wie mit Scheiße.

»Wir werden Ihnen *kein* Abführmittel geben, und damit hat sich's.«

»Aber ich leide Höllenqualen. Ich habe seit Tagen… nicht mehr die Toilette benützt.«

»Ich weiß«, sagt sie. Natürlich weiß sie es: Sie steht ja nicht nur vor der Toilette, während ich bei angelehnter Tür dort sitze und mich vergeblich anspanne, sie ist auch noch diejenige, die die Spülung zieht. Kein Wunder, daß ich nichts herausbringe: mein Schließmuskel macht aus purer Verlegenheit dicht.

Derweilen sammelt sich all dieser Abfall in mir an und verdichtet sich: ich bin zu einem menschlichen Kompaktmüllpaket geworden. Mein Bauch ist hart und aufgedunsen; vielleicht würde er, wenn ich nur fest genug preßte, explodieren, seinen Inhalt in einem Hagel harter, pieksender Kügelchen auf sie abfeuern (ich sehe sie vor mir, wie sie betreten und bestürzt grunzend aus dem Zimmer rennt, den Arm zum Schutz vor das Gesicht erhoben).

»Und warum nicht?« quengle ich.

»Sie wissen ganz genau, warum nicht, Josephine«, sagt sie (exakt der Tonfall meiner Mutter). »Sie haben wahrscheinlich so viele Abführmittel genommen, daß es für den Rest Ihres Lebens reicht.« *Denken Sie immer daran, daß die Pfunde den Körper hauptsächlich auf zwei Wegen verlassen – beim Stuhlgang und beim Wasserlassen. Je mehr Zeit Sie auf der Toilette verbringen, um so besser.*

Ich weiß nicht, wie sie davon erfahren hat. Ich habe es ihr nie erzählt.

Man kann sich hier nicht zurückziehen, nie: Ich bin die Gläserne Frau, all meine Adern und Nerven und Eingeweide sind zur Schau gestellt. Was ich aufnehme, was ich ausscheide, sogar was in mir bleibt, ist jedermanns Angelegenheit. Für sie bin ich nur ein Stück Darm auf Beinen. Vielleicht haben sie recht. Vielleicht sind wir nicht mehr als das, ein achteinhalb Meter langer Schlauch vom Mund zum Anus, ein Schlauch mit unterschiedlichem Durchmesser, eingerollt wie eine Würstchenkette, aber – wenn man genauer darüber nachdenkt – »in« uns nur in dem Sinne, wie das Loch im Donut ist.

Das »Choc D'Lite«-Donut reichte gerade für den Weg zu Supreme Pizza. Ich erstand ein Stück mit Pilzen und Extrakäse, bestreute es dick mit scharfen Pfefferflocken, klappte es gierig zusammen und riß mit den Zähnen riesige, tropfende Fetzen herunter.

Niemand achtete auf mich, obwohl es erst halb elf Uhr morgens war. Ich nehme an, die Leute essen zu jeder Tageszeit Pizza. Ich hätte noch ein zweites Stück bestellt, aber ich hatte Angst vor dem, was der picklige Junge hinter dem Tresen über mich denken würde.

Wie auch immer, was ich wirklich wollte, war etwas zu trinken und dann etwas Trockenes und Knuspriges und Süßes.

Milch.

Dann Plätzchen.

Ich kann so nicht weitermachen.

Wir wollen rekapitulieren: drei Krapfen, ein Stück Pizza, ein Glas Milch, fast eine ganze Packung Schokoplätzchen, eine Tüte Doritos, ein Glas Orangensaft, ein Muffin mit Butter und Marmelade, noch eines, eine große Schüssel Mokkaeis mit Schokoladestreusel, noch mehr Kekse, Brezeln und eine Schüssel Raisin Bran – was mich wie in einer Endlosspirale wieder an den Ausgangspunkt der Geschichte zurückbeförderte.

Das war das Schlimmste, was mir je widerfahren war.

Irgendwann mußte es schließlich ein Ende nehmen (wenn ich gelernt hätte, mich selbst zu entleeren, hätte es auf immer und ewig weitergehen können). Meine besessenen Reisen waren vorüber: mein Magen, der schmerzhaft in alle Richtungen drückte, konnte nichts mehr aufnehmen. Ich wollte nur noch in mir zusammensinken. Ranzige, brechreizartige Rülpser brachen aus mir hervor, aus meinen Poren quoll Öl, und ich war schwer und betäubt vor Selbsthaß, als ich nach Hause ging – sofern man diesen beengten, sterilen Raum ein Zuhause nennen konnte. Ich mied die Spiegel, zog mich aus und entblößte dabei einen nicht wiederzuerkennenden Bauch; mein Rockbund hinterließ einen gemeinen roten Streifen, aber ich sah nur einmal hin.

Möglicherweise ist Ihnen übel, nur ein wenig oder so stark, daß Sie erbrechen müssen.

Magenverstimmungen und Verstopfung können auftreten.

Ihre Brüste werden wahrscheinlich anschwellen.

Füße, Knöchel, Finger, Hände und sogar das Gesicht können anschwellen.

Ihre Taille wird dicker, Ihre Kleider passen Ihnen nicht mehr.

In dem Maße, wie Ihr Unterleib an Umfang zunimmt, dehnt sich die Haut darüber, und es können Streifen auftreten, rosafarbene oder rote Striemen.

Es wird immer unbequemer, auf dem Bauch zu liegen.

Möglicherweise werden Sie sich ständig müde fühlen.

Ich zog mir ein altes, übergroßes T-Shirt über – das einzige, das noch passen wollte – und ließ mich aufs Bett fallen, bedeckte mein Gesicht mit einem Kissen, erwartete sehnsüchtig die Auslöschung.

Vielleicht ist das der Grund, warum die Leute solche Dinge bis zum Exzess treiben – Alkohol, Drogen, Essen, Sex. Sie alle bewirken ein kurzes, aber sicheres Koma.

Wie schwierig es danach war, sich dem Bewußtsein wieder zu stellen, was für eine Anstrengung, lebendig zu sein: alles war angeschwollen und schwammig, die Augen Schweinsäuglein in einem aufgedunsenen Gesicht, das Herz schwarz und schwer vor Selbstabscheu. Damals fing ich an, den Unterricht zu schwänzen, Verabredungen abzusagen, zu Hause zu bleiben, um zu hungern. Ich wollte erst wieder in der Öffentlichkeit erscheinen, wenn die Knochen an meinen Handgelenken und Backen wieder hervortraten, wenn ich zwischen Bauch und Rockbund eine flache Hand stecken konnte.

Ich hörte auch auf, in den Sommerferien und an Thanksgiving zu meinen Eltern zu fahren, denn ich konnte mir inmitten all dieses Essens nicht mehr trauen. Ich log und schob einen Job vor, ein Praktikum, ein Forschungsprojekt. Sie schienen erleichtert, und ich war es ebenfalls, man konnte nie wissen, wann mich wieder einmal der Teufel reiten würde. Wie konnte ich mich als das zu erkennen geben, was ich in Wahrheit war – ein gefräßiges Riesenmonster mit vollgestopftem, aufgeblähtem Schlund, das die Hände voller Essen hatte, halbzerkautes Zeug aus einem immervollen Mund sabberte, unersättlich auf alles und jeden zuwalzte, was ihm in den Weg kam?

Godzilla, King Kong, ein Mutant, ein Monster aus der Kloake.

Nachdem ich fast alles auf dem Frühstückstablett probiert habe (ausgenommen die Butter), habe ich zum ersten Mal das Gefühl, ich könnte weitermachen, mehr essen. Aber müßte ich inzwischen nicht satt sein?

»Suz*anne*«, frage ich erschrocken, »woher soll ich je wissen, wann es genug ist?«

DIAGNOSTISCHES PROFIL
Verhaltensanamnese

Haben Sie je unter Heißhungerattacken gelitten, das heißt, sehr schnell sehr große Mengen gegessen, und dabei das Gefühl gehabt, Sie hätten die Kontrolle über sich verloren? Ja.

Wenn ja, wo? Hier.

Können Sie Ihre Gefühle vor, während und nach diesen Vorfällen beschreiben? Nein.

Haben Sie je Ihren Körper durch Erbrechen oder durch die Einnahme von Abführmitteln entleert? Geht Sie nichts an.

Waren es irgendwelche besonderen Vorkommnisse in Ihrem Leben, die dieses Verhalten auslösten? Zählen Sie alles auf, was Ihnen relevant erscheint:

15

»Okay, ja, die Arme zur Seite strecken, ganz gerade, aber lassen Sie die Ellbogen locker. So ist es gut.«

Es ist lächerlich. Ich stehe da wie eine Vogelscheuche mit meinen langen Armen. Immerhin haben sie noch genug Ähnlichkeit mit einem Stock (das glaube ich zumindest – oder habe ich in diesen... Wochen? Monaten?, in denen ich wie ein Schlachttier gemästet wurde, jeden Maßstab verloren?).

»Jetzt lassen Sie sie sanft kreisen, langsam jetzt, konzentriert.«

Ich tue wie befohlen, als ob ich eine Art Flaggenzeichen geben würde (helfen Sie mir, bitte, helfen Sie mir, ich werde gegen meinen Willen hier festgehalten).

»Jetzt andersrum, zählen Sie bis acht.«

Das soll Körpertraining sein. Früher habe ich zwei Stunden mit Gewichten an mir gearbeitet – ich konnte mein eigenes Gewicht auf der Bank liegend hochstemmen –, und sie nennt das hier Training, dieses Herumstehen mit geöffneten Händen wie ein Bittsteller, dieses Zwirbeln an den Deltamuskeln.

»Ausgezeichnet. Nun kommen wir zur nächsten Übung. Legen Sie die Hände an die Seite und heben Sie sie langsam hoch, so weit es geht. Stellen Sie sich vor, Sie würden Käse durchschneiden – dann bekommen Sie ein Gefühl von Widerstand.« (Käse: man beachte die unterschwellige Suggestion.)

Widerstand, sagt sie. Keinen Widerstand, sagt der Klapsdoktor. Ich wünschte, sie könnten sich auf irgend etwas einigen.

An diesem Morgen brachte mir die Schwester, bevor wir zur Bewegungstherapie aufbrachen – unserer derzeitigen Übung in zwecklosem Aktionismus –, einen nagelneuen grauen Jogginganzug. Ich kontrollierte auf der Stelle das Etikett, um nachzusehen, welche Größe er hatte. »Größe vierzig!«

»Das ist der kleinste, den wir haben. Machen Sie sich keine Sorgen, Sie werden gut aussehen darin.«

»Größe vierzig!« Größe vierunddreißig war mir immer zu groß gewesen; manchmal mußte ich (voller Stolz) in der Kinderabteilung einkaufen gehen. Aber ich stellte erleichtert fest, daß der hier wirklich zu groß war und daß ich ihn zurechtmachen mußte, den Bund hochkrempeln, die Kordel um mich wickeln, die Ärmel umschlagen mußte. Dann fürchtete ich, mein Bauch könnte grotesk aussehen, dort, wo die Hose sich aufbauschte, also machte ich sie wieder auf, zog sie tiefer auf die Hüften hinab und ordnete die Fältchen hinten neu an, wo ich mich noch immer relativ flach anfühlte. Ohne Tarnung aber sah mein Bauch noch schlimmer aus, also machte ich die Hose wieder auf und versuchte, die Fältchen gleichmäßiger zu verteilen. Doch sowie ich den Hosenbund umkrempelte, wölbten sie sich über meinem Spitzbauch vor; als ich an mir herabblickte, entfuhr mir ein blökender Laut hilflosen Elends.

Es ist ein vertrautes Bild.

Tag für Tag und überall auf der Welt betreten Frauen in Ballettschulen die Studios, stellen ihre Tanzutensilien ab und steuern geradewegs auf den Spiegel zu, wo sie ängstliche oder beruhigende Korrekturen an sich vornehmen. Manche gehen dabei unauffälliger vor als andere, schielen verstohlen aus den Augenwinkeln und zupfen schnell etwas zurecht; die übrigen (wie auch ich) sind so gebannt vor Entsetzen bei ihrem Anblick, daß sie alle Scham fahrenlassen, sich hilflos hin und her drehen und an ihrer Gymnastikbekleidung zerren und reißen.

Jede hat dabei ihre eigenen Bewegungen: die einen ziehen das T-Shirt nach unten, andere blicken über die Schulter, um die Strumpfhosen hoch- und das Trikot runterzuzerren, pressen eine Hand gegen den im Profil erspähten Bauchansatz, zupfen einen Ausschnitt zurecht, damit die Schlüsselbeine oder das Décolleté zur Geltung kommen. Jede hat ihr eigenes, ritualistisch gestaltetes Kostüm, ein Palimpsest, in dessen Schichten die Geschichte dieses unvollkommenen Körpers zu lesen steht.

Wir kennen die Körper der anderen besser als Liebespärchen das tun.

Ich trug immer ein schwarzes Trikot mit schwarzen Strumpfhosen und einem übergroßen T-Shirt, dessen Kragen ich herausgeschnitten hatte. Über der Strumpfhose trug ich ein Paar wollene Höschen, die an der Taille heruntergekrempelt waren, und darüber kurze, ausgebeulte Fallschirmspringerhosen aus Nylon und ein Paar ausgeleierte Stulpen. Wenn ich mich besonders aufgedunsen fühlte, fügte ich noch ein Sweatshirt und ein Ballettröcken hinzu. Manchmal erhaschte ich während des Unterrichts einen Blick auf mich im Spiegel und wäre am liebsten schreiend davongerannt.

Als sie an diesem Morgen zurückkam, hatte ich wieder den Morgenmantel angezogen und raufte mir die Haare. Der Jogginganzug lag auf dem Boden.

»Ich kann dieses Ding nicht anziehen«, sagte ich. »Der Morgenmantel ist das einzige verdammte Kleidungsstück, das mir paßt.« Ich wußte nicht, daß ich weinen würde, bis ich es tat.

»Warum paßt er nicht?« fragte sie sanft.

Es war zu schwer zu erklären, also machte ich nur eine Bewegung, als würde ich mit der hohlen Hand einen Fußball an meinen Bauch drücken.

»Aber wenn Sie ein Sweatshirt tragen, sieht man den Bauch doch gar nicht«, sagt sie.

»Ich weiß«, sage ich, »aber man sieht ihn doch.«

Irgendwie überredete sie mich dazu, mich wieder anzuziehen, zuerst das Sweatshirt und dann die Hosen diesmal. Sie zog die Kordel selbst zu, so entschlossen, daß ich keinen Widerstand leistete. Als ich so mit über den Kopf erhobenen Armen dastand, während sie die Taille zurechtzurrte und eine feste, adrette Schleife band, stellte ich mir vor, daß sie mir als nächstes meine Lunchbox überreichen und mich an der Hand durch den Verkehr lotsen und zur Schule bringen würde. So könnte Physiotherapie aussehen, wie dieser feste, warme Griff.

Statt dessen eskortierte sie mich (ohne mich zu berühren) zu dieser erbärmlichen Gymnastik. Wir haben uns fünf Minuten auf dem Trimmrad aufgewärmt, unsere Dehnübungen gemacht, unsere Atemgymnastik hinter uns gebracht, und nun sind wir beim Armzirkeln und Käseschneiden angelangt.

»Das hat mit Muskeltraining nicht viel zu tun«, sage ich. Ich langweile mich. Ich fühle mich lächerlich. Außerdem bin ich müde. Ziel, so erklärt die lesbisch wirkende Turnmeisterin, ist nicht, den Körper zu überanstrengen, sondern wieder eine Beziehung zu ihm herzustellen.

Das ist nicht mein Körper. Wenn er es wäre, wäre ich entsetzt, wie heiß und unförmig er sich anfühlt, wie schwerfällig und steif, wie schwabblig die Schenkel sind, wie hart die Achillessehnen, wenn ich versuche, mich zu bücken. Früher konnte ich die Handflächen flach auf den Boden legen, jetzt baumeln meine Fingerspitzen hilflos fünfzehn Zentimeter darüber.

Mein Körper ist eine untadelige Maschine. Folglich kann das hier nicht mein Körper sein.

Meine Schuhspitzen glänzen, mein Mund ist blutdunkel. Maskiert wie ein Harlekin, steige ich vorsichtig über die Glasscherben. Der Harzgeruch läßt Übelkeit in mir aufsteigen; die Scheinwerfer sind blendendweiß und heiß; hinter ihnen ist ein feindseliges Summen. Ich versuche, ein Bein zu strecken, aber irgend etwas stimmt nicht, ich kann das Gleichgewicht nicht halten, meine Arme schlagen um sich wie Flossen. Ich will wegrennen von der Bühne, aber die Musik befiehlt mir zu bleiben, dem Publikum etwas zu bieten für sein Geld. Ich weiß, daß ich es nicht schaffen werde, aber mit einem verzweifelten Lächeln führe ich die Bewegungen aus, versuche, bis zum Ende durchzuhalten. Ich schaffe es beinahe, doch als ich zum abschließenden Sprung ansetze, kippt ein Knöchel unter mir weg und ich stolpere, lande auf Händen und Knien, eine gescheckte Närrin der Schwerkraft.

»Es ist in Ordnung«, sagt sie. »Sie werden sich daran gewöhnen.«

»Das werde ich nie«, sage ich. »Es ist eine Verunstaltung.«

»Josie«, sagt sie, »es ist Fleisch – normales, menschliches Fleisch. Es ist das, woraus wir alle bestehen.«

Ich nicht.

Ich wünschte, sie würden mich in diesem Physiotherapieraum alleine lassen, mit all diesen folterbankartigen Geräten. Ich könnte für mich selbst Übungen entwerfen, die mich von diesem tumorartigen Bauch, diesen geleeweichen Schenkeln, dieser schwammigen Scheibe Speck am Oberarm befreien würden.

Ich könnte, aber schon der Gedanke, mich immer wieder von neuem anstrengen zu müssen, erschöpft mich.

Ich könnte Übungen für mich entwerfen, die mich für immer von allem Fleisch befreien würden. Hängen-an-der-Stange einmal anders. (Ein Comic: Das Wartezimmer eines Arztes, ein Skelett auf einem Stuhl. »Der Doktor ist jetzt soweit.« Kein Bedarf mehr: alle Wehwehchen sind auskuriert.)

Die Übungsstunde oder was immer das sein soll ist vorüber, aber die Schwester läßt sich Zeit und unterhält sich noch, außer Hörweite, mit der Vorturnerin mit Bürstenhaarschnitt, die in der anderen Ecke des Raums die Matten wegräumt. Vielleicht, so dämmert mir plötzlich, ist die Schwester auch eine Lesbierin; das würde eine Menge erklären (das ständige Anfassen, die sanften Bewegungen). In der Zwischenzeit stehe ich hier an eine Art Massagetisch gelehnt und weiß nicht, was ich mit meinen Händen anfangen soll, also ziehe ich an meinen Haaren, um zu sehen, ob sie noch immer ausfallen. Sie tun es, besonders, wenn ich daran reiße, aber vielleicht nicht mehr so leicht wie zuvor. Ich reiße fester.

Niemand achtet auf mich, so gehe ich dazu über, an dem Schorf um meinen Mund zu kratzen, aber dann klingelt das Telefon, die Physiotherapeutin nimmt den Hörer ab, und Suzanne kommt – widerstrebend, wie mir scheint – zu mir herüber. Wir sind bereits auf dem Weg nach draußen, als jemand meinen Namen ruft. Ich ignoriere es, eine wohlvertraute Halluzination (das passiert einem immer wieder, nicht wahr: man hört, wie der eigene Name gerufen wird, als ob jemand ganz in der Nähe stünde, aber es ist gar niemand da). Ich höre ihn wieder und ignoriere es noch einmal, aber sie versetzt mir einen kleinen Stoß (unsanfter als nötig, so daß ich erschrecke).

»Was?« sage ich.

»Antworten Sie, wenn jemand Sie anspricht.«

»Wo?«

Eine pummelige Blondine im gleichen grauen Jogginganzug

wie ich (nur sitzt ihrer viel enger an den Hüften), die ich nie zuvor gesehen habe, klettert auf eines der Trimmräder. Sie winkt und ruft: »Josie! Hey, Josie!«

Ich werfe unsicher einen Blick auf die Schwester. Warum ruft diese Fremde nach mir? Woher weiß sie, wie ich heiße? Statt einer Antwort hebt meine Kerkermeisterin eine Augenbraue und zeigt mit ihrem Kinn in Richtung der Fahrräder, um mir zu bedeuten, daß ich dorthin gehen soll. Ich will nicht, aber ich tue es.

Irgendwie kommt dieses Gesicht mir doch bekannt vor (ein flüchtiger Geschmack von Honig, Mandeln). Es ist verquollen und aufgedunsen, mit Wangen wie ein Backenhörnchen und Tränensäcken unter den Augen, aber am Mund hält das Schleppnetz der Erinnerung inne. Ein breiter Mund, einer, der alles, was ihm unter die Augen kommt, verschlingen könnte.

Das hat sie, so wie sie aussieht.

Es ist Cathy.

So sieht sie also aus, ohne Make-up, die Haare zu einem farblos-schmutzigen Blond ausgewachsen. Fett, grotesk fett, verunstaltet von einer dicken neuen Fettschicht um die Taille. Alles einst Katzenhafte an ihr wirkt nun wie aufgeblasen: ihr Hals, ihre Handgelenke, ihre Knöchel, die beiden schweinchengleichen kleinen Pfoten.

Sie haben sie essen lassen. Sie haben sie essen lassen, was immer sie wollte, und das ist dabei herausgekommen.

So werde ich dann auch aussehen.

So hätte ich in den schrecklichen Jahren auch aussehen können. An manchen Tagen erwachte ich – jemand anders – mit einer manischen Besessenheit. Nie wußte ich, wann die Krankheit zuschlagen würde, der unwiderstehliche Drang zu beißen, mich vollzustopfen, meine Zähne in etwas zu schlagen; erst wenn ich die Augen öffnete, wenn das Bewußtsein wieder Besitz von mir ergriff, wußte ich, daß sie wieder zugeschlagen hatte. (Warum? Der bittere Nachhall eines Traums? Die Wut des Körpers über sein neuerliches Lebendigsein?)

Ich wußte, wenn ich irgend etwas äße, würde ich nicht mehr

aufhören, also aß ich gar nichts und saß, auf die Wörter starrend, an meinem Schreibtisch. Weggehen wäre noch schlimmer, denn die Welt in mir war reduziert auf einen Radarschirm, der aufleuchtete und aufblitzte, wo immer Gefahr in Form von Essen drohte. Langsam gewann das Verlangen die Oberhand – nicht ein schlichtes Bedürfnis wie Hunger, sondern ein angespannter, ununterdrückbarer Zwang. Ich mußte all meine Energie aufbringen, um ihm zu widerstehen, diesem Drang, alles zu verheeren, mit den Zähnen zu zerreißen, zu verschlingen und zu zerstören, den hohlen Schädel vollzustopfen. Ich wußte, daß ich verloren war; die Frage war einzig und allein, wie lange ich meine konvulsivische Kapitulation noch hinausschieben konnte.

Zu dieser Zeit lebte ich bereits alleine in einem kleinen Apartment, denn es war zu schwierig geworden, meine Diät im Wohnheim aufrechtzuerhalten, wo ich vor aller Augen essen und auf die Toilette gehen mußte, wo die Leute angefangen hatten, hinter meinem Rücken über mich zu reden. Niemand sprach mich je an, und ich, unwirklich unter meiner Glasglocke, sagte nie ein Wort zu irgend jemand. Es kam mir gar nicht in den Sinn, und abgesehen davon mußte ich mich ganz darauf konzentrieren, sicher durch den Raum zu manövrieren. Eines Tages nahm die Wohnheimassistentin, ein untersetztes, dienstbeflissenes Mädchen von der Sorte, die ich am meisten verabscheute (flott, »spritzig«, mit glänzenden, braungebrannten, muskulösen Beinen), mich beseite und fragte mich – wobei sie mich aus irgendeinem Grund am Triceps berührte –, ob mit mir alles »in Ordnung« wäre.

»In Ordnung?« fragte ich.

Sie gestikulierte in meine Richtung und murmelte: »Na ja, du weißt schon…«

Ich wußte es nicht. Also schwindelte ich meinen Eltern etwas vor, erzählte, ich hätte mein Zimmer in der Wohnungslotterie verloren, und erhielt ihre Erlaubnis, vom Campus wegzuziehen. Es störte sie nicht, denn es war billiger.

Endlich konnte ich mir mein Leben so einrichten, wie ich es wollte.

Ich dekorierte mein Zimmer mit Ernährungstabellen, Collagen aus *Bon Appétit*, zweiseitigen Abbildungen von Badekostümen aus der *Vogue* (schlank, golden, knackig) und einer stattlichen Sammlung von Kochbüchern, obwohl ich nie kochte. (Mein Lieblingswerk war die *Enzyklopädie des Backens*, mit Farbfotots, die so verlockend waren, daß ich sie manchmal mit der Zunge berührte – mich von Bildern nährte, der einzigen Nahrung, die ich brauchte).

Ich sorgte dafür, daß mein Kühlschrank immer so gut wie leer war, so daß ich an den Tagen, an denen ich, besiegt, meinen Schreibtisch verließ und mich in die Küche aufmachte, genau wußte, was ich dort vorfinden würde: nichts. Ich hatte nie etwas im Hause, was ich gerne aß – nur widerwärtig über den Gaumen quietschenden Hüttenkäse, Salat (manchmal aß ich einen ganzen Kopf, dick mit Senf beschmiert), und ein oder zwei Karotten.

Reihen von Tab und Mineralwasser füllten den Rest des Kühlraums aus: Panik überkam mich, wenn ich nicht jederzeit mindestens sechs Flaschen von beidem griffbereit hatte.

Der Vorratsschrank war gleichermaßen spärlich ausgestattet – Mother Hubbards Hund wäre schon seit langem tot. Ein paar Kaffeefilter, vereinzelte Dosen Tomatenmark (wozu?) und eine Tüte Mehl, das bei genauerem Hinsehen von lebenden braunen Tupfern wimmelte. Das hinderte mich nicht daran, eine Handvoll davon zu nehmen und es würgend in meinen Mund zu stopfen; bei einem solchen Verzweiflungsanfall hätte ich sogar Rüsselkäfer gegessen.

Eine kürzliche Schätzung des Anteils von tierischem Protein in der Nahrung der Azteken ergab durchschnittlich eine Scheibe Wildfleisch, zwei kleine Fische, eine Dreiviertel Ente und einen Sack Würmer pro Jahr.

Doch Rüsselkäfer konnten mein Verlangen nicht stillen, so trieb es mich hinaus auf die Straßen, wo ich mich – ängstlich und erleichtert – auf die Suche nach etwas Genießbarem machte. Nicht nach irgend etwas, sondern nach dem Richtigen – aber was das war, das wußte ich nie. So mußte ich alles verschlingen, in der Hoffnung zu entdecken, was ich eigentlich wollte.

In verzweifelter Ruhelosigkeit wanderte ich umher, allein darauf konzentriert, den Augenblick, in dem mein Mund wieder leer sein würde, hinauszuzögern, wenn möglich für immer. Ein ähnlicher Hunger treibt Männer vielleicht dazu, Sex zu suchen – der Unterschied liegt darin, daß mich diese Besessenheit nach etwas suchen ließ, das ich in mich hineinstopfen konnte, während sie sich nach etwas sehnen, in das sie sich selbst hineinstopfen können.

»Ich wüßte wirklich nicht, was Sie das angeht«, sage ich nach einer Pause, und er lehnt sich in seinen Stuhl zurück, nachdem ihn die Anspannung, mein Inneres zu erforschen, nach vorne getrieben hatte. Früher war mein Körper die Grenzlinie, nun aber, nach seiner Entmachtung, ruht mein Ich im Inneren meines Schädels. Heute möchte ich über Sex sprechen (warum greift er dann nicht zum Hörer und wählt eine dieser Nummern, wo er kriegen kann, was er will?), und ich habe nicht die Kraft, ihn davon zu überzeugen, daß er kaum mehr danebenliegen könnte. (Ebensowenig wie ich Suzanne begreiflich machen kann, daß all das nichts mit äußerer Erscheinung zu tun hat.)

»Und überhaupt«, sage ich, »normalerweise denke ich gar nicht daran, auch früher nie.« Das müßte ihm den Mund stopfen; außerdem ist es fast die Wahrheit.

Packen Sie also Ihre Übertragungstheorie ein und stecken Sie sie sich sonstwohin, füge ich in Gedanken hinzu, obwohl mich in diesem Augenblick (zufälligerweise) eine widerliche Empfindung durchrinnt, die ich ausgelöscht zu haben glaubte.

Ich weiß nicht, warum ausgerechnet er den Nebel durchstieß, der mich umhüllte. Aber plötzlich, im vorletzten Studienjahr (achtunddreißig Kilo), war ich vernarrt in ihn. Es gab nichts – so dachte ich –, was er nicht wußte, und jedesmal, wenn er in meine Richtung blickte, schwärmten Ameisen mit kribbelnden Füßen in mir aus.

Zweimal in der Woche, vor seinem Seminar (Theorie der Knappheit), verbrachte ich zweieinhalb Stunden vor dem Spiegel. Ich war immer perfekt vorbereitet, trug aber eine gelangweilte Miene zur Schau, die ihn mürbe machen sollte, und öffnete den Mund nur, um brillante Bemerkungen von mir zu geben, die ich in der vorhergehenden Nacht einstudiert hatte.

Gegen Ende des Trimesters, kurz nachdem ich ein Dreiundvierzigseitenwerk abgegeben hatte, das sogar ich für gut hielt, ging ich auf meinem Weg zur Bibliothek an ihm vorbei, während er dem Ausgang zustrebte. Er erkannte mich erst auf den zweiten Blick und drehte sich um, um mir mit erfreutem Lächeln einen Blick über die Schulter zuzuwerfen. Offenbar war es mir gelungen, seine Aufmerksamkeit zu erregen – aber selbst im fieberhaftesten Zustand konnte ich mir keine Situation vorstellen, in der sich irgend etwas daraus entwickeln könnte. Zum ersten Mal belagerte ich meinen gefühllosen Schlitz, und das jede Nacht vor dem Einschlafen, aber meine prosaische Vorstellungskraft versagte schmählich: Sie schreckte vor dem Erdbebenszenario zurück, vor der abgedroschenen Geschichte mit dem Autounfall (seine Frau und seine Kinder sind nicht mehr, ich bin zufällig in seinem Büro, als er die Nachricht erhält), ja sogar vor dem zufälligen Treffen in einer Bar (warum sollte er dort sein, noch dazu allein; warum sollte ich?).

Am Ende kam alles viel einfacher. Die wirtschaftswissenschaftliche Fakultät veranstaltete für die Hauptfachstudenten, die eine Promotion erwogen, einen informellen Empfang mit Wein und Käse; die Fakultätsangehörigen sollten sich »unter die Leute mischen und Fragen beantworten«. Ich setzte meine Weinprohibition zeitweilig außer Kraft (hundertfünfzig Kalorien pro Glas), ging hin und trank und blieb bis zum Ende. Alle tranken zuviel, denn die Fakultätssekretärin hatte in grober Überschätzung der Zahl von interessierten Studenten (oder vielleicht in einem Anfall von Schadenfreude) großzügig in der Spirituosenhandlung geordert. Ich ging ihm den ganzen Abend über aus dem Weg, aber am Ende waren wir nur noch so wenige, daß wir uns in einem einzigen Pulk zusammenscharten.

Ich begann ihm parapsychologische Botschaften zu schicken, er solle auf seine Uhr blicken, beiläufig in die Runde schauen und sagen: »Ich muß mich langsam auf den Weg machen. Kann ich jemanden mitnehmen?« Doch statt ihm fing eine pflichteifrige

Assistentin die Radarwellen auf, sah auf die Uhr, legte sich ihren gehäkelten Schal um, blickte mir direkt in die Augen und sagte: »Ich muß jetzt langsam los. Kann ich jemanden mitnehmen?«

»In welche Richtung fahren Sie?« nuschelte ich.

Sie machte sich an eine umständliche Beschreibung ihrer Route, als ich ihr jedoch den Namen meiner Straße nannte, wurde sie unruhig und erging sich in Überlegungen, wo die nächste Tankstelle wäre und wie lange sie wohl geöffnet wäre und wieviel Bargeld sie bei sich hätte.

»Ich fahre in diese Richtung«, unterbrach er sie. »Ich könnte, äh, Josephine mitnehmen.«

»Nie?« fragt er, und übertriebene Ungläubigkeit läßt seine Stimme beben.

»Nie«, wiederhole ich mit einer schneidenden Geste, um meine Aussage zu unterstreichen.

Er faltet seine Hände im Schoß, blickt zu mir herüber, löst sie wieder voneinander und zuckt mit den Schultern. Ich zucke ebenfalls mit den Schultern, mein Gesicht ausdruckslos. Kein Sexpalaver heute, Herr Doktor.

Einmal betrunken und hemmungslos, beschloß ich, die Gunst der Stunde zu nutzen. Als sein silberner Toyota vor meinem Apartmentblock hielt und im Leerlauf wartete, daß ich ausstieg, atmete ich so tief ein, daß mir schwindlig wurde.

»Möchten Sie noch mit hinaufkommen?«

»Wozu?« fragte er erstaunt.

»Wozu auch immer Sie wollen«, sagte ich bedeutungsvoll und wiederholte dann: »Was immer Sie wollen.«

Die Art der Einladung schien mir ziemlich unmißverständlich.

Er zögerte.

»Okay«, sagte er dann. »Eine Tasse Tee wäre nicht schlecht.«

Während in mir eine Rakete des Jubels explodierte, machte mein Gehirn schnell Inventur: Ja, ich hatte Tee; das Apartment war selbstverständlich aufgeräumt – so aufgeräumt, daß ich wünschte, ich hätte noch einen Augenblick Zeit, um ein paar

Zeitungen zu verstreuen, damit es nicht so krankhaft ordentlich wirkte; vielleicht fand er die Bilder an der Wand merkwürdig, aber ich würde die Beleuchtung reduzieren; meine Unterwäsche war passabel, aber mein Magen und meine Schenkel waren eine Schande.

Zu spät, um jetzt noch etwas dagegen zu unternehmen.

Er ließ sich verlegen auf dem einzigen Stuhl nieder und sah sich nach etwas zu lesen um, während ich Tee kochte. Ich stellte einen Sender mit klassischer Musik im Radio ein, und er überraschte mich, indem er das Violinkonzert von Bruckner identifizierte, das gerade lief. In meinen Ohren war Musik ein undifferenzierter Lärm, aber andere Menschen hörten offenbar mehr darin.

Keiner von uns hatte die leiseste Vorstellung, wie es weitergehen sollte.

Sollte ich mich auf die Bettkante hocken und über Betriebswirtschaft plaudern?

Sollte ich mich auf ihn stürzen, während er dasaß und so unergründlich und beherrscht aussah wie bei den Vorlesungen, ein schlanker, leise sprechender Mann mit schweren Lidern?

Er löste das Problem, indem er seine Tasse sorgsam auf dem Boden abstellte, mich direkt ansah und in seinem gemessenen Ton fragte: »Kann ich die Nacht mit dir verbringen?«

Und ebenso ruhig, obwohl mich wie ein Erdbeben ein Schock der Ungläubigkeit durchfuhr, antwortete ich: »Sicher.« Dann fügte ich hinzu, während ich meine Tasse abstellte: »Ich muß nur vorher noch mal schnell ins Bad.«

Er ist eindeutig verlegen, beschließt aber, noch nicht aufzugeben.

»Gab es wirklich keine, äh, sexuellen Erfahrungen, die Sie als angenehm beschreiben würden?«

Ihr Körper: schmal, golden, warm.

»Nein, eigentlich nicht«, lüge ich. »Wie dem auch sei, meiner Ansicht nach geht Sie das ohnehin nichts an.«

Vielleicht sollte ich ihm zuliebe eine sexuelle Phantasie erfinden. Oh, Herr Doktor, ich schäme mich so – vor dem Einschlafen träume ich davon, daß Sie Ihren teigigen Schwanz in meinen Mund rammen. Was kann das nur bedeuten?

Später fand ich heraus, daß seine Frau und seine Kinder in Urlaub waren, zu Besuch bei ihrer Mutter. Damals stellte ich keine Fragen.

Wir legten uns ins Bett, wo er ernst und konzentriert ans Werk ging.

Ich war betrunken genug zu glauben, daß es mir Spaß machte.

Am nächsten Morgen nahm er eine Dusche und zog sich an, bevor ich noch richtig wach war, verabschiedete sich und schlich sich verstohlen und mit selbstzufriedenem Gesichtsausdruck von dannen. Mit seinen nassen, angeklatschten Haaren ähnelte er einer Wasserratte.

Ich schloß die Augen und döste, zerschlagen und übermüdet, als hätte ich ein Zugunglück überlebt, vor mich hin. Versprengte Bilder aus der Nacht suchten mich heim: eine Hand, die sehr sorgsam eine Tasse auf dem Boden abstellte; die kleinen trippelnden Bewegungen, mit denen er seine Hosen auszog; der ausgedehnte Gummizug seiner Unterwäsche; sein kleiner, gekrümmter, aber williger Schwanz; die runzlige Haut um seine Augen; sein ergrauender, mit meinen Sekreten beschmierter Bart.

Nachdem ich mich ein paar Stunden lang in einem Bett gewälzt hatte, das nach verfaulten Pilzen roch, stand ich auf und wanderte auf wackligen Beinen ins Bad, ohne recht zu wissen, was ich als nächstes tun sollte. Ich hatte meinen Morgenlauf und meine Morgengymnastik verpaßt. Ich konsultierte den Spiegel. Eine bleiche, schmuddelig aussehende Person sah mir daraus entgegen, mit wild zerzausten Haaren, auberginefarbenen Augenhöhlen und dunklen, zerbissenen Lippen. Ein gewaltiger Pickel auf meinem Kinn stand unmittelbar vor dem Ausbruch. Ich sah aus wie eine Halluzination, und so fühlte ich mich auch.

Ich ging über der Toilette leicht in die Knie und nahm mein Diaphragma heraus. (Die Pille kam selbstverständlich nicht in Frage: Gewichtszunahme). Sein gefältelter Kopf kam nur widerstrebend hervor, fiel auf meine Hand und verströmte einen Geruch nach Gummi und Essig und rohem Fleisch. Schleim hing daran, teils zähflüssig, teils gallertartig; ich konnte nicht sagen, was von ihm und was von mir und was von der Creme in der Tube stammte. Als ich es abspülte, stieg Brechreiz in mir auf.

Ich beschloß zu duschen, doch statt dessen fand ich mich in der Küche wieder, wo ich eine Schüssel Getreideflocken abmaß. Nachdem ich sie gegessen hatte, schüttete ich den ganzen Rest in den Becher, überschwemmte ihn mit Milch und aß alles auf. Dann kämmte ich mich, zog eine Jogginghose und ein T-Shirt an und ging zum Laden an der Ecke, wo ich eine Tüte Blaubeer-Muffins, eine weitere Schachtel Getreideflocken, mehrere Riegel Bitterschokolade, eine Tüte Kartoffelchips und drei Liter Tab kaufte.

Ich aß bis zur Bewußtlosigkeit und schlief schließlich ein.

Als ich ihn am nächsten Tag beim Unterricht sah, ignorierte er mich. Er ignorierte mich auch in der folgenden Zeit, obwohl ich meine Augen nie von ihm wandte. Er tat so, als würde er mich nicht sehen, wenn wir auf der Treppe aneinander vorbeigingen.

Ich kannte das Problem. Das Problem war mein Körper.

Kein Wunder, daß er sich ekelte.

Wenn Sie sich wie ein Schwein benehmen, dann werden Sie auch zu einem.

Es war Zeit, das sah ich, die Sache in die Hand zu nehmen.

Ich beschloß, mich auf zwei Scheiben Brot täglich zu beschränken, eine morgens, eine abends, plus einen grünen Apfel jeden zweiten Mittag (obwohl ich an manchen Tagen auch darauf noch verzichtete). Ich verlängerte mein abendliches Schwimmpensum von fünfundvierzig Minuten auf eine Stunde und schloß weitere fünfzehn Minuten mit Bauchmuskelübungen an. Aber egal, was ich tat, mein Bauch sah in meinen Augen noch immer riesig aus, weich und voll, überreif. All meinen besessenen Klappmesserübungen zum Trotz wurde mir nach dem Schwimmen nie warm, und meine Haut blieb faltig, violett und pergamentfarben. Flaum bedeckte meinen ganzen Körper, aber ich rasierte ihn ab.

In meinem Inneren tat sich eine eisige Ödnis auf. Manchmal

wurde mir bewußt, daß ich auf etwas starrte – ein Astloch in der Tischplatte, die Schlußzeile eines geöffneten Buches –, ohne sagen zu können, wie lange ich schon so dagesessen hatte, den Kopf auf die Hände gestützt. Nachts, in arktischen Träumen, walzten wilde Pinguine mit blutbefleckten Schnäbeln auf mich zu.

Nach etwa einem Monat rief er mich dann spät abends an (dreiundzwanzig Uhr achtzehn), er hatte etwas unnatürlich Emphatisches, als hätte er getrunken. Er fragte, ob er vorbeikommen könne, und ich sagte ja – panisch, denn sobald ich den Hörer niedergelegt hatte, mußte ich mir die Plastikfolie von den Oberschenkeln und die Gewichte von den Handgelenken reißen, unter die Dusche springen, um das Clearasil aus dem Gesicht und die Vaseline von meinen Füßen (aufgerissene Sohlen) zu entfernen.

Er kam an mit einer Papiertüte im Arm. Es war eine Flasche Scotch. Jeder von uns trank ungefähr fünf Zentimeter ohne Eis, dann gingen wir ins Bett; dieses Mal deponierte er seine Uhr, wie ich bemerkte, sorgfältig mit dem Zifferblatt nach oben auf dem Nachttisch. Nach harter konzentrierter Arbeit erreichte er seine Spasmen, fiel zehn Minuten lang in einen tiefen Schlaf, erwachte mit einem Satz, rollte sich auf die Seite, um auf die Uhr zu sehen, und ging ins Badezimmer, wo er herumspritzte, wahrscheinlich, um jeden Geruch von mir zu tilgen.

So begann unsere zwei Jahre dauernde Affäre.

Im ersten Jahr folgte sie einem unveränderlichen Muster. Einmal in der Woche fuhr er mich am Spätnachmittag von der Uni nach Hause, trank fünf Zentimeter Scotch – er sorgte immer für Nachschub, das muß man ihm lassen –, zog mich ins Bett, sah auf seine Uhr, wusch seinen Schwanz und brach rechtzeitig auf, um zum Abendessen zu Hause zu sein. Er hatte zwei Kinder, acht und elf, und war stolz darauf, ein guter Vater zu sein. Manchmal wiederholte er in meinen Armen meinen Namen – als Gedächtnisstütze, nahm ich an.

Ich war stolz darauf, keine Forderungen zu stellen.

Ich hielt mich einfach zu seiner Verfügung und in Form.

Ich dachte, ich wäre glücklich.

Eines Nachmittags, nachdem die Affäre bereits einige Monate lief, und wir hinterher nebeneinanderlagen, sagte er zu mir: »Ich weiß, daß du nur so tust, weißt du. Aber es macht nichts.«

Tat ich nur so? Ich wußte es nicht einmal.

DIAGNOSTISCHES PROFIL

Sexuelle Vorgeschichte

Sex: Von einem großen, haarigen Menschen gehandhabt werden, der von einer unerklärlichen Raserei erfaßt ist.
Hatten Sie jemals Geschlechtsverkehr? Angeblich.
Wurden Sie je sexuell mißbraucht oder vergewaltigt?
Sexuelle Vorlieben: Keine.

16

Ich erwache müde und zerschlagen nach einem bösen Traum – dunkle, höhlenartige Räume, unstillbares Weinen –, und ich brauche sehr lange, um mich zu erinnern, wo ich bin, um wieder in diesem sterbenden Tier heimisch zu werden. Während ich mich noch darum bemühe, in meine Haut zurückzufinden, platzt sie trällernd mit einem Tablett herein.

»Pfannkuchen!« ruft sie. »Apfelpfannkuchen!«

Dreihundertzwanzig Kalorien.

Eine tiefe Erschöpfung schwemmt mich von neuem aus meiner Hülle hinaus. Jeden Tag die gleiche Geschichte, die gleiche nutzlose Wiederholung: das Skelett füttern, es zum Leben zwingen, am Laufen halten, bis es eines Tages einfach stillsteht.

Ich fühle mich zu schwer, zu verschwommen, um etwas zu tun, so drehe ich mich einfach um und rolle mich ein, falte die Hände unter meinem Kinn.

»Huhuhu, Madame«, sagt sie fröhlich, »es ist Zeit, aufzustehen und dem Morgen ein Lächeln zu schenken.«

So redet sie. Aufstehen und lächeln.

»Jetzt setzen Sie sich erst mal hin und essen Ihre Pfannkuchen, damit ich Sie zum Duschen bringen kann, bevor wir uns um Ihre Haare kümmern.«

»Um was kümmern?«

»Um Ihre Haare, Schätzchen.« (Warum ist sie so aufgedreht heute morgen?) »Die Friseuse kommt vorbei, sie kann Ihnen auch eine Maniküre machen.«

Diese toten Strähnen: Was hat sie damit vor, will sie sie vom Kissen auflesen und dann damit Wir-kleben-dem-Esel-den-Schwanz-an spielen? Maniküre – mit diesen abgekauten Stümpfen?

»Wovon zum Teufel sprechen Sie?«

»Sie wissen schon, wovon ich spreche. Wir haben uns gestern mit dem Arzt darüber unterhalten.«

Ja, aber ich war nicht dabei. Ich war vielleicht im Zimmer, aber ich war nicht dabei. »Worüber unterhalten?«

»Ach, fangen Sie nicht wieder damit an, Josie.«

»Ich kann nicht«, sage ich.

»Aber sicher können Sie«, sagt sie. »Es wird Ihnen gefallen.«

Sie stellt das Tablett ab, aber ich weigere mich, Sirup – purer Zucker, dreihundertsechzig Kalorien pro hundert Gramm – auf meine Pfannkuchen zu schütten. Wir streiten eine Weile darüber, bis ich am Ende ein paar Tropfen herabregnen lasse und mich dann langsam, mechanisch durch den Haufen arbeite. Ich trinke den ganzen Saft und zwei Tassen Tee; Pfannkuchen machen mich durstig, weil sie soviel Natrium enthalten. Ich werde noch mehr auseinandergehen. Aber was macht mir das noch aus, was spielt es letztlich für eine Rolle, wieviel verfaulendes Fleisch ich mit mir herumschleppe?

Wir gehen zum Wiegen, aber kein Schauder der Vorahnung durchdringt mich, als ich gehorsam mit dem Rücken zum Zeiger hinaufsteige. Ich fühle mich auf eine Weise bleischwer, die keine Zahl wiedergeben könnte. Dann nehme ich eine Dusche und blicke auf meinen vorquellenden Bauch hinab; ja, ich sehe grotesk aus, na und?

»Was für ein reizendes Gesicht«, lügt die Friseuse, während sie das, was von meinen langen, nassen Haaren noch übrig ist, durchkämmt.

»Bitte«, antworte ich und starre auf den Schweinskopf im Spiegel. Sie hält die Haare hoch, zieht sie auf eine Seite, dann auf die andere, bauscht sie auf, neigt abwägend den Kopf, läßt sie wieder fallen.

»Nach was steht uns denn der Sinn?« fragt sie, schon wieder geschäftig mit dem Kamm zugange.

»Das tut weh«, sage ich.

»Tschuldigung.« Ein langer, leerer Augenblick.

»Uns steht eigentlich der Sinn nach gar nichts«, sage ich. Ihr Blick trifft den der Schwester im Spiegel über meinem Kopf.

»Na schön, wenn Sie keine drastischen Veränderungen wünschen, könnten wir die Länge lassen und das Haar ein bißchen stufig schneiden, damit es mehr Volumen bekommt.«

»Ich will kein Volumen.«

Ihr Kamm gerät ins Stocken, aber das arme Wesen, übertrieben zurechtgemacht und mit einer aufdringlich modischen Frisur, die ihr nicht steht, bleibt hartnäckig; offenbar hat sie einen Kursus (wahrscheinlich einen »Workshop«) über den »Umgang mit schwierigen Patienten« besucht. »Okay«, sagt sie mit einem verbalen Schulterzucken. »Ich kann ja einfach einen Zentimeter unten wegnehmen, um die Spitzen wieder in Ordnung zu bringen, und dann fönen, damit Ihre Frisur ein bißchen mehr Pfiff bekommt.«

Pfiff. Ich sage nichts, sitze nur da, während sie geschäftig schnippelt und hin und wieder innehält, um zur Symmetriekontrolle zwei schlappe Strähnen langzuziehen. Es sieht kein bißchen anders aus, nachdem sie fertig ist, aber dann holt sie einen Fön hervor, wie eine abgesägte Schrotflinte, und setzt ihn auf mich an. Am Ende sehe ich aus, als wäre ich aus einem Windkanal aufgetaucht. Früher hätte ich das raffiniert gefunden; heute kommt es mir so vor, als wäre ein in Auflösung begriffenes Vogelnest auf meinem Kopf gelandet. Mit perverser Genugtuung starre ich auf mein Spiegelbild.

Selbst sie muß zugeben, daß mit meinen Fingernägeln nichts zu machen ist. Sie sind zu kurz zum Feilen, und von der Nagelhaut sind nur noch malträtierte Schorffetzen übrig. Sie läßt mich meine Fingerspitzen in einem halbmondförmigen Gefäß mit einer warmen, seifenhaltigen Flüssigkeit einweichen, tupft sie dann sanft trocken. Das ist meine Maniküre.

»Ein bißchen Make-up?« fragt sie Suzanne, als wäre ich gar nicht da.

»Nein!« sage ich. Ich will so schrecklich wie möglich aussehen.

Sie packt ihren pinkfarbenen Schminkkoffer aus Lederimitat zusammen, schnipst abschließend an meinen Haaren, sagt mir, ich sähe reizend aus, und zieht ab.

»Sie sehen tatsächlich gut aus«, sagt die Schwester. »Sie haben wieder ein bißchen Farbe bekommen.«

Es stimmt. Meine Lippen sind nicht mehr blau. Sie haben das gleiche rissige, bräunliche Malvenrot wie jedermanns Lippen.

Ich wünschte mir, sie wären indigoblau mit aschgrauen Krusten. Ich wünschte, meine Haare wären allesamt ausgefallen. Ich wünschte, ich würde wie ein Ghul aussehen und nicht so absurd.

Heute ist Besuchstag.

Ich erwarte nur Mr. und Mrs., aber sie haben auch Anthony mitgebracht, überraschend groß und erwachsen in einem marineblauen Jackett, das dem meines Vaters gleicht, mit einer zurückgeklatschten Stirnlocke, die ihm rebellisch ins Gesicht fällt. Er steht am Fenster herum, seine Schulterhaltung streitet jede verwandtschaftliche Beziehung zu uns ab. Ständig steckt er die Hände in die Taschen und zieht sie wieder heraus. Wahrscheinlich raucht er, seitdem er auf dem College ist – vielleicht auch schon seit der Vorbereitungsklasse, woher soll ich das wissen. Er könnte alles mögliche sein, dieser gutaussehende Fremde, mein Bruder.

Mr. und Mrs. sitzen in dieser »Besucherhalle« wie in einem Flughafen nebeneinander auf einem Paar mit Kunstleder bezogener Stühle. Die warme Hand der Schwester zwischen meinen Schulterblättern schiebt mich durch die Tür, als ob sie mein Schrumpfen, mein Bedürfnis, schreiend kehrtzumachen und davonzulaufen, spürte. Doch kaum bin ich drin, tätschelt sie noch einmal meinen Arm, nickt den Anwesenden zu und läßt mich alleine.

Hier sind wir nun, Gefangene, die auf den Aufruf ihres Flugs warten.

»Josephine!« sagt meine Mutter und steht schwerfällig auf. »Du siehst so viel besser aus.« Ich weiß, was sie meint: dick.

»Jo, Liebes«, sagt mein Vater, und erhebt sich ebenfalls. Er sieht alt aus. Keiner von ihnen macht Anstalten, mich zu berühren: mein riesiger Bauch hält sie auf Abstand.

»Hi, Josie«, murmelt Anthony achselzuckend.

Wir setzen uns alle hin, mit Ausnahme Anthonys, der weiter am Fenster herumlümmelt und auf den Krankenhausrasen hinabstarrt. Ich sitze ihnen gegenüber, fülle meinen Stuhl aus, quelle über den Rand; ich hänge unheilverkündend über ihnen wie eines dieser drohend in der Luft schwebenden Ballonwesen bei der Thanksgiving-Parade. Mir fällt kein einziges Wort ein, das ich sagen könnte.

»Sieht sie nicht viel besser aus, Michael?« setzt meine Mutter nach.

»Sie sieht großartig aus«, antwortet er, nickt und reißt die Augen auf, um wache Aufrichtigkeit zu signalisieren.

Ich sage nichts, ich sitze nur da, mürrisch, plump in meinem grauen Jogginganzug. Meine Mutter öffnet ihre Handtasche, die sie wie ein Schutzschild auf ihrem Schoß aufgestellt hat, und fängt an, darin herumzuwühlen. »Wir haben dir etwas mitgebracht... Wo ist es denn jetzt bloß?«

Sie präsentiert mir eine kleine, elegante Schachtel, herzförmig, die von einer blutroten Schleife verschlossen wird. Ich mache das Band auf und hebe den Deckel ab, und Reihen dunkler Trüffel werden sichtbar. Ein intensives, üppiges, bitteres Aroma. Ich sehe sie an, als wüßte ich nicht, was das ist.

»Der Arzt hat gesagt...« sagt sie hilflos. »Sie sind handgemacht...«

»Du weißt, daß ich nie Schokolade esse.«

Ihr Gesicht verzieht sich, und sie blickt zu meinem Vater, dessen Hand, autonom nach all den Jahren, hinübergreift und ihren Arm tätschelt.

»Hier, nimm du eine«, sage ich, und sie tut es. Auch mein Vater nimmt eine, vergißt aber, sie zu essen, hält sie zwischen Zeigefinger und Daumen in der Schwebe. Mein Bruder schüttelt den Kopf, als ich mit dem geplünderten Herzen in seine Richtung zeige.

Dieses Gesprächsthema ist offensichtlich erschöpft. Ich stecke einen meiner Finger quer in den Mund, aber er schmeckt nach Seife, also höre ich auf, darauf zu kauen.

»Der Arzt sagt...« beginnt meine Mutter von neuem.

»Wir haben von deinem Arzt gehört...« sagt mein Vater gleichzeitig. Sie halten beide inne.

Er fängt ihren Blick auf und setzt noch einmal an. »Der Arzt hat uns gesagt, es würde nicht mehr allzu lange dauern, bis du hier raus kannst.«

Das ist es also. Ich muß mein Zielgewicht bald erreicht haben.

Immer wieder habe ich darüber nachgedacht, welches Gewicht sie wohl für »normal« halten bei meiner Größe. Wahrscheinlich verwenden sie dieselben »Idealgewichttabellen«, die ich jahrelang zwanghaft studiert habe – und deren absurd aufgeblasene Zahlen ich als Propaganda für Übergewicht durchschaut habe. (Ich frage mich, wer so etwas veröffentlicht? Die Ärzteschaft, um sich mit Patienten zu versorgen?) Selbst in der Spalte »schmaler Körperbau«, in der ich immer nachsehe, obwohl Suzanne mir gesagt hat, ich sollte das sein lassen (hat was mit dem Umfang des Ellbogens zu tun), sind als Minimalgewicht für meine Größe neunundvierzig Kilo angegeben.

Neunundvierzig Kilo! Ist es möglich, daß ich schon so viel wiege? Automatisch greife ich mit beiden Händen nach meinem Bauch. Ich glaube es nicht – heute jedenfalls nicht –, aber an manchen Tagen fühle ich mich, als wären es hundert Kilo. So was gibt es; ich habe keine Möglichkeit, es herauszufinden.

Ich muß hier raus.

»Wird auch verdammte Zeit«, sage ich.

Anthony atmet hörbar aus und dreht sich um, so daß er mit dem Rücken zu uns am Fensterbrett lehnt. Mein Vater fährt fort, er spricht mit solchem Nachdruck, als wende er sich an eine Schwachsinnige.

»Was wir uns fragen, Jo, ist, wohin du dann gehen willst. In der ambulanten Phase. Selbstverständlich wollen wir dir helfen, wo wir nur können...«

»In mein Apartment zurück, wohin sonst?«

Er zögert; gleich setzt er seinen Häschenblick auf. »Also, nein... Das wird nicht gehen. Jane hat uns zu verstehen gegeben...«

»*Was* hat Jane zu verstehen gegeben?« frage ich, obwohl es mir, in einem Schwall kalter Wut, bereits klar geworden ist.

»Jane hat zu verstehen gegeben, daß sie lieber nicht weiter mit dir zusammenwohnen will, daß es sie zu sehr belastet. Soviel ich weiß, hat sie auch schon eine neue Mitbewohnerin aufgetan.« Mit angewinkeltem Gelenk dreht er seine Hand und blickt hilflos auf die nunmehr schmelzende Trüffel.

Wenn ich je darüber nachgedacht hätte, wäre es mir längst klar gewesen. Aber ich habe nicht darüber nachgedacht. Ich glaubte, ich würde für immer hierbleiben, Suzanne würde für immer für mich sorgen.

Sie sitzt ruhig an meinem Bett und wartet, bis mein Weinen nachläßt. Ich erbreche die ganze lärmende, schwarze Leere in mir, würge sie wie durch einen Trichter aufbrüllend hoch. Es tut weh. Ich hatte vergessen, wie sehr.

Ich muß verheerend aussehen.

Nach einer Weile ebbt das Weinen ab, abgesehen von gelegentlichen trockenen Krämpfen. Ich rolle mich auf den Rücken, und sie streicht mir die Haare aus den Augen, fährt mit ihren ruhigen, gleichmäßigen Bewegungen auch dann noch fort, als das feuchte Haargespinst geglättet ist. (Soweit zur Frisur.)

»Josie«, sagt sie.

Ich habe einen Schluckauf.

»Josie, Josie, Josie«, murmelt sie in einem Singsang.

»Ich kann nicht«, sage ich, und in meiner Kehle bläht sich wieder ein Schluchzen auf.

»Ich weiß«, sagt sie.

»Ich kann nicht mit ihnen zusammenleben. Das bringt mich um.«

»Der Doktor hält es auch nicht für ratsam.«

»Ich will alleine leben.«

»Der Doktor… nun, ich glaube nicht, daß das so eine gute Idee ist, oder?«

»Warum nicht?« wimmere ich.

»Muß ich Sie daran erinnern?«

Ich wollte nicht promovieren, weil das die Trennung von dem Mann bedeutet hätte, in dem ich meinen Geliebten sah (einmal pro Woche, fast eine Stunde lang). Er war mein einziger Bezugspunkt, der einzige Grund, wieso es mich an einem Ort mehr hielt als an einem anderen. Aber was hatte ich für eine Wahl?

KARRIEREN FÜR BARBIE

1959: *Mannequin*
1961: *Ballerina*
1961–64: *Stewardess bei American Airlines*
1964: *Krankenpflegerin, ehrenamtlich*
1965: *Redakteurin in einem Modejournal*
1966: *Stewardess bei Pan American*
1973–75: *Flugbegleiterin bei American Airlines*
1973: *Ärztin*
1976: *Olympische Athletin*
1978: *Aerobic-Lehrerin*
1979: *Nachrichtenreporterin*
1980: *Modeschöpferin*
1981: *Firmenmanagerin*
1982: *Parfumdesignerin*
1983: *Tierschützerin, ehrenamtlich*

Tierschützerin? Was würde Barbie dann anhaben?

Mach dir keine Sorgen, sagte er, wenn du weggehst, könnte ich ein Forschungsstipendium bekommen und den Sommer bei dir verbringen. So nahm ich, kataleptisch auf dem Fließband, ein Stipendium an einem Ort an, den ich nie zuvor gesehen hatte, nichts als ein Name auf der Landkarte.

Betriebswirtschaft, warum nicht.

Ich begab mich auf eine eintägige Erkundungsreise und nahm das erste Apartment, das ich sah, ein »Studio« in einer Zementschuhschachtel in der Nähe des Campus. Es war mit einem königsblauen Teppichboden ausgelegt, hatte keine Fenster (ausgenommen eines, das beim Anstreichen zugekleistert worden war und einen verschlossenen Luftschacht zeigte) und keine Küche, nur einen hüfthohen Kühlschrank mit einer Wärmeplatte obendrauf. Deshalb nahm ich es.

Wir sagten uns in meinem hallenden Zimmer Lebewohl. Alles außer der Matratze war eingepackt, und wir benutzten sie ein letztes Mal, bei dem sich ihre blanken Knöpfe in meine Knochen bohrten.

»Ich bin traurig«, sagte er danach, es klang überrascht.

Während ich durch das Land fuhr, schimmerte der Raum und sog mich auf. Die Augen auf den Horizont gerichtet, bei voll aufgedrehtem Radio – warum verschwand der Sender immer wieder –, konzentrierte ich mich und dachte an nichts. (Zuerst, ja, zuerst war da noch Schmerz, aber dann kaufte ich ein Luftkissen, um meinen Ischiasnerv vor dem Sitz zu schützen.) Ein schmieriger Regenbogen wies mir den Weg; ich trank Tab, um wach zu bleiben, und aß eine Orange, wenn ich mich entkräftet fühlte.

Neun Tage später, eine wie in einem Dämmerzustand verbrachte Zeitlücke, kam ich an.

Auch andere Leute zogen an diesem Tag in meinen Wohnblock ein und besetzten drei Parkplätze vor der Eingangstür. Während ich mein Auto in eine halblegale Lücke zwängte, spuckte ein hellgelber Lieferwagen einen Mann und eine Frau aus, die schief und krumm eine Couch trugen und lachten, wie Leute lachen, wenn sie gemeinsam versuchen, etwas zu Schweres hochzuheben. Eine einzelne Person lacht nicht, sie knurrt und beißt die Zähne zusammen.

Nachdem ich alles in den zweiten Stock geschleppt hatte (insgesamt achtzehn Fuhren, bei einem minimalen Verbrauch von fünfundzwanzig Kalorien pro Fuhre), packte ich die Waage aus und stellte mich drauf. Ich hatte soviel abgenommen, drei Kilo, daß ich einen Augenblick lang erschrak – nur ein Aufflackern, bevor Jubel mich ergriff, gefolgt von der Entschlossenheit, das Gewicht zu halten. Ich würde nichts zu essen einkaufen, beschloß ich, ich würde nie Essen im Haus haben: wenn ich also etwas wollte, müßte ich ausgehen und es besorgen, was mir jede Menge Zeit zum Nachdenken geben würde. Ich legte in dem kleinen Kühlschrank einen Vorrat von Tab und Mineralwasser an, plus einer in Scheiben geschnittenen Zitrone. (Eine Vorsichtsmaßnahme: Einmal passierte es mir, daß ich eine ganze Limone in den Mund stopfte, und konnte dann in Zeitlupe verfolgen, wie meine Speiseröhre sich verkrampfte.)

Ich fürchtete so sehr, ich könnte das verlorene Gewicht wieder ansetzen, daß ich zum ersten Mal zu Abmagerungspillen griff (Pheno-irgendwas, Propan, glaube ich), wobei ich mich ein paar

Tage an die vorgeschriebene Dosis hielt, sie dann aber bald auf zwei und schließlich vier Pillen täglich erhöhte. Sie hielten mich in einem Zustand ständiger Unruhe, so daß ich keine Sekunde stillsitzen konnte. Die Haut auf meinem Schädel zog sich zusammen und kribbelte, als ob sie durch ihr Frieren geschrumpft wäre; ein elektrischer Schauer rann durch meine Gliedmaßen, während sich etwas Wurmartiges durch mein Zwerchfell bohrte. Essen kam nicht mehr in Frage, denn ich war ein Hologramm geworden, irreal und radioaktiv und leer im Kern.

Es war wundervoll. Warum nur hatte ich nie zuvor daran gedacht, anstatt mich so lange auf den fehlbaren menschlichen Willen zu verlassen?

Die Stadt, in der ich jetzt lebte, war merkwürdig – windig und weitläufig und blau –, daher verbrachte ich den größten Teil meiner Zeit in meinem Zimmer. Es roch nach Schimmel, überlagert von Scheuerpulver und dem alten Staub des Teppichs, der tief im Flor saß. Nach einer Weile bekam ich keine Luft mehr, also verließ ich das Apartment und wanderte durch die Straßen. Die Leute starrten mich seltsam an, neidisch auf meine feingliedrigen, nackten Knochen.

Ich ignorierte sie, diese Phantome, es fiel mir immer schwerer, in ihren Worten oder Taten einen Sinn auszumachen. Im Lebensmittelladen beispielsweise wartete ich eines Abends mit einem Sechserpack Tab hinter einer Frau, die Lebensmittel für ein ganzes Jahr einzukaufen schien, als der Mann an der Kasse, der soeben die letzten Sachen in eine Tüte schmiß, verkündete: »*Chilly*. Kalt.«

Das war es nicht im geringsten – es war Mittsommer –, und augenscheinlich fand auch sie das nicht, denn sie antwortete nicht. Aber fast eine Minute später, während sie ihr Bargeld zählte, erwiderte sie: »Enchiladas.«

»Was?« fragte er hochschreckend (er hatte Schorf von seiner Hand gezupft).

»Ich dachte, Sie hätten ›Chili‹ gesagt, ›Chili con Carne‹«, sagte die Frau über die Schulter hinweg. »Ich sagte: ›Enchiladas‹.«

»Oh!« sagte er, und eine vage Erleuchtung dämmerte auf seinem pickligen Gesicht.

Hin und wieder forderten mich Kommilitonen, die sich nach den Vorlesungen irgendwo trafen, zum Mitkommen auf (natürlich aus Mitleid), aber wie hätte ich mit ihnen zum Essen oder auf ein Bier gehen können? Selbst im Kino war ich nicht sicher, also mußte ich ablehnen. (Die Margaritas, eine widerwärtige, salzige Erinnerung, waren mein einziger Ausrutscher.) Sollten sie nur ihre Zeit mit Reden und Essen und alkoholisiertem Unfug vergeuden; ich blieb lieber zu Hause. Meine Bauchmuskeln mußten trainiert werden.

Mein Nachbar von gegenüber sah mich an, als hätte ich etwas getan, was ihn beleidigt hatte, obwohl ich nie herausfand, was das sein könnte, und die attraktive Frau von unten war eindeutig ein Callgirl. Ich überraschte sie öfter mitten am Tag im Bademantel, wenn sie ihre Post holte; sie sagte, sie sei Barfrau und arbeite nachts. Über mir wohnte eine Tuntenkönigin – zumindest hörte es sich so an bei all dem Gekicher und Getapse –, und im Erdgeschoß eine plumpe Lesbierin, die mich lüstern anstarrte. Nachts hörte ich, wie mein Name durch die Wände geflüstert wurde.

»Ich weiß nicht, worauf Sie hinauswollen«, sage ich, obwohl ich es durchaus weiß.

»Ich lebe gern allein. Das ist die beste Lebensform für mich.«

»Sie meinen, es ist die beste Lebensform für Sie, wenn Sie dieses pathologische Muster aufrechterhalten wollen.«

»*Dieses pathologische Muster aufrechterhalten!* Ich bitte um Entschuuuuldigung!«

Sie kichert und zieht mich sanft an einer Haarsträhne. »Es scheint Ihnen schon besser zu gehen, Miss Sarkastisch.«

»*Ms.* Sarkastisch, wenn es Ihnen nichts ausmacht.«

Doch eine Unterströmung von Angst zieht mich zum Thema zurück. »Ich bin viel glücklicher, wenn ich allein lebe, wirklich.«

In China würde nur jemand, der alleine und in bitterster Armut lebt, ein einsames Mahl einnehmen.

»Nur eine Person?« sagte das Mädchen an der Tür, als hätte sie in diesem Café noch nie einem einzelnen Gast einen Platz zugewiesen.

»Warten Sie noch auf jemanden, oder soll ich Ihre Bestellung schon aufnehmen?« fragte die Bedienung, während sie die Krümel meines Vorgängers in ihre Hand fegte. Offenbar hatte er mit Hingabe eine gebutterte Brioche verzehrt.

»Nur einen Eistee«, murmelte ich, zögerte dann. »Machen Sie ihn selbst, oder verwenden Sie Instantpulver?« (ein Fertigprodukt könnte Zucker enthalten).

»Aber nein«, entgeistert, »wir machen ihn selbst.«

Alle Gäste im Café starrten mich an, als ich mich über meine Zeitung beugte und auf meinen Tee wartete. Sie flüsterten und zeigten mit dem Finger auf mich, grübelten, was ich wohl bestellt hatte; nur zu gerne hätten sie gesehen, ich weiß es, wie ich *gâteau Saint-Honoré* in mich hineinschlang. Ich fühlte mich plötzlich nackt, wie von Röntgenstrahlen durchbohrt, in dem Hemdchen, das die feingliedrige Architektur meines Halses und meiner Arme entblößte, und trotz der Hitze zog ich ein Sweatshirt drüber. Doch nach ein paar Minuten zog ich es wieder aus. Alle mal hersehen: nichts als blanke Knochen.

Eine lärmende Fünfergruppe kam herein und scharte sich um den Tisch nebenan. Nach ein oder zwei Minuten näherte sich einer der Männer, und ich erstarrte: Was würde er zu mir sagen, dieser Fremde? Aber er zeigte nur auf den Stuhl mir gegenüber (noch leerer als meiner) und fragte: »Sitzt da jemand?« – als ob ich einen unsichtbaren Freund haben könnte.

Ich sah hoffnungsvoll hinüber. Als ich keine Antwort gab, trug er ihn weg.

Ich brachte es nicht fertig, meinen Tee auszutrinken, nachdem mich nun nicht einmal mehr ein Stuhlrücken von der Welt trennte; meine Kehle schloß sich, und ich legte ein paar Dollar auf den Tisch, damit ich nicht um die Rechnung bitten mußte, und floh. Auf der anderen Straßenseite lud kühle, anonyme Dunkelheit mich ein. An diesem Sonntag im Spätsommer waren nur drei Leute in der Filmmatinee: ich und ein grabesdüsteres Pärchen, das während *Süßer Fratz* in Schichten döste. Desorientiert trat ich danach wieder ins Licht, demoralisiert durch Audrey Hepburns Hüftknochen (ich fingerte ständig an meinen herum), überließ mich der Trägheit und nahm den Bus nach Hause.

Er füllte sich bald, und ich ertappte mich dabei, wie ich, ohne es zu beabsichtigen, ein junges Pärchen anstarrte, das offensichtlich soeben aus dem Bett gestiegen war und noch eine starke, bezwingende Sinnlichkeit ausstrahlte. Sie lehnte an einer Stange, und er schmiegte sich an sie, vergrub seinen Mund in ihren Haaren. Ihre Hände lagen auf seinem Rücken, unter dem T-Shirt, aber er hatte nicht diesen dümmlichen, gejagten Blick, den Männer aufsetzen, wenn sie von ihren Frauen zu einer öffentlichen Demonstration ihrer Zuneigung gedrängt werden. Er sah aus, als hätte er wirklich Lust, sie zu berühren, sie im Bus sanft an sich zu drücken.

Ich musterte sie, ihren breiten, runden Bauch, ihre plumpen Arme, die Speckschicht an Hals und Kinn. Wie konnte er sie nur begehren? Warum fand er diese schlampigen Fettpolster nicht ebenso abstoßend wie ich? Und wie konnte sie einen Mann an sich heranlassen – ohne sich etwas daraus zu machen (ich versuchte mir das vorzustellen), daß sie dieses schwabblige Fleisch seinen Blicken darbot?

Unter der Zeitung auf meinem Schoß tastete ich wieder nach meinen Hüftknochen. Sie beruhigten mich, aber nicht genug. Während ich das Paar beobachtete, fühlte ich, wie unter meinem Brustkorb eine Art Welle anschwoll, auf dem Grund meiner Kehle anbrandete, sich aufstaute. Ich muß einen Moment lang einen Blackout gehabt haben, denn ich verpaßte beinahe meine Haltestelle und mußte im letzten Augenblick seitlich aus der sich schließenden Tür klettern.

»Passen Sie auf, wo Sie hintreten, junge Frau«, sagte der Busfahrer.

Warum wollte jeder mir immerzu erzählen, was ich zu tun hatte?

»Die Frage«, sagt sie, »ist nicht, wie man geheilt wird, sondern wie man leben will.«

»Hä?« erwidere ich. Ich habe keine Ahnung, wovon sie spricht; es hört sich an wie ein Zitat. »Kommen Sie mir jetzt bloß nicht existentialistisch daher.«

Ist das die Frage? Ich dachte, die Frage wäre, *ob* man leben will, nicht wie.

Ich kann nicht mit meiner Familie zusammenleben. (Nuklearer Winter.)

Andere Menschen können nicht mit mir zusammenleben.

Ich kann nicht (das gebe ich zu, aber nicht ihr gegenüber) alleine leben. Ich mache mich selbst krank.

Das Problem scheint unlösbar.

Unser Gespräch ist zu Ende, und sie geht hinaus in die Nacht, nimmt ihr Leben in der Welt mit anderen Menschen wieder auf. Ich bleibe allein hier zurück, in diesem fluoreszierenden Würfel, ein Organismus, der einzig und allein zu essen und auszuscheiden versteht, eine tote Kreatur, gefangen in einer sterbenden. Jetzt wünsche ich mir, ich hätte in die Schläuche eingewilligt, dann wäre ich mit etwas verbunden, würde mit etwas anderem als meiner eigenen Leere gefüllt.

Ich weiß nicht, was ich als nächstes tun soll. Ich inspiziere meine Handgelenke, streichle mein Schlüsselbein, taste die Spitzen meines Hüftknochens ab (stumpf jetzt, undeutlich unter dem Fett). Was war es, was ich von meinem Skelett zu erfahren hoffte? Anscheinend begreife ich es nicht mehr.

Irgendwie hatte ich geglaubt, mehr aus mir machen zu können, indem ich weniger aus mir machte. Irgendwie hatte ich geglaubt, ich könnte jemand werden. Irgendwie...

Ich – *I*: das dünnste Wort in der englischen Sprache, das zarteste.

I

Ich kann hier nicht mehr länger sitzenbleiben.

Aber mir fällt nicht ein, was ich sonst tun könnte.

Zeit verstreicht, viel Zeit, dann gehe ich, einer Eingebung folgend, zum Fenster und sehe durch das Drahtgeflecht hinaus. Ein verschwommener Mond blickt mir entgegen.

17

Ich hätte merken müssen, daß etwas nicht stimmte, als er mich am Flughafen nicht wiedererkannte – nach nur neun Monaten, als ob in dieser Zeit ein anderes Ich um die dünne Stimme am Telefon ausgeschlüpft wäre. Später log er und sagte, es sei nur gewesen, weil ich so mager geworden wäre. Aber ich erkannte ihn sofort und kalibrierte im selben Augenblick mein inneres Objekt neu, nahm eine kleinere Blende, um sie dieser trüben Version seiner selbst anzupassen, die die Wirklichkeit mir präsentierte. Nach einiger Zeit gewann er wieder mehr Ähnlichkeit mit sich selbst.

Ich fuhr ihn in ängstlicher Unruhe vom Flughafen zurück – auf dem dunklen, schwindelerregenden Highway schien es jedes Auto auf mich abgesehen zu haben –, zeigte kurz, nachdem wir sie passiert hatten, auf sehenswerte Orte. Er starrte düster aus dem Fenster. Dann verfuhr ich mich auf dem Weg zu dem Apartment, das er für den Sommer gemietet hatte, obwohl ich zu Hause noch den Stadtplan studiert hatte (als ob ich auch nur einmal imstande wäre, mir Wege einzuprägen, oder Zahlen, oder räumliche Beziehungen). Als wir endlich vor dem richtigen Gebäude anhielten, hatte er sich wie eine Eule in seinen Sitz geduckt.

Die Wohnung war eine Katastrophe, sie war in einem Zustand chronischen Drecks und akuter Unordnung. Die Vormieter, ein Doktorandenpärchen, das nach Südamerika abgereist war – in größter Eile nach Lage der Dinge –, hatten ihr Massageöl und ihr Marihuana neben der nackten Matratze zurückgelassen, und in der Küche ein Spülbecken voll schmutzigen Geschirrs, ein halb aufgegessenes Schinkensandwich und ein entomologisches Kochbuch, das bei einem Rezept für Ameisen in Schokoladentunke aufgeschlagen war. Wir sahen uns in kraftloser Bestürzung um.

Nachdem er seine Taschen im Schlafzimmer und seine Aktentasche auf dem Schreibtisch abgestellt hatte, fing er an, mechanisch herumliegende Sachen einzusammeln.

Ich hatte mir vorgestellt, daß er mich, sobald die Tür sich hinter uns schloß, leidenschaftlich an die Wand pressen und wie ein Verhungernder küssen würde, bis meine Knie nachgaben und nur der Druck seines Mundes und seiner Hände mich davor bewahrten, zu Boden zu gleiten. Statt dessen öffnete er den Kühlschrank und verkündete: »Na immerhin, wenigstens haben sie ein paar Eier dagelassen. Und ...«, er schnüffelte zweifelnd daran, »etwas Käse. Wie wäre es, wenn ich uns ein Omelett machen würde?«

Ich hatte drei Tage lang nichts gegessen. Nachdem ich vier Gabeln voll hinuntergezwungen hatte, erbrach ich mich – diskret – in dem winzigen Badezimmer. Einmal wenigstens war ich für seine übliche Unaufmerksamkeit dankbar.

Später liebten wir uns dann doch noch, wenn das das richtige Wort dafür ist, daß ich steif und kläglich dalag, während er sich auf mir abarbeitete, schwitzend und hechelnd, und seine Erektion in sich zusammenfiel. Er murmelte etwas von Jetlag und fiel in ein pfeifendes Koma, während ich noch lange, nachdem mein Arm unter ihm eingeschlafen war, mit weitgeöffneten Augen dalag.

So begann der Sommer unserer Liebe.

Sie hat mich gebeten, es ihr zu erklären – sie sitzt bei mir am Fenster, stützt ihre Beine auf einen zweiten Stuhl und benutzt ihren Schoß als Schreibpult, während sie auf kanariengelben und goldrutenfarbenen und anderen Formularen mit all den Phantasiefarbbezeichnungen herumkritzelt, mit denen die Schreibwarenhändler die öde Notwendigkeit dreifacher Durchschläge zu kaschieren pflegen –, aber ich kann nicht. Ebensogut könnte sie eine Schlafwandlerin nach ihrem Weg fragen, den Schatten nach dem Verlauf des Tages.

In Nebel eingehüllt, hatte ich keine andere Wahl. Ich fragte mich nie, warum er da war, warum ich da war, ob irgendeine Veränderung möglich wäre. Er war da, wie ein Fäulnisherd; ich mußte mit der Fäulnis leben, bis er ging.

Wir schliefen jede Nacht zusammen, oder vielmehr er schlief, über mir zusammengebrochen, als wäre er von hinten niedergeschlagen worden, während ich schlaflos dalag, während die ganze Nacht über ein kleines weißes Licht in mir brannte. Morgens rollte er von mir herunter und glitt aus dem Bett, wobei er sich bemühte, die Decke nicht zu bewegen. Beide hielten wir die Fiktion aufrecht, daß ich noch schlief, daß ich jemals schlief, daß ich nach meiner Nachtwache in der Tiefe des Raums keine Wärme benötigte, um ins Leben zurückzufinden. Binnen einer halben Stunde (Rasur, eine Tasse Tee, eine Scheibe Toast und ein vergeblicher Versuch, den Darm zu entleeren) saß er wieder an seinem Schreibtisch und spulte aus seinem gebeugten Kopf die Kurven von Nachfrage und Angebot ab.

Ein paar Stunden später kroch auch ich unter den Decken hervor, jede Bewegung vermeidend, mit der ich seine Aufmerksamkeit auf mich ziehen könnte (ungewaschen und ungeschminkt war ich ein aschgraues, schmieriges Ungeheuer, dessen Anblick niemand ertragen konnte), und schlurfte ins Bad, um meine langen Waschungen zu beginnen. Wieder hoffte ich, er möge so in seine Gedanken versunken sein, daß er glaubte, nur zehn Minuten seien vergangen, während es doch zwei Stunden waren. Dann sammelte ich meine Habseligkeiten zusammen (Brieftasche, Schlüssel, Notizblock, Pillen, Lippenstift, Abführmittel, Bibliotheksausweis), gab ihm ein Küßchen auf den Kopf, das er mit einem Grunzen erwiderte, und machte mich auf den Weg.

Angeblich verbrachte ich den Tag mit Studien in der Bibliothek. Tatsächlich begab ich mich geradewegs zur Cafeteria auf dem Campus, wo ich mir heiße Schokolade und Käsekuchen bestellte, auf die ich jeweils einen Berg Schlagsahne häufte. Wenn ich die ganze Zeitung gelesen hatte, einschließlich der Kleinanzeigen, und nach einer zweiten heißen Schokolade den richtigen Grad an Ekel erreicht hatte, machte ich mich schließlich auf den Weg zur Bibliothek.

Dort wanderte ich betäubt, getrieben von einer unbestimmten Lust, durch die Magazine, auf der Suche nach etwas, ohne zu wissen, wonach. Vielleicht hoffte ich, daß ein Buch buchstäblich aus den Regalen springen und mich retten würde. Anstatt im sicheren Rahmen der Abteilung HB 3717 zu bleiben, zog es mich zur RC 537, und dort verbrachte ich den größten Teil des Tages zusammengequetscht in einer Lesenische in der Nähe jener Regale, in denen ich betäubt und aufs Geratewohl wütete.

So sah mein wissenschaftliches Arbeiten aus. Ich kann nicht behaupten, ich hätte viel gelernt.

Ich verbot mir, das Gebäude zu verlassen, denn wenn ich das täte, würde ich etwas essen (essen: mich mit allem vollstopfen, was mir in die Hände fiel, wenn es nur weich und sahnig war, würgend immer noch mehr in mich hineinzwingen; auf die einzige mir zugängliche Weise das gespenstische Klagegeheul ersticken, das in mir wohnte). Ich konnte nichts essen, weil ich bereits um zehn Uhr morgens das Kalorienpensum des gesamten Tages aufgebraucht hatte – und der folgenden Tage –, aber ich versuchte, nicht daran zu denken: zunächst galt es, die nächste Stunde, die nächste halbe Stunde zu überstehen.

Nie kam mir in den Sinn, daß ich hinausgehen und etwas anderes machen könnte. Nie kam mir in den Sinn, daß ich eine Wahl hatte. Nie kam mir in den Sinn, daß ich verzweifelt war. Seit dem Tag seiner Ankunft hatte ich die Fähigkeit verloren, selbst aktiv zu werden, ja sogar die Fähigkeit, meinen Körper zu trainieren. Alles, was ich noch konnte, war, durch die Buchbestände zu wandern und im Nebel meiner Betäubung zu ersticken.

Verspätet – ich habe an etwas anderes gedacht, daran, wie ich glaube, beim Gehen das Aneinanderreiben meiner Schenkel zu spüren, obwohl ich nicht sicher bin, ob es meine Schenkel oder diese Trainingshosen sind – wird mir bewußt, daß wir nicht unsere übliche Linkskurve zur Physiotherapie genommen haben.

»Wohin gehen wir denn?« frage ich, und unbeabsichtigt pfeife ich die Wörter heraus wie ein Wasserkessel. Meine Stimme klingt schrill, als ob ich in Alarmbereitschaft wäre.

»Das werden Sie gleich sehen«, sagt sie mit dieser aufgesetzten Fröhlichkeit, die Unangenehmes verspricht. »Wir treten jetzt in eine neue Phase der Therapie.«

Ich packe eine Handvoll Haare über meiner linken Schläfe und fange an, mit den Fingern hindurchzufahren. »Warum haben Sie mir nichts davon gesagt?« jammere ich. »Warum haben Sie mir nicht gesagt, daß wir etwas Neues machen?«

»Es ist nichts Besonderes, Josephine, Sie werden sehen.«

»Schon, aber warum haben Sie mir nichts gesagt?«

Der Raum, in den sie mich führt, sieht aus wie ein kleines Klassenzimmer. Bis auf einen sind alle Stühle an der Wand aufgestapelt; der einsame Überlebende steht in der Mitte des Zimmers, gegenüber einer Tafel und einer Videokamera. An die Rückwand sind riesige, sich überlappende Bögen von Zeichenpapier in Kindergartenqualität gepinnt, die die gesamte Fläche bedecken.

Wie ein Hund an der Leine bocke ich an der Tür.

»Nein«, sage ich.

»Nein was?« sagt sie. »Sie wissen nicht einmal, was wir vorhaben. Es wird Ihnen Spaß machen.«

»Nein«, sage ich.

Ich hätte wissen müssen, daß ich ihr nicht trauen kann. (Andere Menschen: Körper, die man nicht kontrollieren kann.)

»Was ist das für ein idiotisches Spielchen?«

»Das ist kein Spielchen, Josie. Es geht um die Wahrnehmung des Körperschemas. Der Doktor müßte in einer Minute hier sein, um es Ihnen zu erklären.«

»Körper-was-Scheiße? Bringen Sie mich hier raus.«

Aber es ist zu spät: Dr. Frosch tritt ein, gehetzt und geschäftig wie immer, mit ein paar fächerartig unter den Arm geklemmten Akten, die Augen schielen über die Tränensäcke hinweg entschuldigend zur Schwester hinüber.

»Josephine!« sagt er. »Nett, Sie zu sehen.«

Ich sage nichts.

»Gut sehen Sie aus«, fährt er fort. »Ich nehme an, daß die Schwester Ihnen unser heutiges Vorhaben erklärt hat.«

»Nein, hat sie nicht«, sage ich, »und ich werde auch nicht mitmachen, egal, was es ist.«

Er beginnt, seine Hände zu öffnen, die Handflächen in einer protestierenden Geste vorzustrecken, vergißt jedoch die Akten unter seinem Arm, die zu Boden fallen und dabei in hohem Bogen Kurven und Tabellen und Formulare ausspucken. Mein Nachname steht auf den meisten von ihnen, unter PATIENT.

Aber das will ich nicht mehr sein: Meine Geduld ist, wie es scheint, erschöpft. Ich bin hier in diesem Raum, der Raum ist real, und alle Dinge drängen mir ihre Gegenwart auf: der aufgetürmte Stapel Plastikstühle, die schief befestigten, breiigen Papierbahnen an der Wand, die blinde Kamera, die auf ihren drei dünnen Beinen aufmerksam den Kopf neigt, der abgetretene Boden, auf dem die Schwester kniet und Formulare einsammelt.

Was habe ich hier verloren?

Nach wenigen Wochen fürchtete ich, ich würde, wenn ich noch einen weiteren Abend auf der zusammengebrochenen Couch zubringen und ihn beim Lesen beobachten müßte, in die Küche gehen, den schweren Marmorstößel holen (was dieses Doktorandenpärchen damit zerstoßen hat, weiß ich nicht) und seinen Kopf in ekstatischer Raserei zu Brei schlagen. Ich hatte mir das viele Male vorgestellt: Sein abwesender Blick, der mich endlich wahrnahm, als ich mich ihm, den Stößel zum Warmwerden wie ein Pendel schwingend, mit ruhigem und konzentriertem Gesichtsausdruck näherte, die kärglichen Überreste seiner Haare packte und, seine schwache Verwirrung spöttisch übergehend, mit all meiner Kraft auf seinen Schädel einschlug, vor und zurück, links und rechts, wieder und wieder, ächzend vor Lust und Anstrengung, während meinen zusammengebissenen Zähnen hemmungslose Schluchzer entwichen.

Statt dessen sagte ich: »Sollen wir heute abend ins Kino gehen? Wenn du Lust hast...«

»In welchen Film?«

»Tja, worauf hast du denn Lust?«

»Ich weiß nicht so recht... Was läuft denn?«

Bis er das Kinoprogramm studiert und ich ihm, oft zum dritten oder vierten Mal, erzählt hatte, worum es in den jeweiligen Filmen ging, war es immer zu spät für die Abendvorstellung, und der Abend war effektiv gelaufen, denn er brauchte seine acht Stunden Schlaf, um am Morgen frisch und munter aufstehen und seine schlanken, eleganten Gleichungen drechseln zu können.

Auch ich sehnte mich nach der Nacht. Nicht, weil ich schlafen würde, sondern weil ich sie ertragen konnte, und wenn ich sie ertrug, würde sie zu Ende gehen, und wenn sie zu Ende war, bekam ich meine heiße Schokolade mit Schlagsahne. Dieser Schluck am Morgen war das einzige Glück, das ich kannte.

(Aber nur der erste Schluck: beim zweiten stellten sich Angst und Übelkeit und Elend ein, wie ein Nieselregen, der niemals aufhörte.)

»Damit wir uns recht verstehen«, sage ich. »Sie wollen den dramatischen Akt, wie ich die Jalousie herunterziehe, auf Video aufnehmen?«

Er stößt hörbar den Atem aus, schafft es jedoch, seine Gereiztheit ansonsten zu verbergen. »Wie ich Ihnen bereits erklärt habe, Josephine, möchten wir Sie bitten, bei laufender Kamera eine Reihe von Alltagsbewegungen durchzuführen – zum Fenster gehen, sich hinsetzen, umdrehen und ähnliches –, und anschließend werden wir drei das Band anschauen und darüber sprechen.«

»Was, wollen Sie meine Darstellung benoten«, frage ich, »sich vergewissern, ob sie Oskar-Ansprüchen genügt?«

Sie tauschen einen Blick aus, und ich stelle mir die nächste Eintragung in einer dieser Akten vor, die nunmehr eingesammelt und in Reih und Glied aufgestellt sind: »Patientin ist feindselig und unkooperativ, widersetzt sich Körperschemabehandlung; schlage medikamentöse Behandlung vor.«

»Josie«, meldet die Schwester sich in diesem schmeichlerischen Tonfall zu Wort, dem ich zunehmend mißtraue, »keiner von uns sieht sich selbst so, wie er ist. Wir könnten alle ein wenig Unterstützung gebrauchen, um uns objektiv wahrzunehmen.«

»Schön«, sage ich, »nehmen Sie sich doch selbst auf. Außerdem«, füge ich hinzu, als es mir einfällt, »wäre es nicht objektiv. Ich würde mich mit jeder Schauspielerin vergleichen, die ich je im Fernsehen gesehen habe.«

Und an diesem Punkt – das sage ich nicht – verabschiede ich mich. An diesem Bild stimmt etwas nicht – damit meine ich nicht das Bild, das die Kamera mit ihrem vorgestreckten Hals einfangen soll, nicht einmal meinen Umriß, den ich mit Kreide an die

Wand malen soll. Etwas stimmt nicht an dem Bild einer fünfundzwanzigjährigen Frau, die ihren Körper Fremden überlassen hat.

Anweisungen an den Patienten:

Bitte führen Sie die folgenden Bewegungen langsam und bedächtig, aber auf natürliche und ungezwungene Weise durch. Die Kamera wird in jeder Position Ganzkörper- und Nahaufnahmen machen und sich dabei auf problematische Körperzonen konzentrieren (Hüften, Gesäß, Bauch, Gesicht etc.)

- *Gehen Sie zum Fenster, wenden Sie der Kamera den Rücken zu, strecken Sie sich, und ziehen Sie die Jalousie herunter. (Sollte kein Fenster oder keine Jalousie vorhanden sein, imitieren Sie diese Bewegung bitte.)*
- *Drehen Sie sich um, gehen Sie zum Stuhl und setzen Sie sich hin. Schlagen Sie die Beine übereinander und lächeln Sie.*
- *Drehen Sie sich auf dem Stuhl zur Seite, so daß Sie der Kamera das linke Profil zuwenden. Machen Sie das gleiche dann rechts.*
- *Setzen Sie sich wieder mit dem Gesicht zur Kamera, stehen Sie auf und durchqueren Sie das Zimmer. Machen Sie eine volle Drehung und heben Sie dabei Ihre Arme in einem Fünfundvierzig-Grad-Winkel.*
- *Bücken Sie sich, als wollten Sie etwas vom Boden aufheben. Richten Sie sich wieder auf.*
- *Gehen Sie zur Tür, als wollten Sie sie öffnen (tun Sie es aber nicht). Sehen Sie über die Schulter zurück und winken Sie.*

Ich brauche keine Videokamera. Ich brauche keine Malkreide, um die Grenzen meines Ichs zu bestimmen. Ich brauche nicht einmal einen Spiegel. Ich weiß, was ich bin: ein fünfundzwanzig Jahre alter weiblicher Körper, an Schlüsselbein und Waden noch ausgezehrt, die Unterschenkel mager, ansonsten jedoch überall ummantelt von einer Schicht weichen Babyspecks (im Nacken, an der Unterseite des Kinns, an den Oberarmen, den Fingergelenken), und mit einer breiten, häßlichen, reifenähnlichen Fettablagerung um die Mitte. Meine Haut ist trocken, marmoriert und voller Pickel; meine Haare sind dünn und spärlich. Ich sehe nicht schön aus. Ich würde nicht gut aussehen in einem Bikini. Aber ich werde bald hier rauskommen.

Mitte August reiste er ab. Während ich zusah, wie er die Aktentasche unter den Arm klemmte und mit angstvoll eingezogenem Kopf durch das Boarding Gate hastete – fürchtete er, das Flugzeug könnte sich auflösen, bevor er aus dem Tunnel herauskam? –, konnte ich nur einen einzigen Gedanken fassen: Jetzt kann ich nach Hause gehen und essen, was ich will, denn es gibt niemanden mehr, der mich dabei sehen könnte.

Das tat ich dann, tagelang – vielleicht waren es Wochen. Ich weiß es nicht mehr genau.

Ich verließ das Haus nur noch, um mit dem Auto meine Einkaufsrunden zu drehen. Manchmal hatte ich alle Einkäufe aufgegessen, bevor ich wieder zu Hause anlangte, und mußte weiterfahren, und mit der Zeit war es, als bewegte ich mich in einer Endlosschleife. Das Geld wurde knapp: Der Scheck mit meiner nächsten Stipendiumsrate war erst zu Beginn des Unterrichts in einem Monat fällig, aber ich machte weiter, und die Besorgnis über jeden dahinschwindenden Dollar würzte noch die Mischung aus Angst und Lust, mit der ich fuhr und ausgab und konsumierte und fuhr und ausgab und konsumierte.

Ich trug jeden Tag dieselben Kleider (Jogginghosen mit Gummizug in der Taille und ein übergroßes Männer-T-Shirt), weil mir nichts anderes mehr paßte. Ich wusch meine Haare nicht mehr, kämmte sie nicht einmal, weil ich meinen Anblick im Spiegel nicht ertragen konnte. Ich hörte auf, mich zu duschen, weil ich es nicht über mich brachte, mein Fleisch zu entblößen. Solange ich mich nie mit meinem Anblick konfrontierte, mußte ich dieses Wesen auch nicht wiedererkennen, das vor sich hinnagte, eingesponnen wie eine Larve in einem dunklen, undurchdringlichen Traum.

Ich aß, bis ich schlief, und wenn ich dann mit einem erstickten Schrei aus einem vollgesabberten Kissen erwachte, aß ich weiter. Dann schlief ich wieder – um elf Uhr vormittags oder während der Nachmittagshitze –, zusammengekrümmt und schwitzend, um stinkend mit einem Abdruck des rauhen Sofagewebes auf meiner Wange zu erwachen.

Eines Abends klingelte das Telefon, ließ mich aus einem leichten Dahindösen hochschrecken. Ein Babykrokodil hatte an meiner Hand geknabbert, die eingeschlafen war und von tausend Nadelstichen gepeinigt wurde, wie mir beim Versuch, mich von der Couch hochzuhieven, bewußt wurde. Zuerst dachte ich, es sei der Feueralarm, als das schreckliche Getriller aber nicht aufhörte, sah ich, daß es von einem schwarzen Gerät unter ein paar Chipstüten und einer leeren Eispackung auf dem Couchtisch kam.

Das Telefon.

Mein Herz hämmerte so heftig, und es war so lange her, daß ich meine Stimme benutzt hatte, daß mein »Hallo?« wie ein Knarzen herauskam. Stille am anderen Ende, also versuchte ich es erneut, und dieses Mal gelang mir ein Krächzen.

Eine zögernde Stimme am anderen Ende, die sich schnell wieder faßte, fragte, ob ich an einem Abonnement der Tageszeitung bei einem speziellen Einführungstarif für die ersten dreizehn Wochen interessiert wäre.

Ich sah mir das kleine, stickige Zimmer an, den Teppichboden, der übersät war mit zerrissenem Zellophanpapier und Kekspackungen und Pizzaschachteln und Limodosen und Joghurtbechern und der Silberfolie von Hershey-Schokolade, mit aufgeschlagenen und zertrampelten Zeitschriften neben der Couch, mit den Wochen alten Zeitungen, die zentimeterhoch alles bedeckten, und stellte mir vor, wie die Nachrichten des Tages säuberlich gebündelt jeden Morgen vor meiner Tür eintrafen. Ich mußte lachen.

»Hallo?« fragte die Stimme.

Ich lachte wieder. »Aber warum dreizehn?« brachte ich keuchend hervor. »Wissen Sie nicht, daß das eine Unglückszahl ist?« In dem darauf folgenden Schweigen kam mir in den Sinn, daß jeder, der diese krampfartigen Zuckungen hörte, sie für Schluchzer halten würde.

»Ich ziehe keine ›Show‹ ab«, sage ich zu ihr. »Ich werde das einfach nicht mitmachen, das ist alles.«

»Es gehört zur Therapie, Josie.«

»Was mich anbelangt, ist die Therapie beendet.«

Sie sieht mich an.

»Ich bin geheilt!« sage ich, und wir lachen beide. Ich bin wieder in meinem Zimmer, zur Strafe für meine »Show«, und sie sitzt neben mir, während ich mich meinem Mittagessen widme.

»Sehen Sie«, sage ich und beiße in ein großes Käsesandwich, »njam, njam, njam.«

»Njammm«, sage ich, mampfe knackend und geräuschvoll ein Stück Karotte, »ich kann gar nicht genug von diesem ollen Vitamin A kriegen.«

»Oh, là, là«, sage ich, »was haben wir denn hier? Nachspeise!«

Sie beobachtet meine Vorführung mit mißbilligend geschürzten Lippen, aber belustigten Augen; mit einem kleinen Grunzen und leichtem Kopfschütteln nimmt sie die Zeitung wieder auf – »Epidemiologen konstatieren Anstieg seltener Krebserkrankungen« – und tut so, als würde sie mich ignorieren. Aber ich amüsiere mich köstlich, ich bin großartig in Form, spitze schmatzend die Lippen, meine Augen treten hervor wie die eines Wahnsinnigen in einer Fernsehwerbung. Nach jedem Mundvoll kommt ein »Mhmmmmm-*mhmmmm*!«

Nichtsdestoweniger verschwindet das Mittagessen.

Als ich schließlich bemerkte, daß die Leitung tot war, hängte ich ein und saß einen Moment lang bewegungslos da. Dann wurde mir bewußt, worauf meine glasigen Augen gerichtet waren, und ich machte mich über die Chipstüten her. Ich stopfte mir den Mund voll mit salzigen Krümeln und spülte sie mit etwas dicklich Süßem – nein, es war leicht ranzig – aus der Eispackung hinunter. In einer der plattgetretenen Schachteln fand ich zwei versteinerte Pizzakrusten und biß darauf herum, wobei mir die Anstrengung des Kauens die Tränen in die Augen trieb.

Als sich zwischen meinen Rippen eine zufriedenstellende Übelkeit festsetzte (falls ich noch Rippen hatte; ich hatte sie in letzter Zeit nicht untersucht, hatte sie nicht gezählt, nicht schmerzhaft zwischen den Knochen gebohrt), klemmte ich die Pfoten unter das Kinn und rollte mich wieder ein.

Aber es gelang mir nicht, wegzutauchen.

Das Nachmittagslicht färbte das Innere meiner Augenlider in einem dünnen Blutrot. Meine Muskeln schmerzten, besonders im Kreuz. Ich konnte den klebrigen Schweiß zwischen meinen Zehen spüren. Mein Körper begann zu jucken, überall.

Das Telefon hatte ein Loch in meinen Traum gerissen; er war nun aufgeplatzt, zerfetzt, und ich wußte nicht, wie ich ihn wieder versiegeln konnte.

Es juckte mich.

Ich stank.

Im Zimmer roch es nach Kloake, mit einem Hauch von Verwesung.

Ich beschloß zu duschen.

Anschließend zeichnen Sie ein Bild Ihres eigenen Körpers (in Lebensgröße) auf das dafür bereitgestellte Papier. Der Therapeut wird dann einen anderen Anwesenden bitten, sein Bild von Ihnen daneben zu zeichnen. Zum Abschluß wird der Therapeut Sie mit ausgestreckten Armen an die Wand stellen, während er Ihre tatsächlichen Umrisse mit einer Kreide nachfährt. Diese drei Abbildungen – die des Patienten, die eines Fremden und die des Therapeuten – werden Gegenstand der Analyse sein sowie Material für anschließende Übungen zur Wahrnehmung des Körperschemas liefern.

Ich dachte, ich könnte, wenn ich mich nur genügend anstrengte, duschen, ohne meinen Körper anzusehen. Wenn ich meinen Blick vom Spiegel abwandte, wenn ich nicht nach unten blickte, wenn ich den sperrigen Seifenriegel über mich gleiten ließ, ohne je Fleisch zu berühren, dann konnte ich doch bestimmt noch ein wenig länger unsichtbar bleiben, verschwommen im Raum? Seit Wochen (so ungefähr) hatte mich niemand mehr gesehen; ein Körper, der nicht gesehen wird, existiert nicht.

Aber irgend etwas ging schief. Aus Gewohnheit vielleicht – oder vielleicht aus einer mit Grauen durchsetzten Lust an der

Katastrophe, wie man bei einem Unfall gafft – warf ich einen Blick nach unten und sah durch den Dampf einen riesenhaften Berg, weich und aufgedunsen wie aufgegangener Teig.

Etwas in mir gab nach, und wenn ich nicht in der Dusche gestanden hätte, wäre ich wahrscheinlich zu Boden gestürzt.

Alles ging wieder von vorne los, alles ging wieder von vorne los: der schreckliche Kampf würde nie ein Ende haben. Keine Sekunde lang durfte ich in meiner Wachsamkeit nachlassen; mein dunkles, larvenhaftes Fressen, mein pflichtvergessener Rausch waren ein Luxus gewesen, den ich mir niemals erlauben konnte. Ich würde ganz von vorne anfangen, die Grenzen von neuem ziehen müssen, mein skelettales Ich wieder aus dieser verschwommenen, an den Rändern ausblutenden Masse herausätzen müssen (schlechte Farbe, billige Comics – aber ohne Witz, ohne Pointe, das letzte Bild fehlt, Druckfehler).

Ich stieg aus der Dusche, wickelte mich (starr nach vorne blikkend) in ein Handtuch, kämmte mir die Haare und zog ein sauberes Paar Trainingshosen (aber keine Unterwäsche, weil der Gummizug mich eingeschnürt hätte) und ein übergroßes T-Shirt an (keinen BH, aus demselben Grund). Im Badezimmerschränkchen fand ich einen Streifen mit kleinen roten Pillen, von denen nur drei aus ihrer Packung herausgedrückt waren. Ich spülte die verbliebenen neun mit Leitungswasser hinunter; sie rutschten leicht hinab, aber das Glas entglitt meiner Hand und zersplitterte auf dem Boden.

Ein schrecklicher kleiner Schrei entrang sich meiner Kehle. Das war mehr, weit mehr, als ich ertragen konnte.

Ich ließ die Scherben, wo sie waren, rannte aus dem Bad, tauchte mit dem Gesicht voraus auf die Couch und krümmte mich, riß an den langen, feinen Haaren an meinem Hinterkopf, bis die Wurzeln nachgaben. Ich wimmerte und stöhnte, und dann schmeckte ich Salz und mir wurde klar, daß ich die Haut an meiner Unterlippe aufgebissen hatte. Um den Schaden zu begrenzen, biß ich tief in meinen Handrücken; ein vertrautes kaltes Prickeln kroch über mich, und ich hörte jemand durch die Wand lachen und dann wieder lachen und applaudieren.

Ich stand auf und verbeugte mich, und der Raum war nun sehr

groß. Zwischen den Gegenständen, deren einer ich war, dehnte sich kalter, gekrümmter Raum aus. Ich verstand, daß ich gleichzeitig hier und dort sein konnte, und wunderte mich, warum mir das nie zuvor aufgefallen war. Ich wollte mich selbst im Badezimmerspiegel betrachten, um darüber nachzudenken (und außerdem, um in meinen Haaren nach Insekten zu suchen).

Oh, Glasscherben. Zieh dir was an. Was? – Winterstiefel, zum Schutz.

Es knackte und kratzte unter meinen Füßen, ein Schrammen über die Kacheln, das Empfindungsspasmen durch meinen Solarplexus jagte. Diese Empfindungen lenkten mich ab, und ich fing einen kleinen Tanz an, zuerst stampfend wie ein Weinpresser, dann schlurfend wie Mr. Bojangles, um das Geräusch und sein schreckliches, köstliches Stechen wieder hervorzurufen.

Bald jedoch war das Glas zu fein zermahlen, um noch viel Lärm zu verursachen, und ich verlor das Interesse an dem Tanz. Aber warum war ich ursprünglich hierhergekommen? Ich blickte mich um, aber es fiel mir nicht ein. Die Ameisen waren jetzt wirklich schlimm, in meinen Haaren und auf dem Boden – nein, das war nur zerbrochenes Glas und der Schlamm von meinen Stiefeln. Na schön – in einer Aufwallung von Entschlossenheit –, ich würde saubermachen.

Mit einem Teelöffel natürlich, besser als mit einer Kehrschaufel, wo ich sah, daß ich keine hatte. Es sah so schön aus, wie geschabtes Eis oder Zuckerkristalle. Vielleicht würde es in meinem heißen, nassen Mund schmelzen; vielleicht würde es beim Hinabgleiten Schrammen hinterlassen, meine Kehle aufritzen, so daß ich nie wieder etwas würde schlucken müssen.

Mach weit auf.

Braves Mädchen.

18

Ich bin im Aufenthaltsraum und sehe Julia Child beim Kochen zu (»Oh, Mist!« sagt sie, als sie den Fisch auf den Boden fallen läßt, als ob sie nicht von Millionen von Leuten bei einer intimen, obszönen Tätigkeit beobachtet würde), als Suzanne ihren Kopf hereinsteckt und sagt: »Morgen vormittag?«

»Was?« frage ich, in Gedanken noch bei *saumon en papillote*: Warum sollte jemand einen in einer Papiertüte gebackenen Fisch essen? (Dann fällt es mir wieder ein: eine Seite aus meinem Ringbuch. Nur eine. Ich mußte etwas in meinen Mund stecken.)

»Morgen vormittag«, sagt sie. »Zum Einkaufen.«

Ach ja. Einkaufen gehen. Einkaufs*therapie*.

Beschäftigungstherapie. Physiotherapie. Ernährungstherapie. Körperschematherapie. Froschtherapie. Und nun, bevor der Insasse wieder in die Welt hinaustreten kann, Einkaufstherapie.

Ich dachte, sie scherzte, als sie zum ersten Mal darauf zu sprechen kam (Humortherapie?), aber es sieht nicht danach aus. Vorbereitende Entlassungsmaßnahmen, so nennt der Arzt das. Die Schwester wird mit Ihnen Kleidung einkaufen gehen, die Ihnen paßt.

»Und was wird aus meinen alten Sachen?« – meiner Kollektion »Für die zierliche Dame«, meiner kostbaren Sammlung aus der Kinderabteilung?

»Sie können sie später herbringen, wenn Sie wollen, und wir werden alles durchsehen und zusammenpacken und an die Kleidersammlung für Bedürftige schicken.«

Ich bin die Bedürftige. Ich brauche diese Etiketten, um ein besetztes Gebiet zu definieren: mich selbst. Ich brauche diese Kleidungsstücke, weil sie mich umschließen, meine Grenzen wahren (ja, Herr Doktor, ich weiß, solche Gedanken sollten mir fremd geworden sein. Fetischismus? Ich dachte, das hätte was mit Füßen zu tun).

Einkaufsunterricht: die Idee ist lachhaft, oder sie wäre es, wenn sie mir nicht solche Angst einjagen würde. So ist es recht, bringt mir das Konsumieren bei. Was hat man mich sonst sechzehn lange Jahre lang gelehrt? Was hat meine Mutter mir sonst schon beigebracht: was wußte sie sonst schon? So einfach es damals war zu glauben, man hätte Anspruch auf alles, was man sich wünschte; so schwierig ist es jetzt, sich auch nur den Kauf eines Kamms auszumalen. (Automatisch fasse ich an meinen Kopf und fahre mit den Fingern mehrmals durch die Haare: nur fünf Haare heute. Sie hat mir gesagt, ich solle mit dem Zählen aufhören, aber ich kann nicht.)

Behavior Mod nennt sie das, Verhaltensmodifikation, (*Behavior Mod* und die *Rockers. Behavior Mod* und die *Off-Their-Rockers*). Doch im Laufe der Jahre habe ich gelernt, ein System von Bestrafungen und Belohnungen zu errichten und dadurch mein eigenes Verhalten zu verändern. Zuerst gab es die Regel, daß ich den Wandschrank oder das Schränkchen im Bad einräumen mußte, bevor ich etwas kaufte, und sei es nur eine Tube Zahnpasta; dann folgte die Regel, daß ich etwas wegwerfen mußte, bevor ich etwas Neues kaufen konnte; dann die Regel, daß ich nichts zu Hause haben durfte, das ich nicht täglich benutzte; dann, zum Schluß, das Tabu, überhaupt etwas zu kaufen. Geistige Disziplinierung: die Dinge andauern lassen, ohne sie auskommen. Sparsam verwenden – wie es auf der Salbe steht, die der Arzt mir verschrieben hat (so wie auch darauf steht: »Auf die befallenen Hautpartien auftragen«: Ich wüßte nicht, wo ich anfangen sollte).

»Warum«, fragte mich einmal eine Kommilitonin – als ob sie das etwas anginge, diesen pummeligen, aufdringlich angemalten Sittich – »trägst du jeden Tag dieselben Sachen?«

»Das tue ich nicht«, führte ich eisig aus. »Ich habe drei Jeans, und die Sweatshirts haben verschiedene Farben.« (Schwarz und Grau.)

»Außerdem sehe ich keinerlei Grund«, fügte ich hinzu und musterte sie dabei von oben bis unten in der Hoffnung, sie würde mich nie wieder ansprechen, »warum ich eine Sklavin der Konsumgesellschaft werden sollte.« So, als ob das für mich eine Frage der Moral wäre. Als ob ich das freiwillig täte.

»Ich kann nicht«, blöke ich, »ich kann einfach nicht.«

»Ich werde dabeisein und Ihnen helfen«, sagt sie, während sie Handtücher zusammenfaltet und die Kanten flott mit ihrer sommersprossigen Hand glättet.

»Aber Sie verstehen nicht…«

»Jo, ich verstehe schon.«

Wie könnte sie?

Sie ist so vernünftig, sie denkt wahrscheinlich einfach: Oh, ich brauche ein paar Socken, geht am selben Tag los und sucht welche aus und bezahlt sie und trägt sie nach Hause und zieht sie an. Wie könnte sie mein wochenlanges Zaudern verstehen, meine Scham, wenn ich die schmutzige kleine Neuerwerbung nach Hause brachte, das Preisschildchen abbiß und sie versteckte, manchmal monatelang, bevor ich sie anziehen konnte? Weiß sie, wie es ist, in der trostlosen Atmosphäre eines Kaufhauses an sich herabzusehen und nicht zu wissen, ob man Größe vierunddreißig oder Größe vierzig anprobieren soll? Steht sie wie gelähmt vor einem Gestell mit Röcken, unfähig zu einer Antwort auf die Frage: Gehöre ich zu den Leuten, die so etwas tragen können?

Wie zieht man jemanden an, der nicht da ist? Was würde eine vermißte Person tragen?

Ich hatte nie die Absicht zu verschwinden.

Mein Ziel war bescheidener: ich wollte vollkommen sein.

Aber etwas ging schief, und ich kam mit so wenig aus, daß ich mich beinahe selbst in Nichts auflöste (das erklärt mir der Arzt, dem ich nicht glaube, und die Schwester, der ich glaube).

Ich erinnere mich sogar noch an den Augenblick, in dem mir diese – diese Mission, so könnte man es nennen, diese Berufung, bewußt wurde. Frühjahrssemester, zweites Studienjahr (vierzig Kilo): Auf dem Heimweg von der Uni an einem strahlend schönen Tag überflutete mich die Helligkeit, breitete sich, eingeatmet, wie Helium in meinem Kopf aus. Mein Gehirn wurde eine strahlende, nebelhafte Masse, meine Gliedmaßen wurden sehr lang und schwerelos, und als ich mit Zeitlupenschritten versuchte, den merkwürdig abschüssigen Gehsteig zu bewältigen, wußte ich, daß ich das nie schaffen würde. (So etwas passiert einem, wenn man nur alle achtzehn Stunden ißt. Einmal wurde ich in einem Drugstore ohnmächtig, schlug mit dem Kinn auf der Metallkante der Ladentheke auf. Einmal glitt ich in der Zahlstelle der Universität an der Wand entlang zu Boden, als ich darauf wartete, eine Rechnung zu bezahlen. Mit der Zeit lernte ich, wie man aufstehen mußte: sehr vorsichtig.)

An diesem Tag allerdings fand ich einen Weg, um mich auf den Beinen zu halten. Konzentrier dich, sagte ich. Konzentrier dich auf dieses Gefühl, denn je schlechter du dich fühlst, um so besser geht es dir – um so leerer, freier, reiner bist du. Erfahre, was es bedeutet, Mensch zu sein, wenn alle Isolierungsschichten (Geld beispielsweise und Fett) abgestreift sind. Denk an all die Körper auf diesem Planeten, die keine andere Wahl haben.

»Je schlechter du dich fühlst, um so besser geht's dir«, wiederholte ich, sang es in meinem Kopf, paßte meine Schritte dem einprägsamen Rhythmus an.

Das hielt mich ein paar Jahre lang am Laufen.

Und am Ende brauchte ich es nicht mehr. Ich hatte einen solchen Grad von Disziplin erreicht, daß meine eigene Enthaltsamkeit sich meiner Kontrolle entzog. Hunger war zu etwas Abstraktem geworden, Essen ein Fremdkörper, leblos wie Stein (außer wenn es einen starken Geruch ausströmte – Brot, Fleisch, schwarze Schokolade –, in welchem Fall ein Ventil in meiner Kehle reagierte). Die meiste Zeit über konnte ich mir nicht vorstellen, daß ich zerkauten Brei meine Speiseröhre hinunterwürgen könnte; es faszinierte und ekelte mich, wenn ich jemand in flagranti dabei erwischte. In der Campus-Cafeteria ertappte ich mich einmal dabei, wie ich, während ich ein Tab schlürfte und ein Kreuzworträtsel zu lösen versuchte, voll Entsetzen auf eine dicke Frau starrte, die Hamburger in ihren Mund stopfte. Und dann kraftvoll kaute. Es war der unanständigste Anblick, den ich mir vorstellen konnte (ausgenommen vielleicht der einer schwangeren Frau, in deren Fleisch jede Art von Appetit eingeschrieben ist). Wie konnte irgend jemand etwas derartig Anstößiges in aller Öffentlichkeit tun, besonders jemand, der nicht das mindeste Recht hatte, überhaupt zu essen? Ich starrte und starrte, betäubt geworden von einem lauten, zusammenhanglosen Scheppern in meinen Ohren.

Eine Weile später wurde mir bewußt, daß ich noch immer dorthin starrte, zu blinzeln vergaß, obwohl sie schon lange weg war. Auch das passierte mir öfter: daß ich im Kino einen Teil des Films verpaßte oder eine Zeitlang nur den schwarzen Raum zwischen den Bildern sah.

»Ehrlich«, sagt die Schwester, »es ist mir ein Rätsel, wie Sie in diesem Zustand überhaupt noch funktionieren konnten.«

»Ich funktionierte absolut perfekt, vielen Dank auch. Ich habe meine Zeit nicht mit Essen und Schlafen und der Jagd nach Sex vergeudet wie alle anderen. Ich habe die ganze Zeit über nur gelernt, ich war so etwas wie ein ... ein ›Star‹ der betriebswirtschaftlichen Fakultät.«

Das klingt einigermaßen einleuchtend. Ich werde ihr nicht erzählen, daß ich fast keine Erinnerung an diese langen, stummen, gläsernen Tage habe, an die sechs Monate oder so, bevor ich hierher kam. Ich erinnere mich nur daran, wie langsam sie abspulten und wie mühsam das Atmen war.

Und ich erinnere mich an Janes Gesichtsausdruck, als sie mich unter der Dusche sah. Eines Tages kam sie versehentlich kurz nach mir herein. Sie hatte mich nie ohne Schichten unförmiger Kleidung gesehen, und ich sorgte dafür, daß es nie wieder geschah (natürlich nur, sofern sie mir nicht durch die Tür nachspionierte, was sie bei reiflicher Überlegung wohl tat). Das eben war der Grund, warum ich anfänglich keine Mitbewohnerin gewollt hatte, aber nach meinem Ausflug in die Notaufnahme beschloß ich, vielleicht überstürzt, daß ich nicht mehr alleine wohnen sollte. Irgendwas hatte mich aus der Bahn geworfen – Klaustrophobie, glaube ich, oder eine andere Art von Verrücktheit –, und so gab ich das Studio auf und zog mit meinen Büchern, meinem Koffer und meiner Schreibmaschine bei Jane ein, wo Ordnung und Mietbindung herrschten. Sie machte ihren Doktor in Biologie (»Ruhige, rücksichtsvolle Studentin sucht gleichgesinnte Mitbewohnerin«), ein handfestes Mädchen mit einem Hundegesicht, das sich von Bier und Erdnußbuttersandwiches ernährte. Zu unserem einzigen echten Streit kam es, als ich sie bat, ihre Riesensparpackung Erdnußbutter, *extra-crunchy*, doch im Labor anstatt zu Hause aufzubewahren. »Was glaubst du eigentlich, wer du bist?« fragte sie mich – eine gute Frage.

Davon abgesehen kam sie mir nicht in die Quere, während ich mich bemühte, ruhig und rücksichtsvoll und nicht zu ordentlich zu sein. (Aber diese Haare im Abfluß, dieser ungespülte Löffel im Spülbecken...)

Ich denke, sie glaubte mir, als ich sagte, ich würde all meine Mahlzeiten an der Uni einnehmen. Ich denke, sie glaubte mir, als ich sagte, ich hätte eine Allergie gegen den Klebstoff auf Briefmarken (würde sie also bitte eine für mich ablecken). Ich denke, sie glaubte mir, als ich sagte, daß ich an Enteritis litt.

»Nun machen Sie mal halblang, Josie«, sagt Suzanne. »Sie wissen, daß sie Sie die ganze Zeit über durchschaut hat.«

Wirklich? Woher soll ich das wissen? Woher soll man wissen, was ein anderer sieht, wenn er einen anblickt? Ich näherte mich der Transparenz, meine blauen Hände schimmerten blutrot gegen das Licht: vielleicht konnte sie wirklich durch mich hindurchschauen. Vielleicht konnten es alle.

»Es ist Zeit«, sagt sie sanft, »die Wahrheit zu sagen.«

Aber ich habe nie die Wahrheit gesagt. Wie könnte ich nun damit beginnen.

»Ich bin geheilt«, erzähle ich dem Arzt. »Ich stehe hier in Lebensgröße, bereit, als reifes, produktives Individuum in die Welt zurückzukehren.« Er findet das nicht lustig und wiederholt ein ums andere Mal mit ernstem Quaken, daß der härteste Teil erst noch vor mir liegt. »Ich habe ihn bis *hier oben* gehabt, den härtesten Teil«, sage ich mit einer anzüglichen Geste, aber er kapiert anscheinend nicht. Dann, als würde er mir ankündigen, ich hätte einen Sechser im Lotto gewonnen, teilt er mir mit, daß wir uns dreimal wöchentlich zur »ambulanten Therapie« sehen werden.

»Kann's gar nicht erwarten«, versetze ich.

Ich werde auch mit der Diätistin zusammentreffen, zwecks »Ernährungsberatung«. Ich habe eingewilligt, im Doktorandenwohnheim zu leben (aber in einem Einzelzimmer: keine Mitbewohnerinnen mehr, keine anderen Körper im selben Raum), und ich habe mit dem »Behandlungsteam« einen Vertrag geschlossen, daß ich drei Mahlzeiten täglich in der Öffentlichkeit zu mir nehme. (Ich stelle mir den Speisesaal vor, die scheppernden Plastiktabletts, das Geklapper, das Geschrei, die kauenden Menschenmassen, den abgestandenen, mehligen Geruch des Dampfes, die beschlagenen Plexiglasabdeckungen und das Essen selbst, Eimer um Eimer voll, Haufen, Stapel, Fässer davon. Ein Sirren des Grauens durchzuckt mich wie von einem elektrisch geladenen Weidezaun; das ist der Moment, in dem »Biofeedback« und »Entspannungsübungen« helfen sollen. Und die »Menüauswahl« von Miss Würstchenwaden).

Ich weiß nicht, ob irgend etwas davon funktionieren wird. Aber welche Alternative habe ich? (Eine rhetorische Frage: ich weiß, welche Alternative ich habe. Und es ist tröstlich zu wissen, daß sie immer existiert.)

»Verzeihung?«

Gruppentherapie, sagt er. Selbstsicherheitstraining.

»Da können Sie Ihr verdammtes Leben lang drauf warten«, antworte ich, demonstrierend, so hoffe ich, daß ich auf letzteres verzichten kann.

Zielgewicht, beharrt er.

»Aber ich dachte, ich hätte es. Ich wiege neunundvierzig Kilo, das stimmt doch, es *stimmt* doch?« Ich starre auf meinen obszön fetten Bauch hinab, und spüre Panik bei dem Gedanken, jemals diese Zahlen auf der Waage zu lesen.

»Neunundvierzig?« fragt er. »Was um alles in der Welt hat sie auf diese Idee gebracht?«

»Ich dachte...«

»Josephine«, sagt er, »es sind erst acht Wochen vergangen. Sie sind noch weit davon entfernt. Aber wir glauben, daß Sie inzwischen ein Gewicht erreicht haben, mit dem ein normales physiologisches Funktionieren wieder möglich ist.«

Normales physiologisches Funktionieren. Wachstum und Blutungen und Hunger und Verfall. Ein langes, langsames Verwesen; Fleisch, das verfault. Vielen Dank auch, Herr Doktor.

»Herr Doktor«, sage ich in plötzlicher Panik, »ich weiß nicht, ob ich das schaffe.«

»Sie werden eine Menge Unterstützung bekommen«, sagt er und streckt die Hand aus, um mich zu tätscheln, formt die Luft über meinem rechten Deltamuskel, als wollte er mich beruhigen.

Ich brauche keine »Unterstützung«. Ich brauche...

Ich brauche...

Mir wird bewußt, daß ich keine Ahnung habe, wie der Satz enden könnte.

»Und Suzanne?« frage ich. »Was wird sie tun?«

»Nun, die Schwester gehört im allgemeinen nicht zum Nachbetreuungsteam. Aber«, fügt er hinzu, als wäre ihm etwas eingefallen, »in Ihrem Fall beabsichtigen wir, sie voll in die ambulante Phase miteinzubeziehen.«

Ich zucke mit den Schultern, fühle zu meiner Überraschung, wie mich die Sehnsucht packt, sie zu suchen und mich an ihren Körper zu klammern, der so fest und kräftig ist, mich festzuhalten, so daß ich nie mehr weggehen, nie mehr die Kälte des leeren Raums um mich spüren muß.

»Na schön«, sage ich, »was immer die Damen und Herren Experten für richtig halten.«

Ich sehe mir den Frugalen Gourmet an, der keinen sonderlich frugalen Eindruck macht, so wie er mit der Schöpfkelle Butter und Sahne abmißt und erzählt, wie gerne er doch dies oder jenes ißt. Ich sehe eine Reportage über Dickdarmkrebs, dann einen Teil eines Metzgerfilms, dann eine Aerobicsendung, eine Menge Lycra. Wenn ich nicht befürchtete, jemand könnte in den Aufenthaltsraum kommen, würde ich aufstehen und anfangen, mit einem starren Grinsen wie die Frauen auf dem Bildschirm meine Glieder herumzuwirbeln. Nur zuzusehen langweilt mich – was genau treiben sie eigentlich ihrer Meinung nach? –, also gehe ich die Kanäle durch, schwarze Spitze und Leder, muß MTV sein, Lippenstift, Pizza, Talkshow über Impotenz (es gibt jetzt ein aufblasbares Implantat, ein handlicher Gummikolben, den man in der Tasche trägt), noch mehr Pizza, eine neue verheerende Krankheit: Körper, die keine Chance mehr haben, kachektische Männer mit Flecken wie angeschlagene Bananen – wie ich, als ich so leicht blaue Flecken bekam –, nur daß das keine blauen Flekken sind. Ich starre auf den Bildschirm, auf ihre dunklen, verwunderten Augen.

Eine Art Traurigkeit überkommt mich, deshalb schalte ich den Fernseher aus und gehe in mein Zimmer zurück. Ich lege mich aufs Bett, auf dem ich soviel Zeit verbracht habe – auf dem soviel Zeit aufgefressen worden ist – und schließe meine Augen, bedecke mein Gesicht mit dem Arm. Die üblichen Bilder steigen langsam in mir auf (weißes Rauschen, Mund voll Blut), aber – Verhaltensmodifikation – ich versuche, an etwas anderes zu denken. Ich denke an etwas Verlorenes, an etwas Warmes, Sonnengoldenes, dann, ich kann nicht anders, denke ich an die Vergeudung; ich denke an den Verfall.

Vergeudete Körper. Vergeudete Leben.

Um mich zu beruhigen, greife ich an meine Schenkel und lasse meine Hände auf der Suche nach Hüftknochen aufwärts wandern, aber alles, was ich fühle, ist Fleisch. Beunruhigt setze ich mich auf, sehe auf meine jetzt riesenhaften Schenkel herab, die sich auf das doppelte ihres Umfangs ausgedehnt haben, mit einer y-förmigen Falte, wo mein Bauch auf sie trifft – oder besser gesagt auf ihnen ruht. Ich falte meine Arme über wabbligen Brüsten und zwicke unter jedem Triceps einen dicken Fleischwulst ab, wo früher gespannte Fasern waren. Ich beuge den Hals nach vorne, klemme mein Kinn ein, bis ich das Fettpolster spüre, das nun dort sein Dasein fristet.

Das ist der Körper, den zu bewohnen ich lernen muß. (Vielmehr mitzubewohnen: er fühlt sich an wie ein an mir angekoppelter Außerirdischer, der meine DNS umprogrammiert, um sich selbst zu reproduzieren anstatt mich.) Ich weiß nicht, ob ich das kann: dieser karge, leere Rahmen bot mir soviel Raum zum Verstecken.

Kann ich lernen, so präsent zu sein?

Kann ich lernen, so voll zu sein?

»Suzanne«, sage ich, unterbreche sie (sie doziert über »Nachbetreuung« und »Überwachung«, und sprach sie von »Rückfall«?).

»Hm?«

Ich weiß nicht mehr, was ich ihr sagen wollte. Wir machen uns fertig für unseren Einkaufsausflug, und sie redet mir zu, ich solle meine Schuhe anziehen, die ich seit meiner Ankunft hier nicht mehr getragen habe.

»Ich... ach, ich weiß nicht.«

Ich mache eine unbestimmte Geste und führe meine Hand dann, wo sie schon in der Luft ist, aus irgendeinem Grund an ihre Wange, berühre sie mit meinen Fingerknöcheln, nur um zu sehen, wie sie sich anfühlt, ihre daunenbehaarte, leicht trokkene, gesprenkelte Haut. Es fühlt sich überraschend fest und elastisch an, das Gesicht eines anderen Menschen.

»Suzanne?« sage ich, diesmal drängender.

»Ja?« sagt sie.

»Suzanne, was werde ich tun, wenn ich hier rauskomme?«

»Aber Josie«, sagt sie, »das haben wir doch alles tausendmal durchgesprochen. Sie werden mich weiterhin sehen, Sie werden die Diätistin sehen, Sie werden dreimal wöchentlich den Doktor...«

»Nein, ich meine, was werde ich *tun*?«

»Sie meinen, was Sie als erstes tun werden, wenn Sie im Wohnheim ankommen?«

Nein, das ist einfach, es gibt nur zwei Möglichkeiten: essen oder nicht essen.

Dann kommt mir in den Sinn, daß die umfassendere Frage vielleicht ähnlich einfach ist. Nach einer Weile probiere ich diese Idee aus. »Na ja, vielleicht habe ich nur zwei Möglichkeiten.«

»Ah ja? Was für welche?«

»Nun, die gleichen wie alle anderen. Leben oder sterben.«

»Ach, um Himmels willen...«

»Und selbst wenn es so ist, wissen Sie, dann bleibt mir immer noch die Wahl: schnell oder langsam.«

Sie hält in ihrer Beschäftigung inne (Kleider, meine vermutlich, in einen Abfallsack stecken) und sieht mich ernst an, unsicher, versucht, in meinem Gesicht zu lesen. Ich sehe, wie die Linien um ihre Augen sich entspannen, als sie zu dem Schluß kommt, ich meinte es nicht ernst.

Vielleicht hat sie sogar einmal recht.

»Na ja«, sagt sie achselzuckend, »wenn ich Sie wäre, würde ich es langsam angehen, so wie alle anderen auch.«

»Aber was ist der Unterschied? Das Ergebnis ist das gleiche.«

»Ja«, sagt sie, »aber in der Zwischenzeit können Sie leben.«

»Leben?« sage ich. »Wir wollen mal nicht übertreiben!«

Sie schnaubt leise und wendet ihre Aufmerksamkeit wieder dem Müllsack zu, aber ich rede weiter, etwas schwillt in mir an, eine Woge der Heiterkeit drängt nach oben.

»Leben?« wiederhole ich.

»Leben?« sage ich. »Was für eine neuartige Idee!«

Und wir lachen beide, schütteln die Köpfe, sie, weil sie denkt, ich scherze, ich, weil ich denke, daß ich es nicht tue.

Ich dachte, ich hätte mir alles genau ausgerechnet.

Je weniger ich schluckte, um so mehr schwand ich dahin, um so mehr hoffte ich, die Dinge auf das Wesentliche einzugrenzen. Warum sollte es nicht für alle Probleme eine einzige, knöcherne Lösung geben? Ich mußte herausfinden, was übrigblieb, wenn aller Überschuß beseitigt war, wenn nichts mehr da war als das Selbst in seiner minimalsten Gestalt.

Ich dachte, der Körper könnte als perfekte, sich selbst genügende Maschine neu entworfen werden. Doch je mehr ich ihn verleugnete, um so lauter schrie er. Je mehr ich ihn reduzierte, um so weniger fand ich ihn. Je mehr ich ihn auszehrte, um so mehr Raum forderte er, bis mein ganzes Bewußtsein sich im Belagerungszustand befand.

»Sagen Sie nicht: ›Ich habe einen Körper‹«, sagt Suzanne zu mir, »sagen Sie: ›Ich bin ein Körper‹.« Das kann ich noch nicht.

Aber wenn es wahr wäre, wenn ich ein Körper wäre, was wäre ich dann?

Danksagung

Ich möchte den Schriftstellern und Theoretikern Dank sagen, die das Phänomen der Anorexia nervosa erforscht haben, besonders Hilde Bruch, Kim Chernin, David Garner, Susie Orbach und L. M. Vincent. Außerdem stehe ich tief in der Schuld folgender Verfasser von Selbsterfahrungsberichten, deren Erkenntnisse in Josies Geschichte eingeflossen sind: *Portrait of an Anorexic* von Maureen Ardell und Corry-Ann Ardell, *Am I Still Visible?* von Sandra Heater, *Solitaire* von Aimée Liu; *The Art of Starvation* von Sheila MacLeod und *Starving for Attention* von Cherry Boone O'Neill. Schließlich möchte ich noch Pamela Painter, Kim Witherspoon und Betsy Lerner meinen Dank aussprechen für ihre blinde Zuversicht und ihre fachmännische Unterstützung, ohne die *Schwerelos* vielleicht nie seine jetzige Form angenommen hätte.